インスタント アナトミー
原著第3版

Robert H. Whitaker 　　著
Neil R. Borley

樋口 桂　　　　　訳

医歯薬出版株式会社

【原著者紹介】
Robert H. Whitaker（MD, MChir, FRCS）
Cambridge 大学卒業，University College Hospital で研修．Baltimore の Johns Hopkins Hospital 泌尿器科研究室で 1 年間学んだ後に，London の St. Peters Hospital グループにおいて最初の研修プログラムの続きを行い，London Hospital Medical School で泌尿器科の Senior Lecturer となった．1973 年には Addenbrooke's Hospital の泌尿器科専門医に任命され，20 年間にわたり主に小児の泌尿器科領域に携わってきた．その後，臨床を引退し，Cambridge 大学 Department of Anatomy に移り，医学生や外科研修医に対して教鞭をとっている．

Neil R. Borley（MB, BS, FRCS, MS）
London の Guy's Hospital で研修を行った．外科医として Cambridge 大学の Addenbrooke's Hospital に加わった後に，Cambridge 大学の Department of Anatomy において Harold Ellis 教授のもとで助手を務めた．1993 年には Primary FRCS 試験に合格し，Hallet 賞を受賞した．外科医としての研修は Papworth Hospital, Kent & Canterbury Hospital で継続し，Oxford 大学に Surgical Registrar として移籍し，外科の Clinical Lecturer および Nuffield Department of Surgery の Clinical Tutor を兼務．現在は Cheltenham の結腸直腸領域の専門外科医である．

【訳者紹介】
樋口　桂（医学博士）
2002 年　東京医科歯科大学大学院修了 博士（医学）
2002 年　筑波大学講師（理療科教員養成施設解剖学・非常勤）
2003 年　筑波大学大学院人間総合科学研究科特別研究員（臨床医学系臨床解剖学教育専攻）
2006 年　文京学院大学准教授（保健医療技術学部解剖学）

INSTANT ANATOMY

Robert H. Whitaker
MD, MChir, FRCS
Department of Anatomy
University of Cambridge

Neil R. Borley
MB, BS, FRCS, FRCS (ed)
Cheltenham General Hospital
Cheltenham

THIRD EDITION

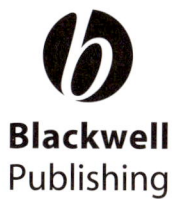

Blackwell
Publishing

© 2005 Robert H. Whitaker and Neil R. Borley
Blackwell Publishing, Inc., 350 Main Street, Malden, Massachusetts 02148-5020, USA
Blackwell Publishing Ltd, 9600 Garsington Road, Oxford OX4 2DQ, UK
Blackwell Publishing Asia Pty Ltd, 550 Swanston Street, Carlton, Victoria 3053, Australia

The right of the Author to be identifed as the Author of this Work has been asserted in accordance with the Copyright, Designs and Patents Act 1988.

All rights reserved. No part of this publication may be reproduced, stored in a retrieval system, or transmitted, in any form or by any means, electronic, mechanical, photocopying, recording or otherwise, except as permitted by the UK Copyright, Designs and Patents Act 1988, without the prior permission of the publisher.

First published 1994
Second edition published 2000
Reprinted 2001, 2004, 2005
Third edition published 2005
4 2009

Library of Congress Cataloging-in-Publication Data

Whitaker, R. H. (Robert H.)
    Instant anatomy / Robert H. Whitaker, Neil R. Borley.—3rd ed.
        p. ; cm.
    Includes bibliographical references.
    ISBN 978-1-4051-2664-9
    1. Human anatomy—Outlines, syllabi, etc.
        [DNLM: 1. Anatomy—Outlines. QS 18.2 W578i 2005] I. Borley, Neil R. II. Title.

QM31.W55 2005
611—dc22

2005018222

ISBN 978-1-4051-2664-9

A catalogue record for this title is available from the British Library

Commissioning Editor: Martin Sugden
Development Editor: Rebecca Huxley
Production Controller: Kate Charman

All Rights Reserved. Authorised translation from the English language edition published by Blackwell Publishing Limited. Responsibility for the accuracy of the translation rests solely with Ishiyaku Publishers, Inc. and is not the responsibility of Blackwell Publishing Limited. No part of this book may be reproduced in any from without the written permission of the original copyright holder, Blackwell Publishing Limited.

訳者の序

　英国の名門Cambridge大学のR. H. Whitaker, N. R. Borley両先生によって，1994年に初版が著されてから幾度もの改訂を重ねる名著，"Instant Anatomy"は，英国を中心に欧米の研修医，医療系学生やコメディカルスタッフなどに定評のある解剖学参考書である．ここに待望の日本語版をお届けすることとなった．

　原著者らは，長年にわたる臨床現場の第一線で活躍した経験をもとに，解剖学の初学者にとっては学習のまとめとなる参考書として，また，解剖学をすでに学んだ医学生や研修医にとっては臨床の研鑽を積む上で必要な解剖学的知識の復習に携帯できる参考書として，原著を世に送り出した．そのなかには，他の解剖学書にない斬新でユニークな編集によって，解剖学的知識を大胆なシェーマで簡潔に示し，見開きページのテキストで臨床にも役立つ解剖学的な情報を補うといった工夫が数多く散りばめられていた．訳者も初めて原著を手にして脳神経の図を見たときに，まるで東京の地下鉄路線図のように神経線維の走行が可視化されていることに驚嘆したものである．そこで，原著をぜひ日本語にして多くの医療系学生や医療関係者の皆さんに紹介したいと考え，このたび，医歯薬出版の多大なるご協力によってようやく上梓することができた．

　本書の日本語訳にあたっては，日本の解剖学教育の実情に照らして，原著をより実用的な参考書として日本語化することが原著者らの望むところであると考え，原著にある独特の表現などを日本の初学者にも理解しやすいように出来る限り意訳しわかりやすくまとめた．また，図版や表などについても原著の版元であるBlackwell社のご好意とご理解のもとに日本の医学教育に沿うように適宜修正し，編集上の工夫を盛り込んで原著の再構成を試みた．このような日本語版の制作にあたっては，誤りの無いように細心の注意を払って臨んだが，万一わかりにくいところや不備などがあれば訳者の責である．ご指摘いただければ幸いである．日本語化の工夫によって，原著の斬新な魅力を日本の読者の皆様に伝えた上で，読者の皆様が実用的に携帯できる一冊として本書を活用していただければと心から願っている．

　最後に，翻訳にあたっては東京医科大学の樋口要先生に下原稿のまとめをお手伝いいただいた．また，元筑波大学のAndrei Maria Stefana先生に翻訳上の助言をいただいた．両先生のご助力に御礼を申し上げたい．そして，遅筆の訳者のペースメーカとして，絶えず本書の進行を見守り，原書版元への修正連絡などご尽力を頂いた医歯薬出版編集部の戸田健太郎氏に心から感謝する．

2013年8月　　樋口　桂

原著第 3 版の序

　第2版を上梓してから，多くの医学部卒業生や MRCS 試験通過者の解剖学的な知識の水準が顕著に下がってきている．学習すべき新しい知識が増えている他の科目に圧迫されているというのはひとつの要因だと考えられるが，「解剖学はもはや，かつてほど重要でなくなった」と多くの人が感じていることも，別の要因の背景としてあるだろう．しかし，解剖学は医学における言語であること，そしてどんなにシンプルな臨床診査であっても解剖学の基礎の理解を当然の前提としていることを考慮すれば，そのような心構えは納得できるものではない．学生の知識のレベルを適切なレベルに保ち，理解しやすく簡潔な形で教材を提供することが，我々解剖学教育者の責務だと考えている．

　我々がこの本で目指しているのは，初版からずっと，解剖学を学習する学生に，使い勝手が良く，素早く参照できる本を提供することである．この第3版では，項目を選り抜いて体表解剖の章を追加した．項目の選択は，臨床において一般的に取り扱う内容，あるいは各種テストに際して学生から頻繁に質問を受ける内容を基準としている．また，いくつかの新しいイラストを必要な箇所に追加した．

　ご意見やご指摘はこれからもいつでも受け付けたい．正しく明確な解剖学の知識を学習しそれを享受する人の間で，この第3版も引き続き評価されるものと信じている．

ROBERT WHITAKER
NEIL BORLEY
Cambridge and Cheltenham，2005

原著第 2 版の序

 我々にとってこの本の成功はうれしい驚きであり，とくにこの本に対して建設的な意見を提供してくれた学生や同僚に深い感謝の意を表したい．内容的な誤りや誤表記，脱落などが当初はいくつかあったのだが，この機会にそれらのほとんどが訂正できたと思っている．

 「それぞれの筋をイラストで図示してはどうか」，という意見はあったが，その誘惑には応えなかった．そもそも，そういった情報は他のページ数の多いテキストに載っており，なによりも，学生の間で評価されている本書の「コンパクトさ」が損なわれるのではないかと考えた．しかし一方で，自律神経系の章では，とくに頭部，頸部，腹部などの面で拡充を図った．なぜなら，自律神経系の内容は多くの学生にとっていまだに疑問に満ちた領域だと考えたからである（ここだけに限らないかもしれないが）．いうまでもなく，これらの内容は，神経学の基礎・腹部の診察などにおいて，臨床的にとても重要である．海綿静脈洞の図に関しては，我々が多用している側面図を加えた．このことによって，すべての教科書で慣例的に使われている冠状断の視点だけの図よりも多くの要素が加わり，この重要な領域についての理解が高まると考える．人によっては，あまり重要だとされないような解剖学の内容も大きく取り上げていることを批判されるかもしれない．しかしあえてそうしたのは，学生にとってこのような内容を理解する難しさや，他のテキストからこの内容の概要を見つけ出す困難さを我々は強く認識しているからである．

 近年の必修科目に対する考え方の変化や外科研修医の教育プログラムの組み方によって，解剖学教育の範囲が制限されているなかで，我々はこれからも高い水準を保って解剖学を教えていく決心している．

 若い外科医達にとってこの第 2 版が便利なテキストだけではなく，インスピレーション源になることを願っている．

ROBERT WHITAKER
NEIL BORLEY
Cambridge and Oxford，2000

原著初版の序

　動脈や神経の道筋を調べようと有名な解剖学のテキストを開いても，その情報はいくつかの章に分散していて，要約のようなものは載っていないことに頭を悩ませた経験はないだろうか？　そういうときは，素早く参照できて，すべての事項が簡潔に示されている辞書のような本があればいいのに，と思うはずだ．

　我々は，そのような簡潔かつ素早く使える本を製作したいと考えた．もちろん，この本は解剖学をゼロから学ぶためのテキストではなく，もっと中身の詰まった長期間にわたって活用できるテキストへの橋渡しとして位置づけていることは強調しておきたい．本書は，既に解剖学の実質的な知識をいくらか身につけており，確認したいことを正確に，素早く調べたいという人のために設計されている．

　筆者は両者ともつい最近まで大学院で解剖学を学んでいた学生であり，医学部の学部生に解剖学を教えていた立場でもある．その学生，筆者本人の両方が対面した問題が記憶に新しい．この本は，その記憶・考えを踏まえて書かれている．

　主に医学部生および大学院で外科を学んでいる将来の外科医向けにこの本を考案している．これら両グループの人にとって本書はよく適したものとなるであろう．しかし，経歴に関わらず，経験をつみながら解剖学的な事項の再確認を必要とする臨床医や，看護師，理学療法士，臨床放射線技師など他の専門職種においても大いに利用してもらいたいと考えている．

　このサイズの本なので，必然的に掲載する事項はある程度精選しており，他の大書に書かれているようなあまりに細かい点は提示しない方針をとっている．

　筆者のオリジナルの図版は，医学系イラストレーターのJane Fallowsによるグラフィックプログラムで描き直しが施されている．彼女の技術と忍耐に対して，限りなく深い感謝の意を表したい．

ROBERT WHITAKER
NEIL BORLEY
Cambridge, 1994

目　次

　　訳者の序　　v

　　原著第3版の序　　vi

　　原著第2版の序　　vii

　　原著初版の序　　viii

1. 動　脈　　1
2. 静　脈　　49
3. リンパ系　　61
4. 自律神経系　　74
5. 脳神経　　89
6. 脊髄神経　　113
7. デルマトームと末梢神経分布　　145
8. 筋　　153
9. 関　節　　190
10. 骨化の時期　　197
11. 頭蓋と脊柱にある孔　　202
12. 体幹と四肢にあるスペース　　208
13. さまざまな構造の位置（脊椎レベル）　　213
14. 咽頭弓の派生物　　215
15. 体表解剖　　218

本書について
　掲載しているイラストは，とくに断らない限り右半身を前面からみた図で描いている．例外は頚神経叢と腕神経叢であり，イラストに描きやすいように，また覚えやすいように，視点を少し変えて描いている．また，混乱しそうなところには，身体の方向を示すコンパスを記入している．
　人名にちなんだ解剖名は，よく使われるものだけを記載している．

1 動脈

冠状動脈　2
上行大動脈と大動脈弓　4
内頸動脈，椎骨動脈，脳底動脈とウィリス動脈輪　6
眼動脈　8
外頸動脈　10
顎動脈　12
中硬膜動脈　12
鎖骨動脈　14
腋窩動脈　18
上腕動脈　20
橈骨動脈　22
尺骨動脈　24
胸大動脈　26
腹大動脈と外腸骨動脈　28
腹腔動脈　32
上腸間膜動脈　34
下腸間膜動脈　34
内腸骨動脈　36
大腿動脈　38
膝窩動脈　40
前脛骨動脈　40
後脛骨動脈　42
腓骨動脈　44
肩甲骨周囲の動脈吻合　46
股関節周囲の動脈吻合　47

動 脈

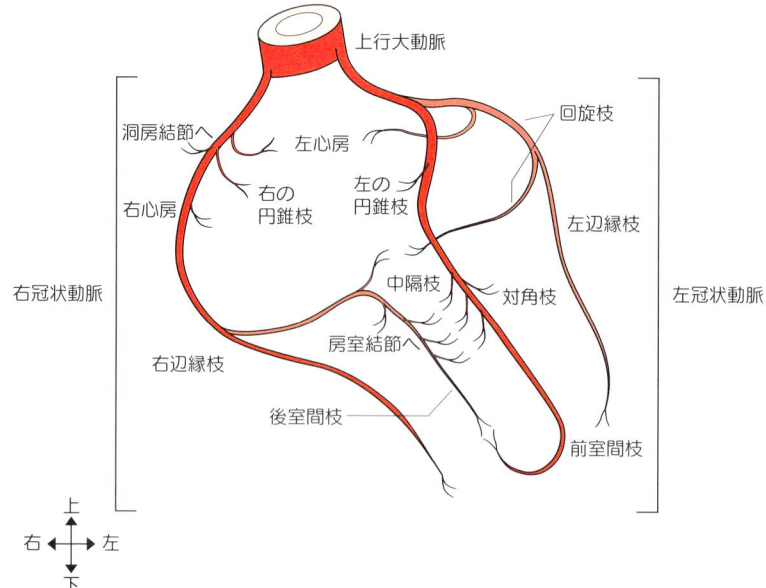

冠状動脈
Coronary arteries

冠状動脈

起始：上行大動脈
行先：心筋層

右冠状動脈：上行大動脈基部（大動脈洞）前面から起こり，肺動脈幹と右心房の間を通って冠状溝（房室溝）に達する．冠状溝では，右心室上縁に沿って前面〜後面に向かう．右冠状動脈の終枝は，後室間溝を下行する後室間枝と，左冠状動脈の回旋枝との微細な吻合枝である．右冠状動脈は，右心房と左心房の一部，60％で洞房結節，右心室，80％で心室中隔の後部と房室結節を栄養している．

左冠状動脈：上行大動脈基部（大動脈洞）の左後面から起こり，肺動脈幹の後方を通って左心房の前方で冠状溝に達する．冠状溝で，左冠状動脈は，前室間枝と回旋枝を分ける．回旋枝は，冠状溝において左心室上縁を後面に回り込む．前室間枝は，前室間溝を心尖に向かって下行する．そして，後室間溝で，右冠状動脈の後方心室間枝とわずかに吻合する．左冠状動脈は，左心房，左心室，心室中隔の前部，40％で洞房結節，20％で房室結節も栄養している．

心臓の血管支配：左心室と心室中隔の大部分は，左冠状動脈によって栄養される．また，約10％の例で，後室間枝が左冠状動脈の回旋枝から起こることもある．したがって，心臓は左冠状動脈が優位に支配していることがわかる．

動　脈

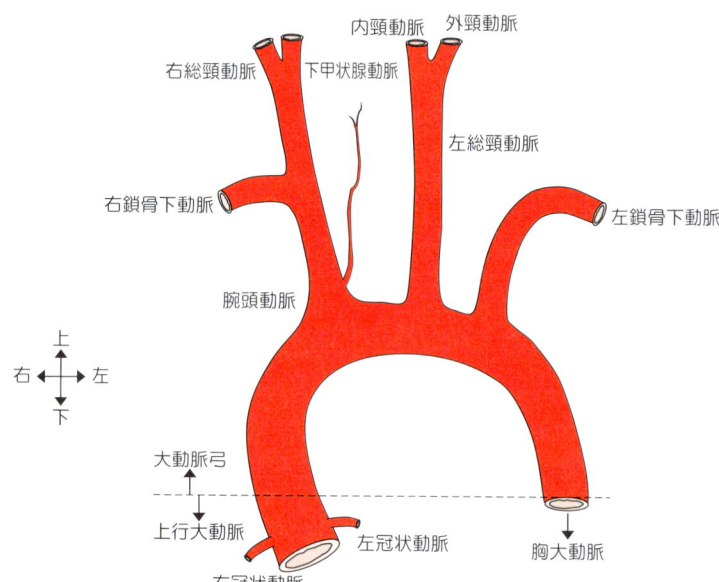

上行大動脈と大動脈弓
arch of aorta（Ascending）

上行大動脈と大動脈弓
起始：左心室
行先：下行大動脈へ移行

上行大動脈：第3肋軟骨レベルで左心室から起始する．起始部を大動脈洞といい，左右の冠状動脈を分枝する．胸骨柄結合の高さ（第2肋軟骨レベル）まで上行して，大動脈弓に移行する．上行大動脈は，線維性心膜と漿液性心膜でできた心囊で囲まれている．

> 位置関係
> 　前方：右心房や肺動脈幹の基部がある．
> 　後方：右肺動脈，そして，右主気管支がある．
> 　左側：肺動脈幹と左心房がある．
> 　右側：上大静脈と右心室がある．

大動脈弓：胸骨柄結合の高さ（第2肋軟骨レベル）から始まり，左後方へカーブしてT4椎体の左前面にて胸大動脈に移行する．大動脈弓の最頂部は，胸骨柄の中央部の高さであり，ここで，大動脈弓の3つの主な枝（腕頭動脈・左総頸動脈・左鎖骨下動脈）が右から順に分枝する．

また，生理学的には，大動脈弓の外膜に圧受容器と化学受容器があることが知られる．

> 位置関係
> 　左前方：前から順に左横隔神経・心臓神経叢へ参加する自律神経枝・左上肋間静脈・左迷走神経がある．これらの左側には胸膜頂が位置する．
> 　右後方：気管・食道・心臓神経叢へ参加する自律神経枝・左反回神経（気管に沿って上行）・胸管・T4椎体がある．
> 　下方：動脈管索・肺動脈の分岐部・左気管支・左反回神経がある．

腕頭動脈：胸骨柄の後方において大動脈弓の上面から起始したあと，右の胸鎖関節の後方で右鎖骨下動脈と右総頸動脈に分かれる．腕頭動脈の起始部は気管の前方に位置するが，腕頭動脈が上行するにつれて，気管の右側に位置するようになる．

> 位置関係
> 　前方：腕頭静脈に入る右下甲状腺静脈・左腕頭静脈・胸腺の遺残がある．
> 　右側：右腕頭静脈・上大静脈（上部）・胸膜頂・迷走神経の心臓枝があり，これらの後方に迷走神経の主幹がある．
> 　左後方：左総頸動脈がある．

総頸動脈：右総頸動脈は，右胸鎖関節の後方で腕頭動脈から起こる．左総頸動脈は，大動脈弓の上面（左鎖骨下動脈と気管の前方）から起こる．左総頸動脈の左側には，左迷走神経・左横隔神経，左胸膜頂がある．左右の総頸動脈は，それぞれ胸鎖乳突筋の深層を上行し，甲状軟骨上縁の高さ（C4レベル）で内・外頸動脈に分岐する．

　内頸動脈の基部には頸動脈洞（圧受容器）があり，分岐部には，頸動脈小体（化学受容器）がある．左右の総頸動脈に挟まれた内側には，気管・反回神経・甲状腺・喉頭・咽頭がある．また，総頸動脈は内頸静脈と伴行し，総頸動脈と内頸静脈の間にある迷走神経と一緒に頸動脈鞘に包まれる．

動 脈

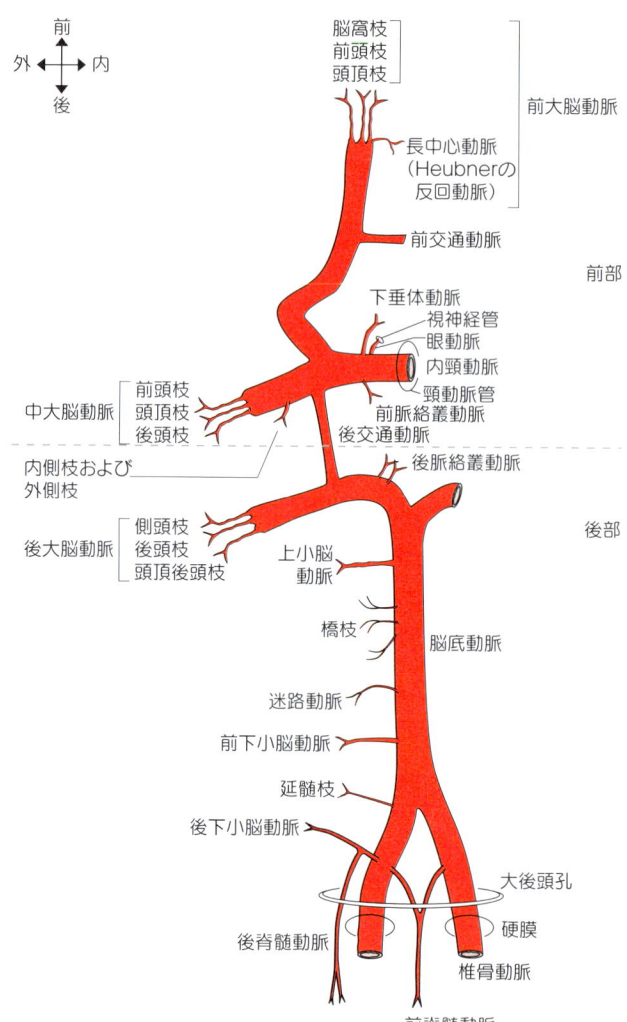

内頸動脈，椎骨動脈，脳底動脈とウィリス動脈輪
Internal carotid, vertebrobasilar system & circle of Willis
注：（1）迷路動脈は前下小脳動脈から起始することがある．
　　（2）後脊髄動脈は椎骨動脈から起始することがある．

内頸動脈，椎骨動脈，脳底動脈とウィリス動脈輪

内頸動脈の起始：総頸動脈分岐部
椎骨動脈の起始：鎖骨下動脈第1部
行先：各終枝

内頸動脈：基部で拡張して頸動脈洞を形成したあと，頭蓋骨に向かって上行する．外頭蓋底で，わずかに後方に屈曲しながら側頭骨の頸動脈管を通過して頭蓋腔に入る．脳の底面でウィリス動脈輪の構成に関与し，眼動脈・前大脳動脈・中大脳動脈・前交通動脈・後交通動脈に分枝する．

内頸動脈の走行

　内頸動脈頸部：迷走神経（X）の咽頭枝・舌咽神経（XI）・茎状咽頭筋と茎状舌筋と交差し，咽頭壁および咽頭頭底板の上を走る．
　内頸動脈錐体部：側頭骨（岩様部）を貫通する頸動脈管内では，中耳の内側にあって，前内側方向に90°屈曲して水平に走る．
　内頸動脈海綿静脈洞部：破裂孔の上縁で上方に向かって垂直に屈曲し，頸動脈管を出る．さらに，前方に向かって水平に屈曲して進み，外転神経（VI）と伴行しながら，海綿静脈洞（硬膜静脈洞の一種）の内側壁にいたる．ここで，蝶形骨体の外側面に頸動脈溝を残す．
　頸動脈サイフォン：海綿静脈洞の前端を出る際にU字に屈曲したサイフォンを形成して，前床突起の内側（下垂体柄と視交叉の外側）方に達してクモ膜下腔にいたる．ここで直ちに眼動脈を分枝する．その後，側頭葉の内面においてウィリス動脈輪に参加する．

前大脳動脈：ウィリス動脈輪から内頸動脈の分岐によって起こる．前大脳動脈は，視神経の上方で前上方に向かい，大脳縦裂に入る．大脳半球の内面にて脳梁の膝部に沿って弓なりに走行して分枝を出し，前頭葉〜頭頂葉を内面から養う．

中大脳動脈：ウィリス動脈輪から内頸動脈の分岐によって起こる．中大脳動脈は，外側溝（シルビウス溝）のなかを後上方に走って走行し，大脳の外表面に向かって分枝を出し，前頭葉・頭頂葉・側頭葉・後頭葉を外面から栄養する．またウィリス動脈輪から外側溝に入ったところで大脳内部に向かうレンズ核線条体動脈を分枝する．この細い動脈は内包や大脳基底核を栄養する重要な枝である．

前交通動脈：前大脳動脈の基部から分岐する小動脈．左右の前大脳動脈を交通させて，ウィリス動脈輪の前方部をつくる．

後交通動脈：中大脳動脈の基部から分岐する小動脈．中大脳動脈と後大脳動脈を交通させてウィリス動脈輪の後方部をつくる．

脳底動脈：延髄の前方で大後頭孔から入った左右の椎骨動脈（鎖骨下動脈の枝参照, p14-17）の吻合によって形成される．脳幹部の前面において，延髄から橋の正中部にできた浅い溝にそって上行し，橋の上縁で2分岐して，後大脳動脈となって終わる．

後大脳動脈：脳底動脈の分岐によって形成された後，大脳脚を側方にまわって小脳テントよりも上方に出て，大脳縦裂に入る．後頭葉の内面を脳梁に沿って弓なりに後上方に走り，後頭葉〜頭頂葉を内面から養う．

（内頸動脈の他の枝：図解されてないが，頸鼓動脈（内頸動脈鼓室枝），翼突管動脈，内頸動脈の海綿静脈洞枝がある．）

動 脈

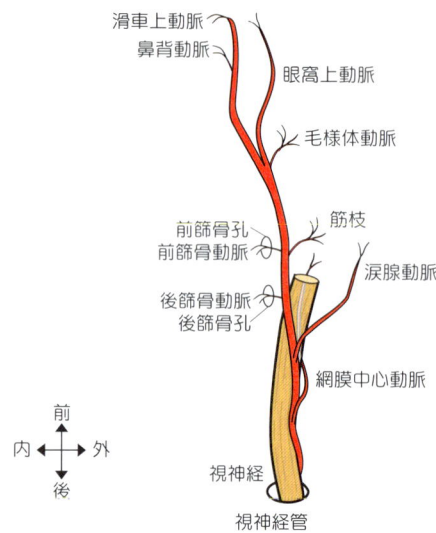

眼動脈
Ophthalmic artery
右側を上からみた図

眼動脈

起始：内頸動脈
行先：眼窩内の各終枝

　眼動脈は，前床突起の内側で内頸動脈から分岐し，視神経の下外側方を走りながら視神経硬膜鞘のなかに入って，視神経管を前方に向かう．このときに小枝が分かれて，視神経の近位部に分布する．眼窩の中で，眼動脈は硬膜鞘から出て，視神経と交差しながら前方に向かい，眼窩の内側に達する．その後，上斜筋と内側直筋の間をぬけて，眼窩の内側壁に達する．眼動脈はさらに前方に進み，上眼瞼板の深部にある眼窩内側縁で終枝（鼻背動脈）として，眼窩を出る顔面動脈の枝（眼角動脈）と吻合する．

網膜中心動脈：この小さくて重要な眼動脈の終枝は，視神経と網膜を栄養する．網膜中心動脈は，視神経に沿う眼動脈が眼窩内において硬膜鞘を貫いて視神経本体に入ってから出た枝である．視神経乳頭を中心に放射状に眼底に枝を分枝する．

（図解してないが，（1）眼動脈の枝として，前硬膜動脈と内側眼瞼動脈があり，（2）涙腺動脈の枝として，外側眼瞼動脈，頬骨動脈，反回硬膜動脈があり，（3）筋枝の枝として，前毛様体動脈がある．）

動　脈

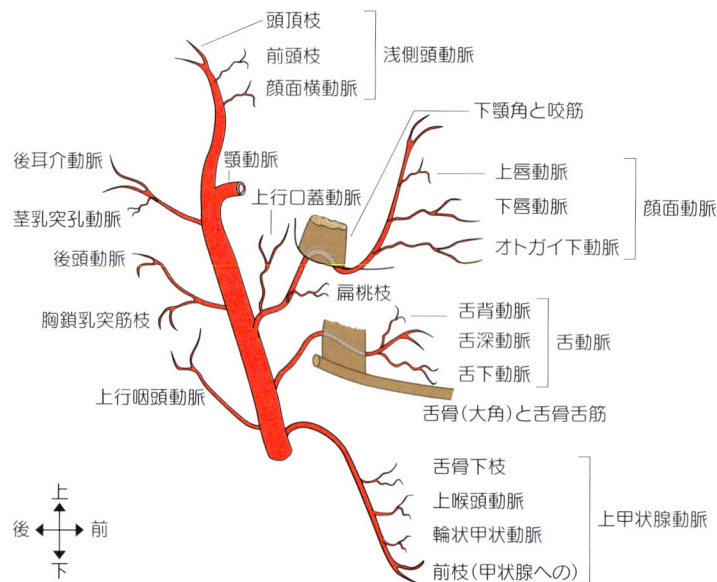

外頸動脈
External carotid artery

外頸動脈

起始：甲状軟骨上縁（C4レベル）で総頸動脈
行先：下顎枝後縁の耳下腺内の各終枝

　外頸動脈は，頸動脈鞘のなかで総頸動脈が2分岐したうちの一枝として起始する．その基部は，内頸動脈の前内側にあるが，C2レベルで内頸動脈の外側にまわり込む．

　外頸動脈の走行は，起始後，わずかに前方に屈曲し，続いて後方に屈曲して耳下腺の浅葉と深葉の間を上行する．その途中，頸神経ワナの上根・舌下神経・顎二腹筋の後腹・茎状舌骨筋・茎状舌骨靱帯・顔面神経表情筋枝（耳下腺内部にて）と次々に交差する．外頸動脈と内頸動脈の間には，迷走神経（X）の咽頭枝・舌咽神経（IX）・茎状咽頭筋・茎状舌筋が通る．また，外頸動脈は，咽頭壁および迷走神経（X）の上喉頭神経の上を走行する．

外頸動脈の枝

以下の8枝（上甲状腺動脈・舌動脈・顔面動脈・浅側頭動脈・顎動脈・後頭動脈・上行咽頭動脈・後耳介動脈）に分かれる．ここでは，そのうちの4枝について解説する．

①上甲状腺動脈：外頸動脈の基部付近の前面から起始する．肩甲舌骨筋の深層にて下咽頭収縮筋と上喉頭神経の外側を通り，甲状腺の上部へ向かって下前方へ走る．

②舌動脈：舌骨の大角を越えるように上方へ蛇行し，舌骨舌筋の内側（深部）から舌内に入る．

③顔面動脈：外頸動脈の前内側面から起始した後，舌骨の上方で顎二腹筋の深部を走り，下顎体の内側にて顎下腺の後面に深く溝をつくる．このとき顔面動脈は上咽頭収縮筋上にあって，口蓋扁桃のすぐ外側に位置する．その後，下顎体の下縁から下顎骨を乗り越えるように上昇し，咬筋の停止前縁にて容易に脈を触れる．さらに，顔面の皮下組織の中を口角〜外鼻の外方〜内眼角の方向に上行する．内眼角では眼角動脈になって眼動脈の終枝（鼻背動脈）と吻合する．（図解してないが，他の枝は，腺枝（顎下腺へ）と鼻外側枝がある．）

④浅側頭動脈：外頸動脈の終枝の1つ．耳下腺の深葉と浅葉の間を抜けて，耳介の基部前縁を上行し，側頭部において頭皮の皮下組織で終わる．側頭骨の頬骨突起後縁で容易に触れる．

動　脈

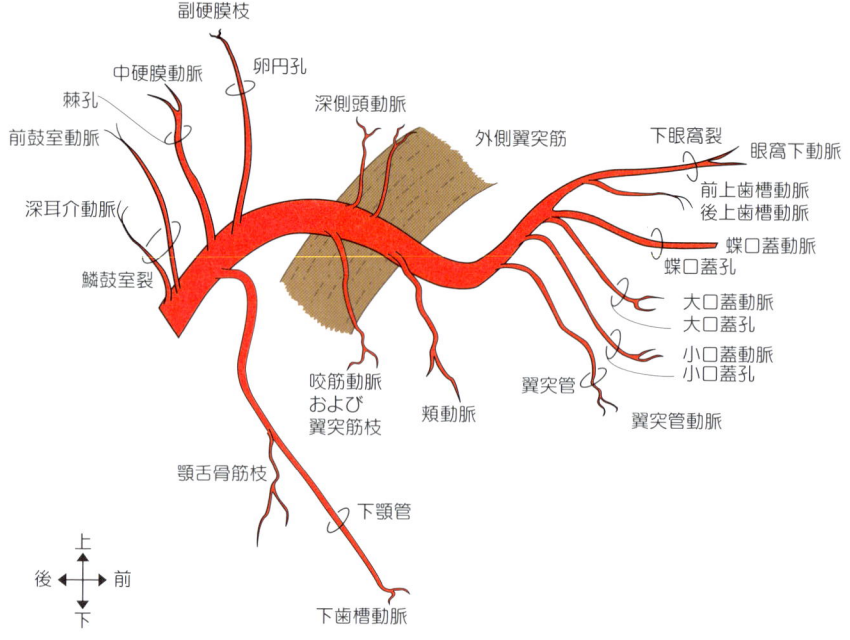

顎動脈
Maxillary artery

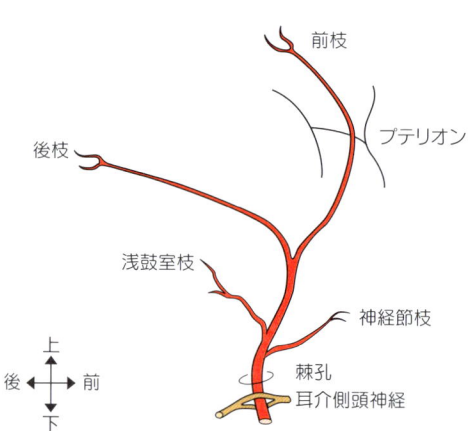

中硬膜動脈
Middle meningeal artery

顎動脈

起始：外頸動脈（耳下腺のなか）
行先：各終枝（翼口蓋窩のなか）

下顎頸の後方（耳下腺の内側）で，外頸動脈の終枝の1つとして起こり，翼口蓋窩に進んで蝶口蓋動脈として終わる．顎動脈は，外側翼突筋との位置関係によって，以下の3部分（下顎部・翼突筋部・翼口蓋部）に分けられる．また，この動脈のおもな枝として下歯槽動脈と中硬膜動脈がある．
第1部（下顎部）：下顎頸の深部にて下顎骨と蝶下顎靱帯の間を通り，下歯槽神経の外側前方に走って，外側翼突筋の後縁に達するまでの部分．
第2部（翼突筋部）：内側前方に蛇行しながら外側翼突筋2頭の外面（下顎神経の前部と後部の間）を通る部分．
第3部（翼口蓋部）：外側翼突筋を過ぎるところから始まって，翼口蓋窩に入り，上顎神経（V$_2$）の枝と伴行する終枝を分ける部分．

下歯槽動脈：顎動脈の第1部（下顎部）より起始する．下歯槽神経の後方に沿いながら下顎骨の内側に達して，下顎枝の内面に溝を形成して下顎孔に入る．そして，下顎孔から下顎管を通って下顎骨と歯へ分布する．下歯槽神経の終枝は，オトガイ孔を通って，オトガイ動脈として皮下に現れる．

（図解してないが，顎動脈（第3部）の枝には，(1) 翼突管動脈，(2) 下歯槽動脈からのオトガイ動脈，(3) 眼窩下動脈からの前上歯槽動脈，(4) 後上歯槽動脈がある．)

中硬膜動脈

起始：顎動脈の第1部
行先：終枝

顎動脈の第1部（下顎部）の上内側面から起こり，耳介側頭神経の2つの小根の間を走って蝶形骨大翼の棘孔を垂直に貫通し中頭蓋窩にいたる．

中頭蓋窩では，蝶形骨大翼の上面を外側にわずかに進んだ後，前枝と後枝に分枝する．
①前枝：硬膜外にて中頭蓋窩を前外側方に走り，蝶形骨大翼に溝をつくって上方に進み，小翼と大翼の結合部に向かう．ここで大翼の頂端に深い溝（あるいは管）を形成して，プテリオンの内面を通過し，頭頂骨に達する．
②後枝：側頭骨（鱗部）の内面を後外側方にほぼ水平に走って頭頂骨に達し，終枝を分枝する．

また，中硬膜動脈の損傷によって起こる硬膜外出血は臨床上の問題であり，この体表解剖学は重要である．前枝は頬骨弓の中点より3 cm上方，後枝は乳様突起から垂直，眼窩上縁から水平にとった交点に位置する．

動 脈

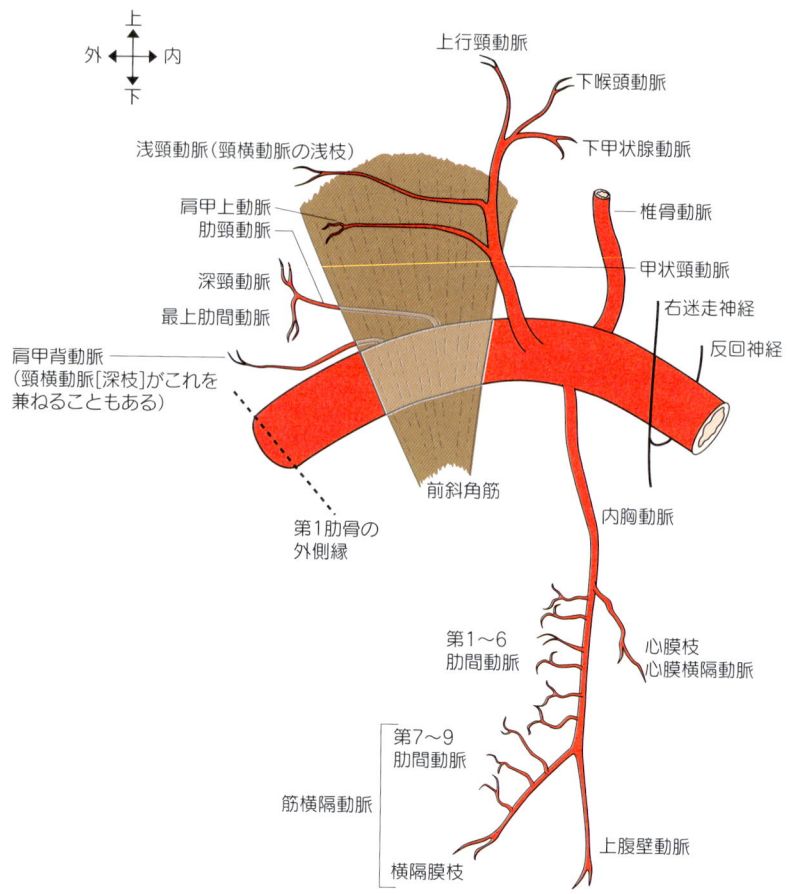

鎖骨動脈
Subclavian artery
注：(1) 浅頸動脈は頸横動脈（浅枝）とも呼ばれる．肩甲背動脈は鎖骨下動脈第3部から直接出ずに頸横動脈（深枝）から分枝されることがある．(2) 筋横隔動脈の横隔膜枝は下横隔動脈と吻合する．

鎖骨下動脈
起始：右は腕頭動脈，左は大動脈弓
行先：腋窩動脈に移行

　鎖骨下動脈は，第1部（前斜角筋内側部），第2部（前斜角筋後部），第3部（前斜角筋外側部）という3区分を持つ．
第1部の枝：椎骨動脈・内胸動脈・甲状腺頸動脈
第2部の枝：肋頸動脈
第3部の枝：頸横動脈（肩甲背動脈）

鎖骨下動脈第1部
右鎖骨下動脈：右胸鎖関節の後方で腕頭動脈から起こる．起始部は右総頸動脈の後方にあるが，すぐに外側上方に向かって前斜角筋の内側縁に達する．また，交感神経幹の分枝によって形成された鎖骨下神経ワナによって，鎖骨下動脈第1部は前後から取り巻かれる．

> 右鎖骨下動脈の位置関係
>   前方：右迷走神経とその心臓枝・交感神経・右内頸静脈・椎骨静脈がある．
>   後下方：右胸膜頂・反回神経（腕頭動脈〜右鎖骨下動脈第1部の移行部を前から後に反回）がある．

左鎖骨下動脈：T3/T4椎間板の高さで，左総頸動脈起始部の後方（わずかに左側）で大動脈弓から起こる．その後，上行し左胸鎖関節の後方を通って，胸膜頂の上で外側上方へ弧を描きながら前斜角筋の内縁へ向かう．

> 左鎖骨下動脈の位置関係
>   前方：左総頸動脈・左腕頭静脈・左迷走神経とその心臓枝・左横隔神経がある．頸部では胸管と交差する．
>   後方：食道の左縁・胸管（後方から前方に交差）・頸長筋がある．
>   内側：気管・左反回神経・胸管がある．
>   下方：左胸膜頂がある．

鎖骨下動脈第2部
前斜角筋と中斜角筋の間（斜角筋隙）にある．

> 第2部の位置関係
>   前方：前斜角筋があり，さらにその前には，横隔神経が縦走し，鎖骨下静脈がある．
>   後下方：胸膜頂・腕神経叢の下神経幹がある．
>   上方：腕神経叢の上・中神経幹がある．

鎖骨下動脈第3部
前斜角筋の外側縁に始まり，第1肋骨の外側縁まで伸びて，腋窩動脈に移行する．

> 第3部の位置関係
>   前方：外頸静脈とそれに注ぐ静脈がある．
>   前下方：鎖骨下静脈がある．
>   後上方：腕神経叢の上・中神経幹がある．
>   後下方：腕神経叢の下神経幹と第1肋骨がある．

動 脈

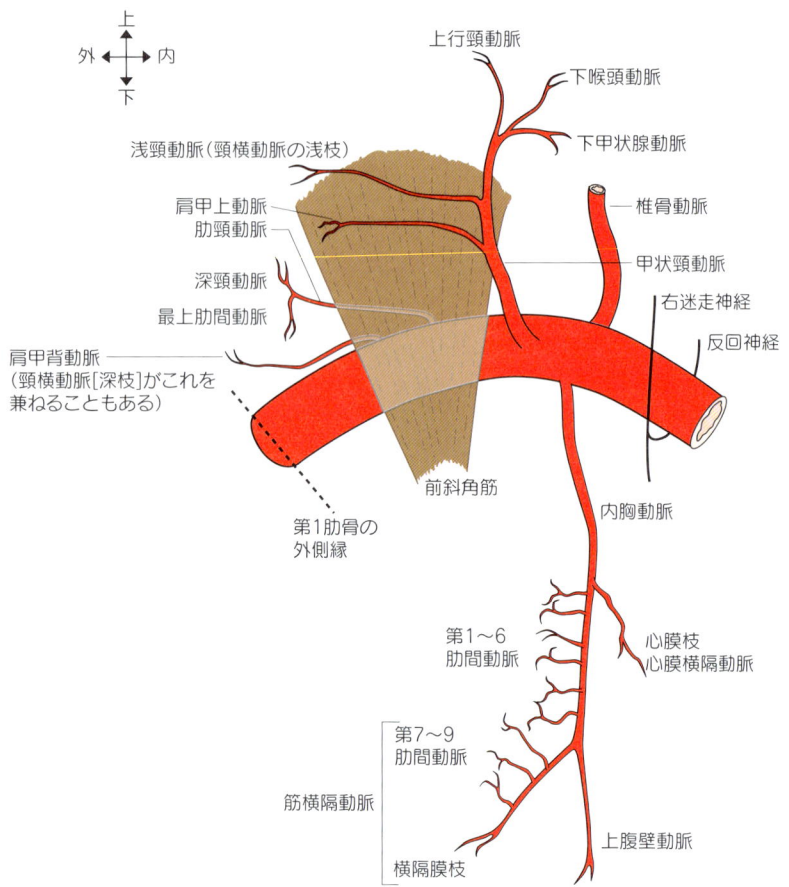

鎖骨動脈
Subclavian artery
注：（1）浅頸動脈は頸横動脈（浅枝）とも呼ばれる．肩甲背動脈は鎖骨下動脈第3部から直接出ずに頸横動脈（深枝）から分枝されることがある．（2）筋横隔動脈の横隔膜枝は下横隔動脈と吻合する．

鎖骨下動脈第1部の枝

椎骨動脈（p6-7, 内頸動脈，椎骨動脈，脳底動脈とウィリス動脈輪も参照）：鎖骨下動脈第1部の後上面から起こり，橋底部の前面で両側の椎骨動脈が合流し脳底動脈を形成して終わる．

起始したのち，前斜角筋内側縁と頸長筋外側縁の間にできた"錐体隙"の尖端に向かって後方に進み，総頸動脈の後方に突出したC6前結節（Chassaignacの頸動脈結節）の後方から横突孔に入る．

> 錐体隙における位置関係
> 　前方：総頸動脈・椎骨静脈があり，その
> 　　　　内側に下甲状腺動脈・中頸神経節
> 　　　　（交感神経幹）がある．
> 　　　　左椎骨動脈では胸管が前方を交差
> 　　　　する．
> 　後方：C7神経とC8神経の前枝があり，
> 　　　　その内側には，星状神経節（交感
> 　　　　神経幹）がある．

C6～C1の横突孔を貫通する際に，交感神経の枝と椎骨静脈が伴行して上行する．環椎（C1）上面に出た椎骨動脈は，環椎上関節窩の後縁に沿って椎骨動脈溝に進み，頸髄-延髄移行部の外側をおおう椎骨後頭膜を前方に貫く．

その後，硬膜とクモ膜を貫いて延髄の前面を内側上方に向かい，橋と延髄の境界で対側の椎骨動脈と吻合して脳底動脈を形成する（図解していない他の枝として，脊髄枝，硬膜枝，筋枝がある．）

内胸動脈：鎖骨下動脈第1部の前面から起こり，腕頭静脈と横隔神経の後方を下行して胸膜頂に達する．その後，内側に曲がって，肋軟骨（上位6対）の後方で内肋間筋と胸横筋の間を走る．内胸動脈は，**心膜横隔膜動脈**を分枝するほか，第6肋間隙で**筋横隔膜動脈**と**上腹壁動脈**に分かれて終わる．上腹壁動脈は腹直筋内で**下腹壁動脈**と吻合する（外腸骨動脈の枝）．

（図解していない他の枝として，縦隔枝，胸腺枝，胸骨枝，乳房枝がある）

甲状頸動脈：鎖骨下動脈第1部から起こる短い動脈で，ただちに浅頸動脈，肩甲上動脈，下甲状腺動脈，上行頸動脈に分かれる．

　浅頸動脈：前斜角筋の前を横切って僧帽筋などに向かう（頸横動脈の浅枝として分枝することもある）．

　肩甲上動脈：肩甲切痕に張った上肩甲横靱帯の上方を通って，棘上窩および棘下窩にいたる．

　下甲状腺動脈：前斜角筋の内側縁に沿って上昇する．C6の前結節の直下で内側へ曲がり，甲状腺下部に到達する．甲状腺の直前では，頸動脈鞘・交感神経幹と椎骨動静脈の間を通る．下甲状腺動脈の終枝の数本は，しばしば反回神経の間に入りこむ（図解していないが，下甲状腺動脈の他の枝として，腺枝，咽頭枝，食道枝，気管枝がある）．

　上行頸動脈：前斜角筋の前面を上行し，頸部深層にいたる．

鎖骨下動脈第2部の枝

肋頸動脈：深頸動脈と最上肋間動脈に分岐する．

　深頸動脈：頸部深層を上行して項部の固有背筋（半棘筋など）などを養う．

　最上肋間動脈：第1・2肋骨頸部の前方を下方に通って，第1・2肋間隙に後肋間動脈を供給する．

鎖骨下動脈第3部の枝

頸横動脈：大鎖骨上窩を横切り肩甲挙筋の停止部に達して，僧帽筋や肩甲挙筋などを養う．この動脈は甲状頸動脈の枝として分枝することもある（その場合は浅頸動脈と同じ）．肩甲挙筋の深部に入った頸横動脈深枝は，菱形筋などを養いながら肩甲骨内側縁を下行する下行肩甲動脈（肩甲背動脈）となる．

動 脈

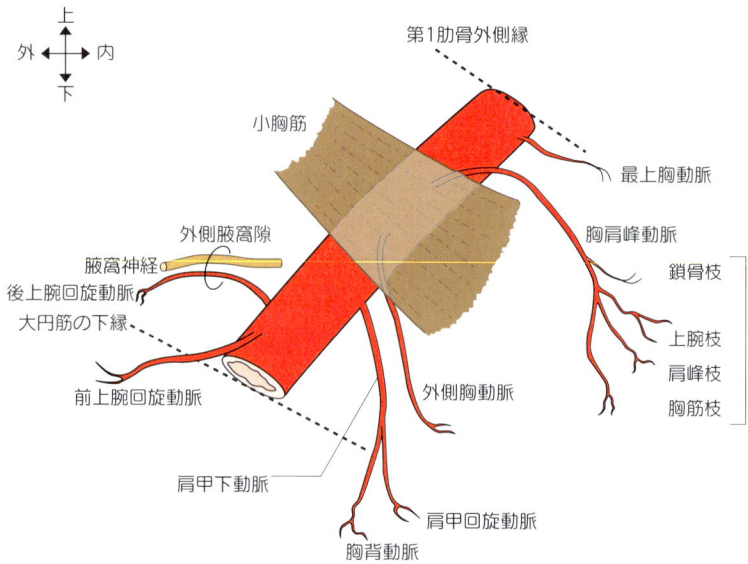

腋窩動脈
Axillary artery

腋窩動脈

起始：第1肋骨の外側縁で鎖骨下動脈から続く．

行先：大円筋の下縁で上腕動脈に移行．

椎前筋膜から起こる筋膜鞘におおわれており，小胸筋によって以下の3つの部分に分けられる．

第1部：小胸筋上縁よりも内側に位置し，最上胸動脈を分枝する．

> 第1部の位置関係
> 　前方…鎖骨胸筋筋膜・鎖骨下筋・外側胸筋神経がある．
> 　後方…前鋸筋の上部・長胸神経・内側胸筋神経・腕神経叢の内側神経束がある．
> 　内側…腋窩静脈がある．
> 　外側…腕神経叢の外側神経束と後神経束がある．

第2部：小胸筋の直後にあって，胸肩峰動脈と外側胸動脈を分枝する．外側胸動脈と胸肩峰動脈の胸筋枝は，乳腺の血行路として重要である．

> 第2部の位置関係
> 　前方…小胸筋がある．
> 　後方…腕神経叢の後神経束と肩甲下筋がある．
> 　内側…腋窩静脈と腕神経叢の内側神経束がある．
> 　外側…腕神経叢の外側神経束がある．

第3部：小胸筋の下縁から大円筋の下縁までのあいだにある．肩甲下動脈と前・後上腕回旋動脈を分枝する．

> 第3部の位置関係
> 　前方…大胸筋・鎖骨胸筋筋膜・正中神経がある．
> 　内側…腋窩静脈・尺骨神経がある．
> 　後方…橈骨神経・大円筋・肩甲下筋・広背筋の腱がある．
> 　外側…筋皮神経・正中神経の外側根・結節間溝の中にある上腕二頭筋の腱・烏口腕筋がある．

後上腕回旋動脈：腋窩神経と一緒に外側腋窩隙を通って上腕骨の後方へ回り込み，肩関節と周囲の筋に枝を出す．

動　脈

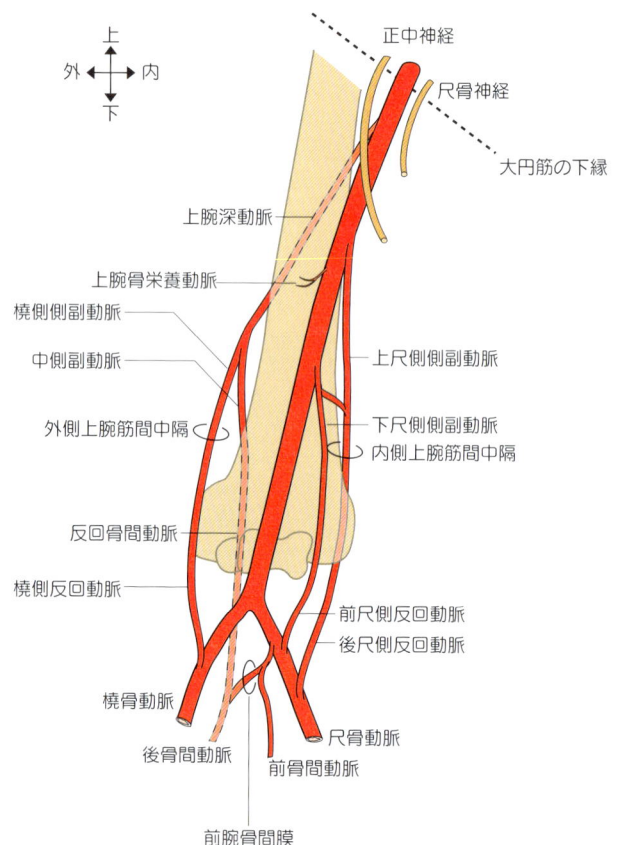

上腕動脈
Brachial artery

上腕動脈

起始:大円筋の下縁より腋窩動脈から続く.
行先:肘窩(橈骨頸レベル)にて橈骨動脈と尺骨動脈に分岐.

　上腕二頭筋の内側縁(内側二頭筋溝)に沿って肘窩に向かって下行する.その経路にわたって常に皮下の浅層を通り,伴行静脈のほか正中神経とも伴行する.さらに,上腕下部では,正中神経は上腕動脈の内側に位置するように交差するほか,上腕動脈は正中神経とともに上腕二頭筋腱膜の深層をくぐって肘窩に入る.

位置関係
　内側…尺骨神経(上腕遠位部では正中神経も)がある.
　外側…烏口腕筋・上腕二頭筋(内側頭〜内側縁),とくに,上腕近位部では正中神経と筋皮神経がある.
　後方…上腕上部では上腕三頭筋の長頭と内側頭,上腕下部1/3では上腕筋がある.

上腕深動脈:大円筋の直下で,上腕動脈の後内側面から分枝して,橈骨神経とともに上腕三頭筋外側頭と内側頭との間(上腕骨体後面の橈骨神経溝)を通る.

動 脈

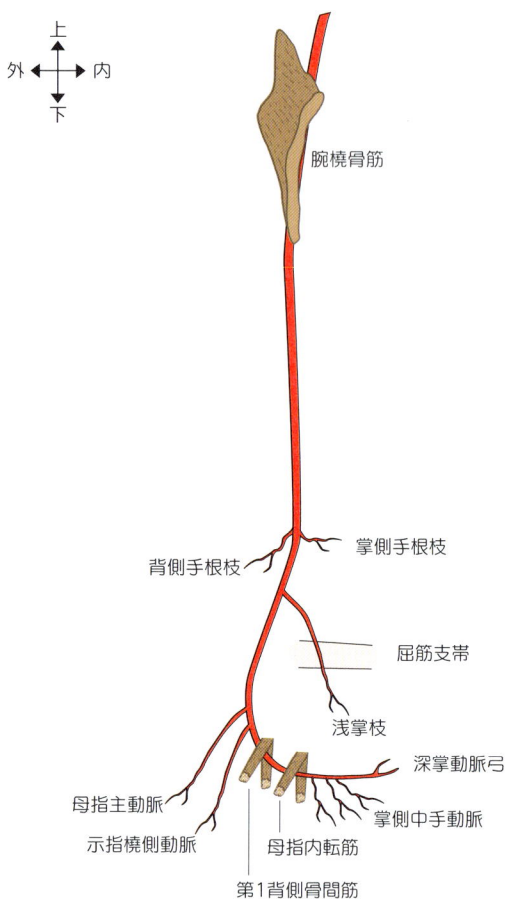

橈骨動脈
Radial artery

橈骨動脈
起始：上腕動脈（肘窩にて）
行先：深掌動脈弓

　肘窩内で上腕動脈が2分岐したうちの1枝（あとの1枝は尺骨動脈）として起こる．橈骨動脈起始部は腕橈骨筋の内側にて回外筋の上にあり（橈骨神経の浅枝は橈骨動脈の外側にある），その後，腕橈骨筋と橈側手根屈筋の間を下行して，円回内筋・浅指屈筋（橈骨頭）・長母指屈筋の浅層を通る．前腕遠位部では，橈骨茎状突起の前面（橈側手根屈筋の外側）において，橈骨動脈の脈を触診できる．

　手関節付近で手掌側に向かう橈骨動脈の枝は，掌側手根枝と浅掌枝である．まず，掌側手根枝が分枝され，掌側手根動脈網を形成する．次に分枝される浅掌枝は，母指球筋に筋枝を送った後，浅掌動脈弓（尺骨動脈の終枝）と吻合する．

　手関節付近の橈骨動脈本幹は手背に向かう．長母指外転筋と短母指伸筋の腱の深層を通って「解剖学的嗅ぎたばこ入れ」に達する．舟状骨と大菱形骨の後面を横切って長母指伸筋腱の深層を通り「嗅ぎたばこ入れ」を横断する．また，手背には背側手根枝を分枝して，背側手根動脈網の形成に参加する．この背側手根動脈網からは，手関節枝や，背側中手動脈と背側指動脈が分枝する．

　手背において，橈骨動脈は，母指主動脈と示指橈側動脈を出す．その後，第1背側骨間筋の2頭の間，および母指内転筋の2頭の間を深層に入って，深掌動脈弓を形成する．深掌動脈弓は，浅掌動脈弓（尺骨動脈）の1cm近位に位置し，掌側中手動脈を分枝しながら，反回枝（掌側手根動脈網と吻合）と3本の貫通枝（背側中手動脈と吻合）を出す．

動　脈

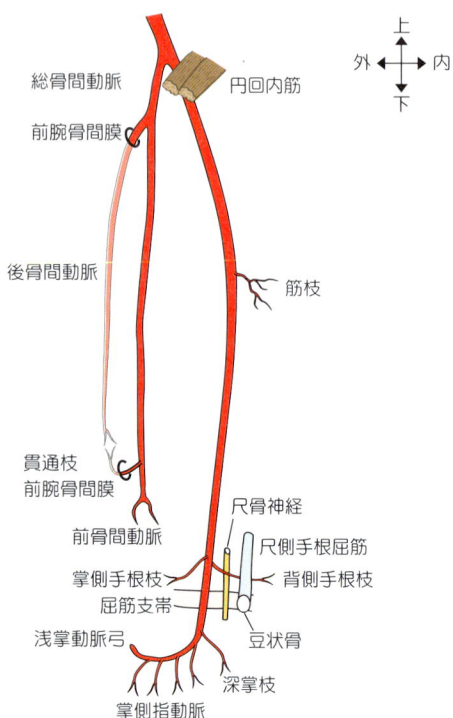

尺骨動脈
Ulnar artery

尺骨動脈

起始：上腕動脈（肘窩にて）
行先：浅掌動脈弓

　肘窩内にある上腕動脈が2分岐したうちの1枝（あとの1枝は橈骨動脈）として起こる．円回内筋（尺骨頭）の深層を通って肘窩を出て（ここで総骨間動脈を分枝），正中神経とともに浅指屈筋の起始腱弓をくぐり深指屈筋の表面に達する．その後，尺側手根屈筋の深層に達して尺骨神経と伴行して下行する．前腕遠位部では尺側手根屈筋の外側縁にて脈拍を触れる．

　前腕遠位部で尺骨動脈から分枝される背側手根枝と掌側手根枝は，橈骨動脈の同名の動脈とともに背側手根動脈網と掌側手根動脈網を形成する．手根部で尺骨動脈本幹は，屈筋支帯の浅層にて，尺骨神経とともに尺骨神経管を通る．手内では，深掌動脈弓の構成に関与する深掌枝を分けた後，尺骨動脈本幹は浅掌動脈弓を形成する．尺骨動脈深掌枝は，尺骨神経深枝と伴行し豆状骨と有鉤骨鉤の間を通って手掌深部に進入する．浅掌動脈弓は，小指球を栄養するほか掌側指動脈を出す．

総骨間動脈：尺骨動脈は円回内筋の深層を通る際に総骨間動脈を分枝する．後骨間動脈は前骨間動脈と後骨間動脈に分かれる．

前骨間動脈：深指屈筋と長母指屈筋の間で正中神経の前骨間神経とともに骨間膜の前面を下行する．

　前骨間動脈から分かれた小枝は，骨間膜を貫通して前腕伸筋群を栄養する．方形回内筋の近位では，前骨間動脈からの小枝が出て，方形回内筋の深部を下行して掌側手根動脈網と合流する．また，前骨間動脈の終枝は，骨間膜を貫通し，後骨間動脈と吻合した後，背側手根動脈網に合流する．

後骨間動脈：骨間膜の後面を下行しながら，前腕伸筋群を栄養する．橈骨神経の深枝（後骨間神経）と伴行して，回外筋と長母指外転筋との間を走る．また，骨間膜を貫通してきた前骨間動脈の終枝と吻合し，背側手根動脈網を形成する．

動　脈

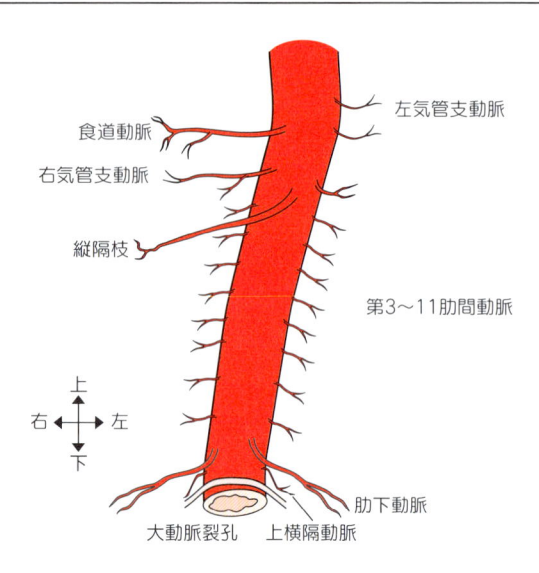

胸大動脈
Thoracic（descending）aorta

胸大動脈
起始：大動脈弓から続く
行先：腹大動脈に移行

　T4椎体の左側面で大動脈弓から移行して始まり，T12レベルで横隔膜の大動脈裂孔を貫通して腹部へ達して腹大動脈に移行する．胸大動脈は，T4-T6椎体の左側面に浅い溝を形成し，下位胸椎レベルでは，内側に寄りながら下行して，正中線上を走行する．

胸大動脈の枝
臓側枝
通常は，胸大動脈の前方から起始する無対性の動脈である．食道動脈と気管支動脈がある．
　食道動脈：数本の小枝として胸大動脈の前方から起始する．
　気管支動脈：右気管支動脈は，右の第3肋間動脈から分枝されるか，胸大動脈から直接起始する左気管支動脈との共通幹の枝として起始する．左気管支動脈は，胸大動脈から直接起始する小枝であることが一般的である．
　縦隔枝：縦隔内のリンパ節などに分布する．
壁側枝
体壁および横隔膜に向かう．通常は，胸大動脈の側方から左右性を持って起始する動脈であり，肋間動脈と上横隔動脈がある．
　肋間動脈：胸大動脈の後側方から左右対をなして起始する動脈．各肋間では，肋骨の下縁（肋骨溝）にて肋間静脈と肋間神経と伴行する．第3肋間動脈以下の肋間動脈が胸大動脈の枝となる．第1〜2肋間は最上肋間動脈（肋頸動脈の枝）が栄養する．また，右肋間動脈は，胸椎の椎体を乗り越えて各肋間に分布する．胸部前壁において，胸骨の両側縁で内胸動脈（鎖骨下動脈の枝）と吻合する．第12肋骨に沿う動脈を肋下動脈という．
　上横隔動脈：胸大動脈が横隔膜の大動脈裂孔を貫通するすぐ上方にて，左右対をなして大動脈から直接分枝される．上面から横隔膜を栄養する．

位置関係
　前方：左肺門（とくに左主気管支）・心嚢・左心房・食道・横隔膜がある．
　後方：左の第5〜第6肋骨の肋骨頸・T5〜6レベルにある交感神経幹・椎体・半奇静脈がある．
　右側：右胸膜・右肺・胸管がある．ただし，食道と胸大動脈周囲の神経叢については，胸大動脈上部では胸大動脈の右側にあるが，下部では，胸大動脈と交差するように大動脈の左前方に位置する．
　左側：左胸膜・左肺がある．

（他の枝は，図解していないが，心膜枝がある．）

動 脈

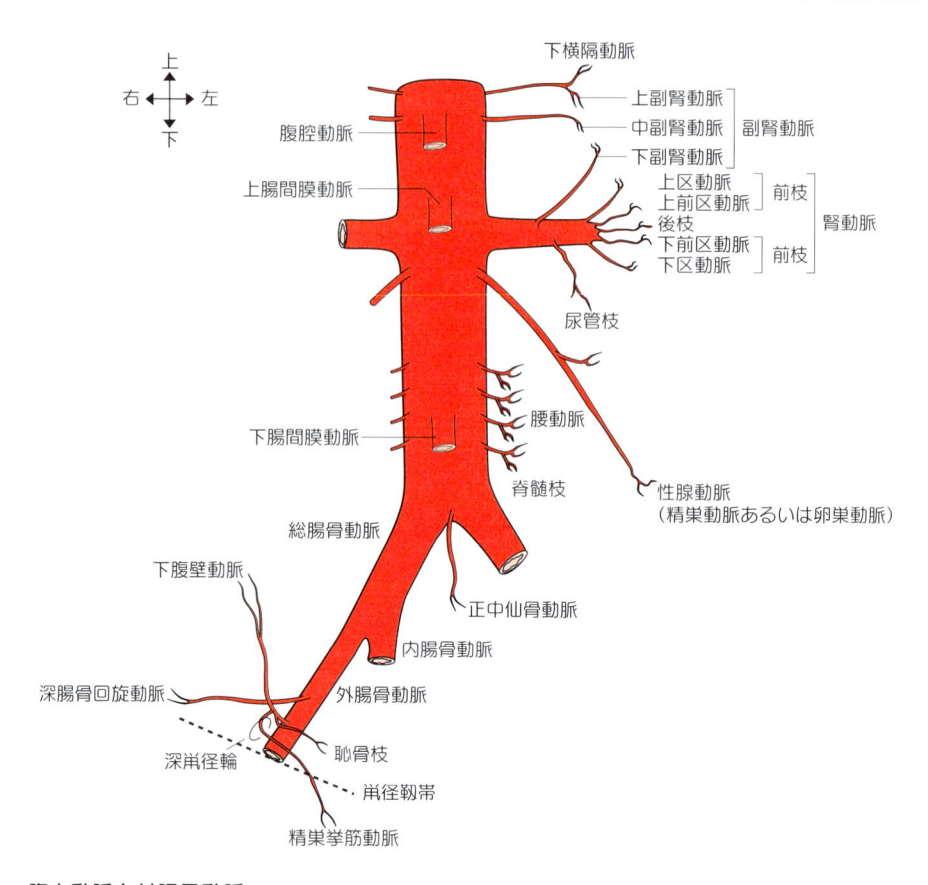

腹大動脈と外腸骨動脈
Abdominal aorta & external iliac artery

腹大動脈

起始：胸大動脈より続く
行先：総腸骨動脈

　T12レベルにて，横隔膜の大動脈裂孔を貫通して胸大動脈から移行する．下大静脈の左側を下行し，L4レベルにて左右の総腸骨動脈および正中仙骨動脈に分岐して終わる．腹大動脈の枝として，臓側枝（おもに消化器系の臓側枝・泌尿生殖器系の臓側枝）と壁側枝がある．

```
位置関係
  前方：腹腔動脈とその枝，腹腔神経叢，
    網嚢，上腸間膜動脈，上腸間膜動
    脈神経節，左腎静脈，膵体部，性
    腺動脈の起始部，十二指腸の水平
    部，後腹壁の壁側腹膜，腸間膜根，
    下腸間膜動脈，下腸間膜動脈神経
    節がある．
  後方：腰椎の起始部，左腰静脈，前縦
    靱帯，椎間板および腰椎椎体があ
    る．
  右側：乳ビ槽，胸管，奇静脈，横隔膜の
    右脚，下大静脈がある．
  左側：横隔膜の左脚，十二指腸空腸曲
    （L2の上縁レベル），左交感神経
    幹，下腸間膜動静脈がある．
  左右両側：下横隔動脈，中副腎動脈，腎
    動脈がある．
```

腹大動脈の直接枝
臓側枝
消化器に分布するもの：腹大動脈の前面から起始し，上方から順に次の3枝がある（いずれも無対性）．
　腹腔動脈：起始したあとすぐに，左胃動脈，脾動脈，総肝動脈に分岐する．これらの枝は，胃，肝臓，脾臓，膵十二指腸の上半分に分布する．
　上腸間膜動脈：膵十二指腸の下半分，空回腸，盲腸，上行結腸，横行結腸まで分布する．
　下腸間膜動脈：横行結腸，下行結腸，S状結腸，直腸上部まで分布する．

泌尿生殖器に分布するもの：腹大動脈の側方から起始し，上方から順に次の3種がある（いずれも左右の有対性）．
　中副腎動脈：複数ある副腎動脈の1つ．
　腎動脈：腎臓の内側縁にある腎門から腎臓内に入る．
　性腺動脈：精巣（卵巣）動脈として，男性では鼠径管を通って精巣に，女性では骨盤腔の卵巣にいたる（詳細は下記）．

性腺動脈（男性では**精巣動脈**，女性では**卵巣動脈**）：腹大動脈の前面にて腎動脈のやや下方の高さから起始し，後腹壁を外側下方に向かう．
　精巣動脈：大骨盤の下縁をまわって，前腹壁の深鼠径輪を通って鼠径管に入り，精索のなかに含まれて精巣にいたる．
　卵巣動脈：外腸骨動脈を乗り越えて骨盤腔に入り，卵巣堤索にくるまれて下行し，子宮広間膜を経由して卵巣にいたる．

```
位置関係
左性腺動脈
  前方：下腸間膜静脈，左結腸動脈，S状
    結腸間膜がある．
  後方：大腰筋，陰部大腿神経，尿管，外
    腸骨動脈がある．
右性腺動脈
  前方：十二指腸水平部，右結腸動脈，回
    腸間膜がある．
  後方：下大静脈，大腰筋，陰部大腿神経，
    尿管，外腸骨動脈がある．
```

壁側枝
　下横隔動脈：横隔膜の大動脈裂孔直下にて左右対をなして起始する．下面より横隔膜を栄養する．
　腰動脈：胸部の肋間動脈に相当する．左右対をなして腹大動脈の後側方から起始する．通常4対ある．

動 脈

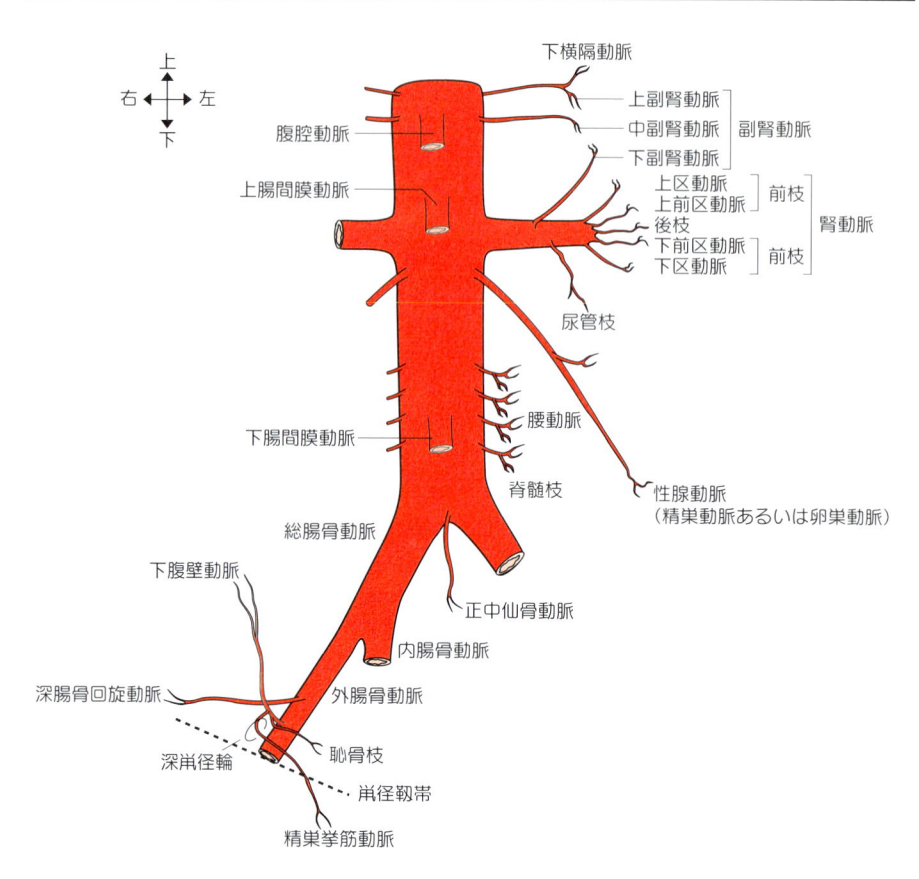

腹大動脈と外腸骨動脈
Abdominal aorta & external iliac artery

総腸骨動脈：左右の総腸骨動脈は，L4 レベルで，腹大動脈の分岐により起始し，L5～S1 椎間の側方を通って下行する．仙腸関節の前面に達したところで，外腸骨動脈と内腸骨動脈に分岐する．この分岐部に近い位置で，尿管が総腸骨動脈の上から乗り越えるように交差する．

位置関係
  前方：上下腹神経叢，尿管，腹膜，小腸，上直腸動脈がある．
  後方：交感神経幹，閉鎖神経，腰仙骨神経幹，腸腰動脈，L4 と L5 の椎体および椎間板，総腸骨静脈の下大静脈への流入部がある．とくに，左総腸骨静脈は左総腸骨動脈に乗り越えられる．
  側方：大腰筋がある．

外腸骨動脈

起始：総腸骨動脈
行先：大腿動脈に移行

　総腸骨動脈から分岐した後，外側下方に走り，鼠径部の中央（上前腸骨棘と恥骨結節の中間点）で鼠径靱帯の下にある血管裂孔を通って，大腿動脈に移行する．また，外腸骨動脈は，性腺動脈，陰部大腿神経の陰部枝，精管または子宮円索と交差する．

　血管裂孔を通る直前に，外腸骨動脈の枝として深腸骨回旋動脈と下腹壁動脈を分枝する．下腹壁動脈は，深鼠径輪のすぐ内側を通って前腹壁を上行し，腹直筋の深層にて内胸動脈の終枝である上腹壁動脈と吻合する．

位置関係
  前方：腹膜によっておおわれており，その上に，小腸（左外腸骨動脈の前面にはＳ状結腸）がある．
  後外側方：大腰筋の内側縁がある．
  内側：外腸骨静脈がある．

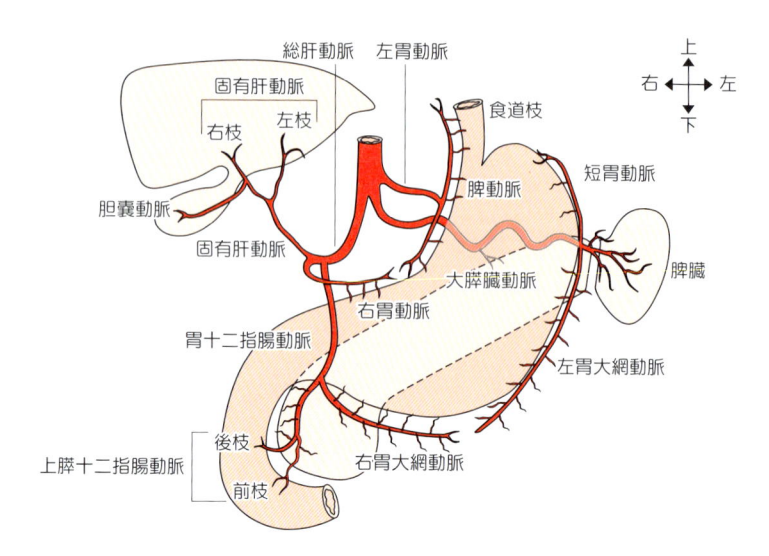

動　脈

腹腔動脈
Coeliac trunk

腹腔動脈

起始：腹大動脈（T12 の下縁レベル）
行先：左胃動脈，脾動脈，総肝動脈

　腹大動脈前面（T12 の下縁レベル）に起始し，約 1 cm の長さで，3 つの枝（左胃動脈，脾動脈，総肝動脈）に分かれる．

左胃動脈：網嚢後壁を網嚢の上端まで上行して，噴門食道接合部に達する．噴門食道接合部では，横隔膜の食道裂孔を通る数本の食道枝を分枝し，食道の下部 1/3（食道第 3 部）に分布する．左胃動脈の終枝は数本の胃枝となって，胃の小弯上部に沿って下行し，右胃動脈（総肝動脈の枝）と吻合する．

脾動脈：脾動脈は，腹腔動脈の枝のなかでもよく発達している 1 枝である．網嚢後壁を左側方に向かい，膵臓の上縁では脾静脈と伴行しながら蛇行する．ここで，膵枝（**後膵動脈**や**大膵動脈**など）のほか，しばしば胃の後面に分布する後胃動脈を分枝しながら脾門に向かう．横隔膜の左脚，左腎臓の上極，左副腎を横切って，脾腎ヒダから脾門に入る．脾門の直前で胃の大弯分布する**短胃動脈**と**左胃大網動脈**を分ける．

総肝動脈：網嚢後壁を右下方に向かい十二指腸上部に達し，そこで胃十二指腸動脈と右胃動脈を分ける．その後，総肝動脈の本幹は，固有肝動脈となって前方に屈曲し，網嚢孔の下縁を形成する腹膜翻転部のなかを通る．さらに，総胆管とともに門脈の前方にて，肝十二指腸間膜（小網の自由縁で網嚢孔；ウィンスロー孔の前縁をなす）のなかを上行した後，固有肝動脈は右枝と左枝に分岐して肝門に達する．また，右枝は胆嚢へ**胆嚢動脈**を分枝する．

胃十二指腸動脈：総肝動脈から分枝した後，十二指腸上部の後方で，総胆管の左側に沿って下行し，膵臓の上縁で，数本の終枝に分かれる（右胃大網動脈，前・後上膵十二指腸動脈など）．

右胃動脈：総肝動脈から出た後，小網に入り，胃の小弯に沿って左胃動脈と吻合する．

動　脈

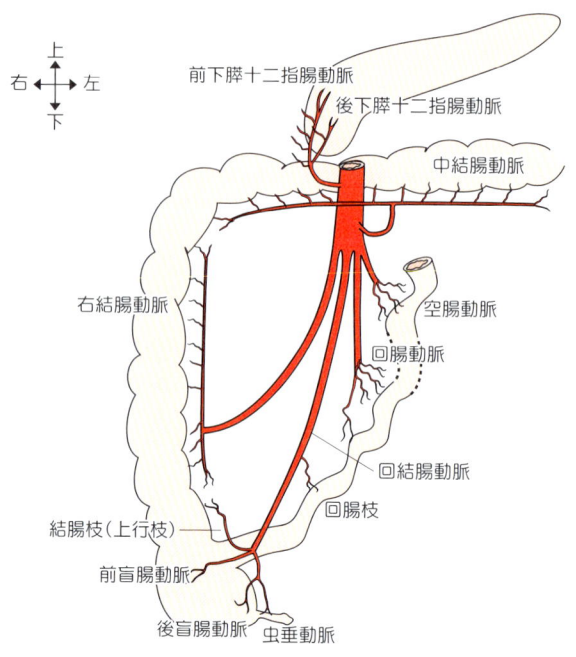

上腸間膜動脈
Superior mesenteric artery

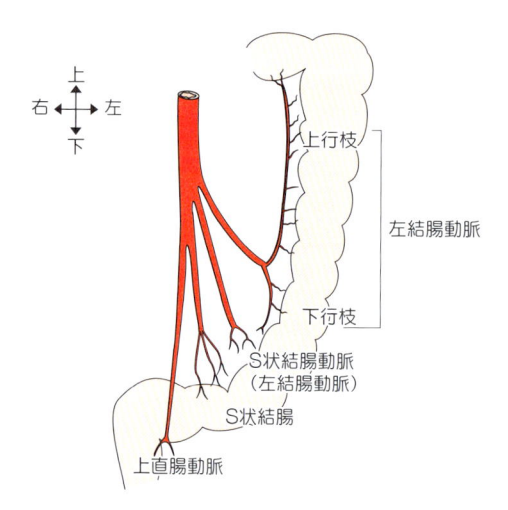

下腸間膜動脈
Inferior mesenteric artery

上腸間膜動脈

起始：腹大動脈（L1 レベル）
行先：各終枝

　L1 レベルで腹大動脈の前面から起始して，脾静脈および膵体部の後方を通って下行し，左腎静脈（基部）の上を乗り越えるように交差する．そして，膵体部の下縁を前方に出る際に，膵頭部の下縁（鈎状突起）と十二指腸（水平部－上行部の移行部）の上を乗り越えるように交差する．その後，右下方に向かって小腸間膜のなかへ進み，数本の終枝を分ける．上腸間膜動脈の左には上腸間膜静脈があり，後方には，下大静脈，右尿管，右大腰筋が位置する．また，上腸間膜動脈の基部は，上腸間膜動脈神経節によって囲まれる．
　上腸間膜動脈は，膵十二指腸の下半分，空腸，回腸，盲腸，上行結腸，横行結腸の右 2/3 を栄養する．

前・後下膵十二指腸動脈：上腸間膜動脈が十二指腸と交差するところで，短い共通幹にて分枝された後，前・後下膵十二指腸動脈に分岐する．前下膵十二指腸動脈は，膵頭部の前面で十二指腸の内側縁に沿って上行し，前上膵十二指腸動脈と吻合する．後下膵十二指腸動脈は，膵臓頭部の後面を上行し，後上膵十二指腸動脈と吻合する．

中結腸動脈：上腸間膜動脈の近位部から起始し，横行結腸に分布する．右結腸曲（上行結腸－横行結腸移行部）付近で右結腸動脈と，左結腸曲（横行結腸－下行結腸移行部）付近で左結腸動脈と吻合する．

空腸動脈および回腸動脈：複数の枝をもって上腸間膜動脈の左側面より起始する．腸間膜内に多数の動脈弧をつくり空・回腸に分布する．

右結腸動脈：上腸間膜動脈の右側面から分かれて，右に進み上行結腸に分布する．右結腸曲では中結腸動脈と吻合し，上行結腸起始部では回結腸動脈と吻合する．

回結腸動脈：回結腸動脈は，腸間膜根のなかの右下方へ向かい，右尿管と右性腺動脈の前方を通って盲腸に達し，数本の終枝を分枝する．盲腸および上行結腸の起始部に分布するほか，虫垂には虫垂間膜を通る**虫垂動脈**が分布する．

下腸間膜動脈

起始：腹大動脈
停止：各終枝

　L3 レベルにおいて，十二指腸の水平部〜上行部の後方で，腹大動脈の前面から起始して下行する．その後，左尿管の内側にて左総腸骨動脈と交差し，以下の終枝に分かれる．

左結腸動脈は横行結腸の左 1/3，下行結腸に分布する．横行結腸では中結腸動脈と吻合する．また，S 状結腸に分布する **S 状結腸動脈**や，直腸（肛門管の入り口付近まで）を養う**上直腸動脈**も下腸間膜動脈の枝である．上直腸動脈は内腸骨動脈の枝の**中直腸動脈**（肛門管の櫛状線までを養う）と吻合する．下腸間膜動脈の外側には，下腸間膜静脈が伴行する．

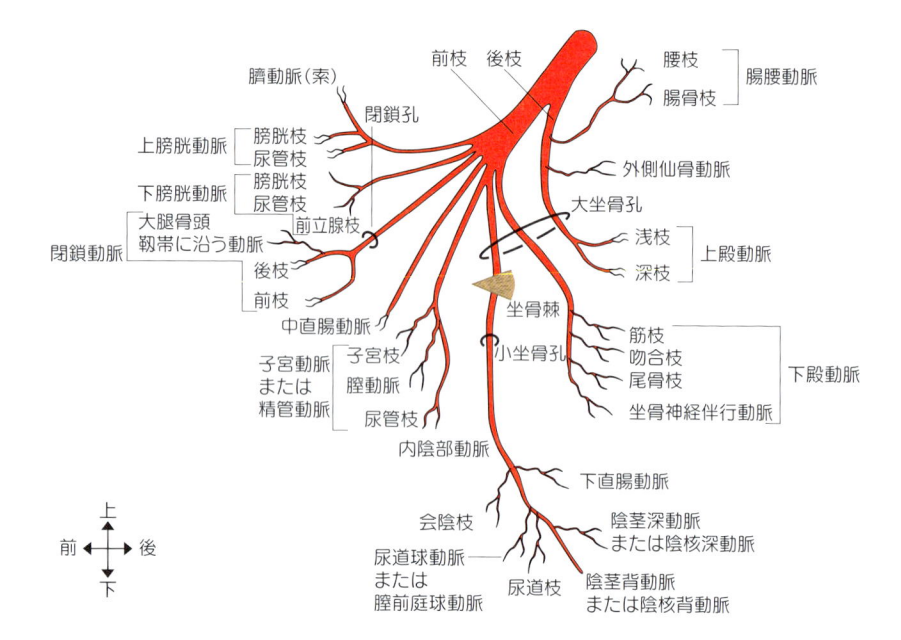

内腸骨動脈
Internal iliac artery

内腸骨動脈
起始：総腸骨動脈
行先：各終枝

L5/S1間の椎間板レベルで始まり，骨盤の中を約4cm下行したのち，前枝と後枝に分岐し，さらに，各枝は以下の終枝を分ける．
前枝：臍動脈，上膀胱動脈，下膀胱動脈，閉鎖動脈，子宮動脈（精管動脈），中直腸動脈，内陰部動脈，下殿動脈を分枝する．
後枝：腸腰動脈，外側仙骨動脈，上殿動脈を分枝する．
また，これらの枝を分布先の違いによって臓側枝と壁側枝に大別する方法もある．
臓側枝：臍動脈，上膀胱動脈，下膀胱動脈，子宮動脈（精管動脈），中直腸動脈，内陰部動脈
壁側枝：閉鎖動脈，腸腰動脈，外側仙骨動脈，上殿動脈，下殿動脈

女性の**子宮動脈**は，男性の**精管動脈**と相同である．精管動脈は，一般に内腸骨動脈の直接枝，もしくは**上膀胱動脈**または**下膀胱動脈**から分枝される．また，一般に，膣は**子宮動脈**から分かれる**膣動脈**に養われるほか，下膀胱動脈の枝（男性の前立腺枝に相当）によって上部を栄養される．そして，子宮円索も子宮動脈に栄養される．

位置関係
　前方：女性においては，子宮，卵管，卵巣がある．
　後方：内腸骨静脈，腰仙骨神経幹，仙腸関節がある．
　外側：外腸骨静脈，閉鎖神経，大腰筋がある．
　内側：壁側腹膜と小腸がある．

臍動脈（上膀胱動脈）：胎児期には胎盤循環に関わる重要血管として発達した枝であり，内腸骨動脈から起始後，前方に進み膀胱上部の外側縁を通り前腹壁に達する．その後，前腹壁を上行し臍輪から臍帯に出る．出生後は閉鎖され結合組織の索状物になる（**臍動脈索**）が，内腸骨動脈から膀胱の側方にいたる部分は**上膀胱動脈**となって残存する．

閉鎖動脈：閉鎖神経とともに骨盤腔の側壁に沿って閉鎖孔の上縁の閉鎖管を貫き，外閉鎖筋の深層に達する．その後，前枝と後枝に分かれるほか，大腿骨頭靱帯に沿う動脈を分枝する．これは，寛骨臼下縁にある寛骨臼横靱帯の深部で寛骨臼切痕から寛骨臼内に侵入し，大腿骨頭靱帯に沿って大腿骨頭を栄養する．

内陰部動脈：内腸骨動脈の前枝から起こり，骨盤の側壁を下行して大坐骨孔に向かう．大坐骨孔の梨状筋下孔を経て骨盤外へ出た内陰部動脈は，坐骨棘の後面に沿って小坐骨孔に入り，坐骨直腸窩に達する．内陰部動脈は，陰部神経とともに，坐骨直腸窩の側壁に沿って内閉鎖筋の表面にある陰部神経管（アルコック管）のなかを走る．その後，数本の終枝を出しながら深会陰隙を通過する．

　下直腸動脈（肛門動脈）は，肛門出口に分布し，肛門管では中直腸動脈と吻合する．**会陰動脈**は会陰横筋枝や尿道球枝（前庭球枝）を出すほか，**陰嚢動脈（陰唇動脈）**も分ける．**陰茎背動脈**や**陰茎深動脈**は陰茎に分布する．

動　脈

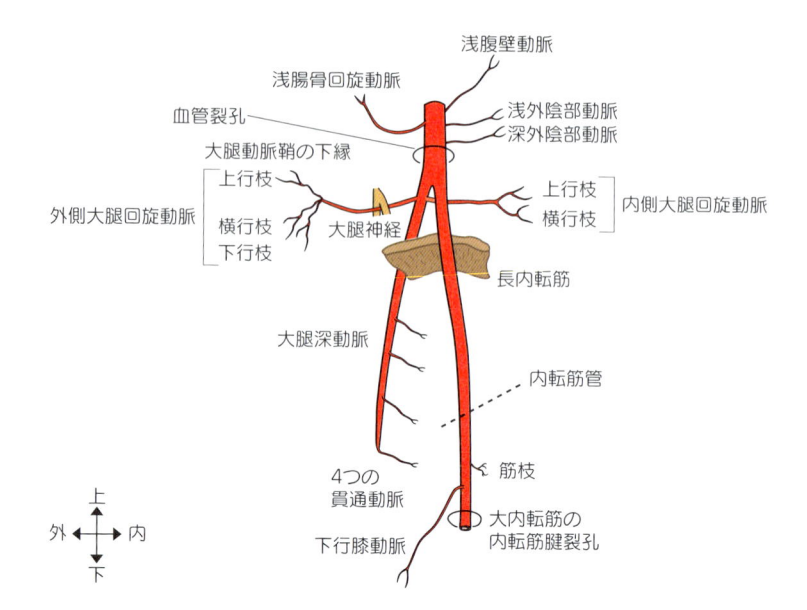

大腿動脈
Femoral artery

大腿動脈

起始：鼠径靱帯の深層で外腸骨動脈から続く．
行先：大内転筋の停止部にある内転筋腱裂孔を貫通して膝窩動脈に移行．

　鼠径部の中央では，鼠径靱帯の下にある血管裂孔で大腿静脈とともに大腿動脈鞘に包まれる．この外側には筋裂孔があり大腿神経と腸腰筋が位置する．鼠径靱帯付近では腹壁に分布する**浅腹壁動脈・浅腸骨回旋動脈**のほか，外陰部にいたる**外陰部動脈**を分枝する．

　血管裂孔を出た大腿動脈は，大腿三角にいたる．このなかで，大腿動脈は腸腰筋腱の浅層にあって，この動脈の内側には大腿静脈が伴行し，鼠径リンパ節が位置する．大腿三角内の大腿動脈は大腿筋膜におおわれるが，大腿三角より下方では縫工筋におおわれて内転筋管に入る．縫工筋深層の内転筋管内では，長内転筋と大内転筋の表面を下行し，大腿神経の分枝である伏在神経が大腿動脈に伴行する．また，大腿動脈の前外側には内側広筋が位置する．

大腿深動脈：大腿深動脈は，大腿動脈の主要な枝であり，鼠径靱帯の下方約3.5 cm（大腿動脈鞘の直下）で，大腿動脈から後外側に向かって起始する．この直後に，大腿深動脈からは外側・内側大腿回旋動脈が分枝する．外側大腿回旋動脈は大腿伸筋および股関節，内側大腿回旋動脈は内転筋群および股関節の血液供給にも関与する．

　大腿深動脈は，恥骨筋と長内転筋の間を後方に抜けて大腿深部に達し，大腿深部の諸構造や，大腿の後コンパートメント（ハムストリング筋群）および内側コンパートメント（内転筋群）の主要な栄養動脈となる．また，この動脈の枝である貫通枝と下行枝は，膝窩動脈から分枝する膝動脈の枝と吻合する．

動　脈

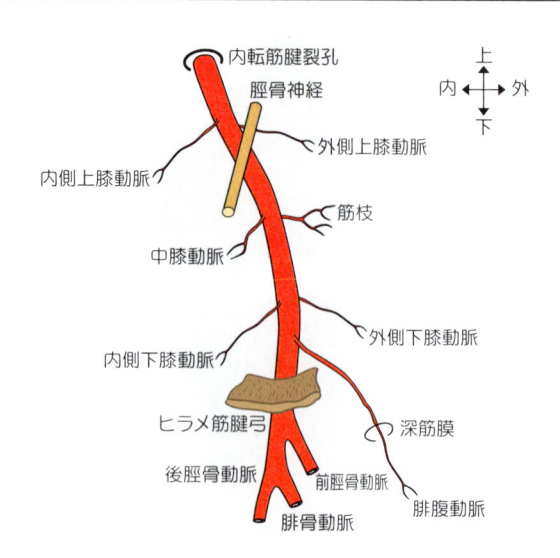

膝窩動脈
Popliteal artery
後方からみた図

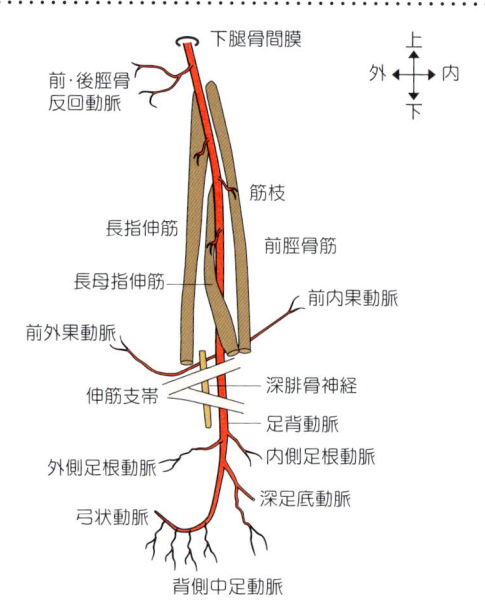

前脛骨動脈
Anterior tibial artery
前方からみた図

40

膝窩動脈，前脛骨動脈

膝窩動脈

起始：大腿動脈より続く．
行先：前・後脛骨動脈

　大内転筋の停止部にある内転筋腱裂孔を大腿動脈が貫通して膝窩動脈に移行することで始まる．その後，ヒラメ筋腱弓をくぐって，直ちに，**前脛骨動脈**と**後脛骨動脈**と**腓骨動脈**に分岐して終わる．このように，膝窩動脈が3つの終枝に分かれる部分を「膝窩の三分岐（popliteal trifurcation）」と呼ぶことがある．

　また，膝窩動脈は，膝窩内で最も深い構造であり，膝関節包の後面から膝窩筋の表面を下行する．膝窩の皮膚と膝窩動脈との間を埋めるのは，脂肪だけである．
　膝窩では，膝窩動脈に対して大腿二頭筋腱は外側に，半膜様筋腱は内側にあり，脛骨神経・膝窩静脈がこの動脈と伴行する．さらに下行して，腓腹筋外側頭と内側頭の間に達する．

前脛骨動脈

起始：膝窩動脈
行先：足背動脈に移行

　膝窩筋の下縁（ヒラメ筋腱弓の直下）で，膝窩動脈から分岐して起始し，下腿の前コンパートメント内に分布する．下腿後面では，後脛骨筋の脛骨起始と腓骨起始の間を通って前方に向かい，さらに，下腿骨間膜の上縁を貫通して下腿前方に達する．下腿前面では，前脛骨筋と長指伸筋の間を下行し，前脛骨筋と長母指伸筋の間を通って，下腿骨間膜の前面に達する．足関節前面では伸筋支帯をくぐって足背に入り，内果と外果の間の中間点で足背動脈に移行する（長母指伸筋腱の外側）．

　下腿の前コンパートメントおよび伸筋支帯の下では，前脛骨動脈の外側に深腓骨神経が伴行するほか，前脛骨静脈は，終始，前脛骨動脈と伴行する．

動 脈

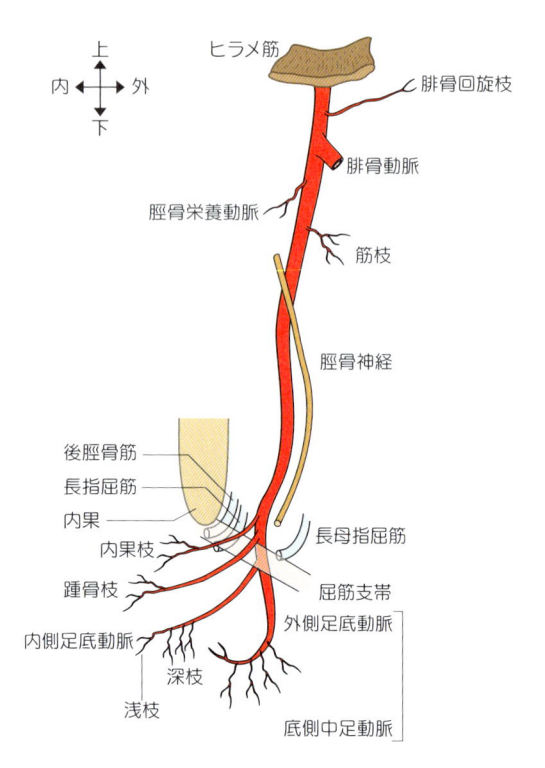

後脛骨動脈
Posterior tibial artery
後方からみた図

後脛骨動脈
起始：膝窩動脈
行先：内側・外側足底動脈

　膝窩において，膝窩筋の下縁（ヒラメ筋腱弓の深層）で膝窩動脈から起始し，母指外転筋の深層で，**内側足底動脈**と**外側足底動脈**に分岐して終わる．

　後脛骨動脈は，下腿の後コンパートメント内に分布し，腓腹筋・ヒラメ筋の深層にて，後脛骨静脈および脛骨神経とともに後脛骨筋・長指屈筋の後面を縦走する．脛骨および足関節の後面を下行し，内果の後方では，長指屈筋と脛骨神経の間を通って屈筋支帯をくぐり（脈拍を触れる），母指外転筋の深層に達する．

（図解していない他の枝：腓骨動脈への交通枝）

動　脈

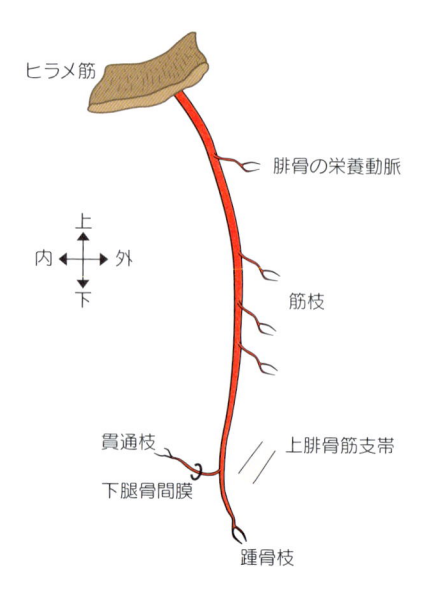

腓骨動脈
Fibular (peroneal) artery
後方からみた図

腓骨動脈
起始：後脛骨動脈
行先：終枝

　後脛骨動脈の枝として，ヒラメ筋の約2.5 cm下で起始する．下外側方に進んで，後脛骨筋と長母指屈筋の間（腓骨の内側稜に沿って）を下行して，脛腓靱帯結合と上腓骨筋支帯レベルにて数本の終枝に分かれる．腓骨動脈は，外側方向に出る数本の枝によって，外側コンパートメントを栄養するが，主枝である腓骨動脈自身は，後コンパートメントの中に位置する．

　腓骨動脈は，下腿後方ではヒラメ筋と深筋膜におおわれる．それに対して下方では長母指屈筋と交差する．

動　脈

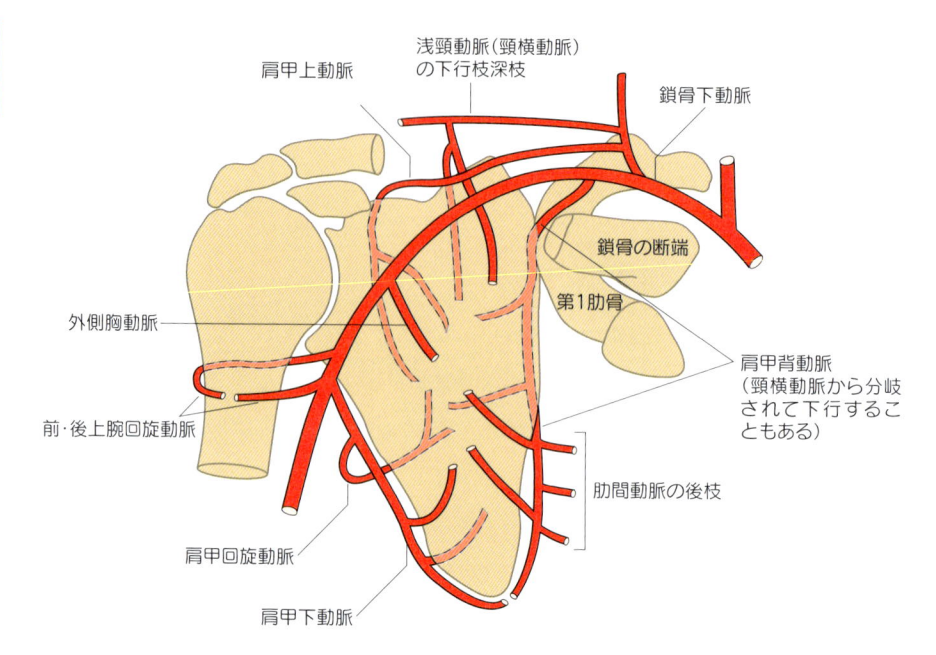

肩甲骨周囲の動脈吻合
Arterial anastomoses around scapula

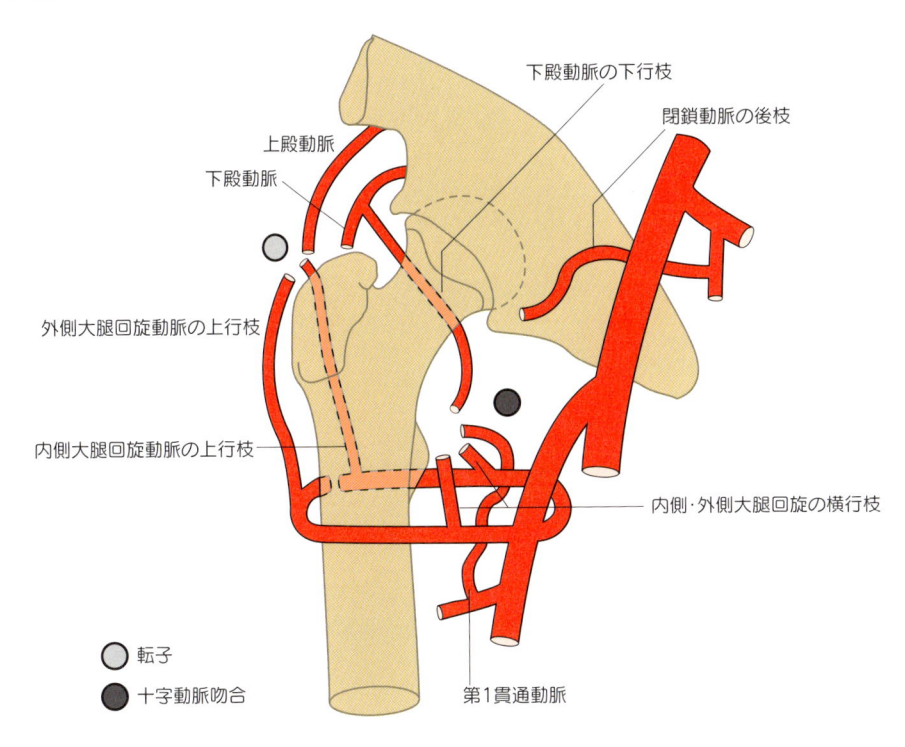

股関節周囲の動脈吻合
Arterial anastomoses around hip

NOTES

2 静　脈

硬膜静脈洞　　50
内頸静脈，外頸静脈　　52
上大静脈と奇静脈系に注ぐ静脈　　54
下大静脈　　56
門脈　　58

静　脈

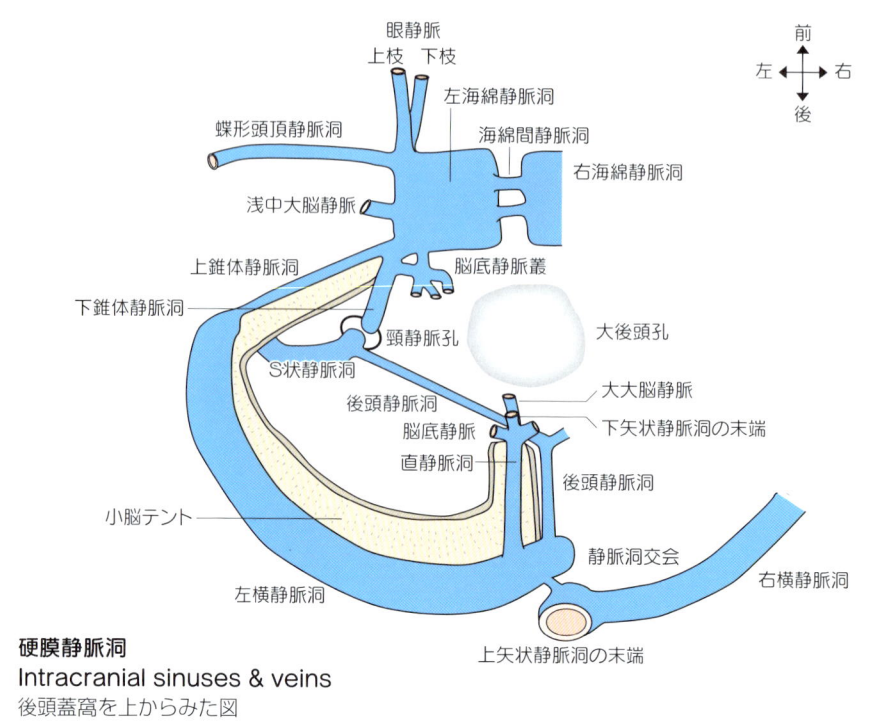

硬膜静脈洞
Intracranial sinuses & veins
後頭蓋窩を上からみた図

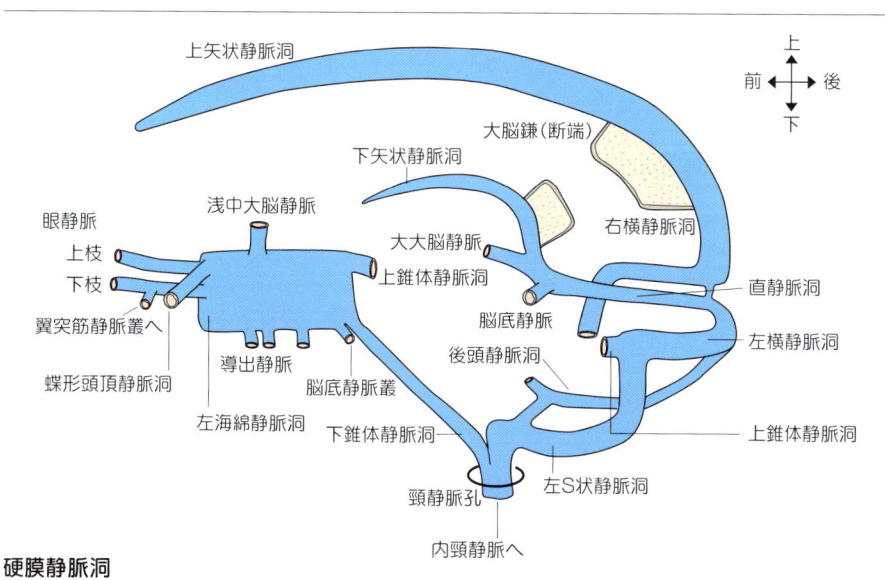

硬膜静脈洞
Intracranial sinuses & veins
右側面からみた図

硬膜静脈洞

起始：大脳，小脳などの各静脈，板間静脈
行先：内頸静脈

　大脳・小脳・脳幹の静脈を受ける．密着して硬膜をなす2層の膜（内葉：クモ膜に面する狭義の硬膜，外葉：頭蓋骨の骨膜）の隙間に血管の内皮細胞が内張りして形成され，硬膜内に封じられている．また，硬膜静脈洞は弁をもたず，いくつかの静脈洞が自由に相互交通している．

上矢状静脈洞：大脳鎌の上縁を縦走する．そして，クモ膜下腔を満たす脳脊髄液を回収するクモ膜顆粒がこの静脈洞の両側に数多く配置され，脳脊髄液を静脈洞内に排出する．また，上大脳静脈や板間静脈（頭蓋骨の静脈）も上矢状静脈洞に注ぐ．

　上矢状静脈洞は前頭蓋窩の盲孔（ここで鼻腔からの導出静脈が注ぐ）で始まって後方に進み，一般に右横静脈洞へ続くほか，静脈洞交会にも合流する．例外的に左横静脈洞と接続することもある．

下矢状静脈洞：大脳縦裂に位置する大脳鎌の下縁（自由端）を走る．そして大脳静脈を集めながら直静脈洞に続く．

直静脈洞：大脳縦裂を走る大大脳静脈と下矢状静脈洞を受けて始まる．大脳鎌と小脳テントの接合部を直進して左の横静脈洞に続くほか，静脈洞交会に合流する．

横静脈洞：左右の横静脈洞は静脈洞交会から水平に小脳テントの外側縁を走り，後頭骨と側頭骨鱗部の頭蓋内面に溝を形成する．一般に，右横静脈洞は上矢状静脈洞の，左横静脈洞は直静脈洞の続きとして始まり，海綿静脈洞から続く上錐体静脈洞が合流するところでS状静脈洞に移行する．

S状静脈洞：左右の横静脈洞が内側下方に蛇行してS状静脈洞になる．側頭骨の頭蓋内面にS状洞溝を形成して頸静脈孔（後方区画）に達し，内頸静脈に移行する．内頸静脈移行部では下錐体静脈洞が注ぐ．

海綿静脈洞：蝶形骨体の外側壁にあり，トルコ鞍・下垂体・蝶形骨洞の外側（側頭葉中側頭回の内側）に位置する．また，海綿静脈洞の内部には外転神経（Ⅵ）と内頸動脈（頸動脈管外口）が貫通する．そして，海綿静脈洞の外側壁には，上方から順に動眼神経（Ⅲ），滑車神経（Ⅳ），三叉神経の眼神経（V$_1$），三叉神経の上顎神経（V$_2$）が通る．海綿静脈洞は内部が海綿状の構造で，他の静脈洞と複数の交通を持ち，海綿静脈洞に他の静脈洞から流入する場合と他の静脈洞へと流出する場合とがある．左右の海綿静脈洞を交通させる海綿体間静脈洞が下垂体の前後に位置する．

後頭静脈洞：小脳鎌が後頭骨に付着するところに位置する．大後頭孔で始まり上行して静脈洞交会に合流する．

静脈洞交会：内後頭隆起に接して，上矢状静脈洞のほか直静脈洞，後頭静脈洞が注ぐ．静脈洞交会では一般に，上矢状静脈洞の後端は右へ屈曲して右横静脈洞に注ぎ，直静脈洞は左に屈曲して左横静脈洞に注ぐ．

蝶形頭頂静脈洞：頭頂骨の板間静脈や硬膜の静脈を受け，蝶形骨小翼の下面に沿って内側に走り，海綿静脈洞に注ぐ．

上錐体静脈洞：小脳テントの外側縁が付着する側頭骨錐体の上縁に沿って走行し，海綿静脈洞と横静脈洞と接続する．

下錐体静脈洞：海綿静脈洞より下方へ続く脳底静脈叢から続き，側頭骨錐体と後頭骨の間にある溝に位置する．頸静脈孔に向かい内頸静脈に注ぐ．

　下錐体静脈洞は内頸静脈に海綿静脈洞を接続するために下方へ走る．そして，舌咽神経と一緒に頸静脈孔の前方の区分を通って頭蓋骨を出る．

静　脈

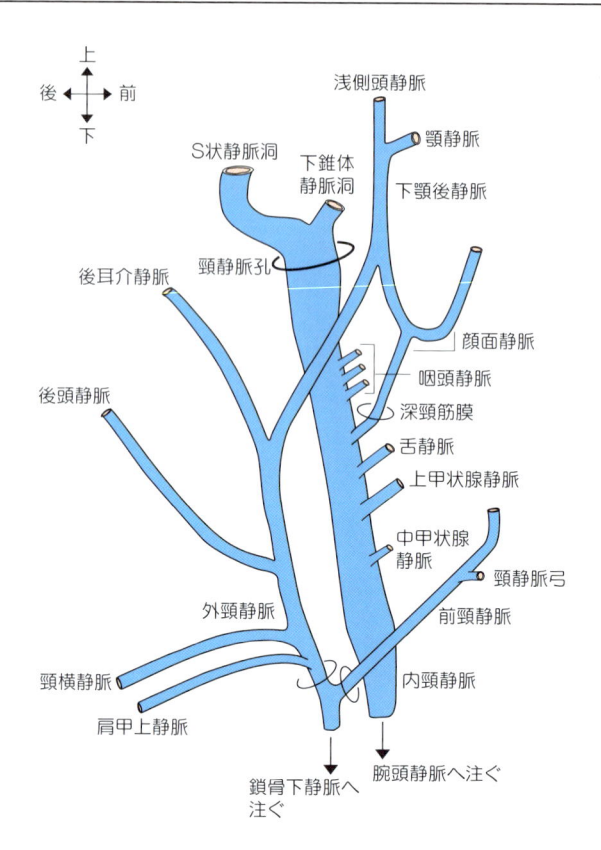

内頸静脈，外頸静脈
Internal & external jugular veins

52

内頸動脈

起始：S状静脈洞―下錐体静脈洞
行先：腕頭静脈

　硬膜静脈洞のS状静脈洞から続き，頸静脈孔で始まる．頸部では総頸動脈および迷走神経とともに結合組織性の頸動脈鞘におおわれてほぼ垂直に下行し，舌静脈・下顎後静脈・顔面静脈などが注ぐ．最終的に鎖骨下静脈と合流し腕頭静脈に終わる．

　鎖骨下静脈との合流部を静脈角と呼び，右では右リンパ本幹，左では胸管が注ぐ．

内頸動脈および総頸動脈との位置関係
　C2レベル：内頸動脈の後方にある．
　C3レベル：内頸動脈の後外側にある．
　C4レベル以下：内頸動脈〜総頸動脈の外側にある．

舌咽神経（Ⅸ）・迷走神経（Ⅹ）・副神経（Ⅺ）・舌下神経（Ⅻ）との位置関係
　舌咽神経と舌下神経は，内頸動静脈の間を通る．
　迷走神経は，頸動脈鞘のなかで内頸動脈と内頸静脈の間にあって頸部を縦断する．
　副神経は内頸静脈の後方を下行することが多い．

深頸リンパ節との位置関係
　頸動脈鞘の周囲では，下顎角より下の高さで深頸リンパ節（深外側頸リンパ節）によって囲まれる．

内頸静脈の深層にある構造
　環椎（C1）の外側部，椎前筋膜，中斜角筋，胸膜頂

内頸静脈の浅層に交差する構造
　内頸静脈の中部：頸神経ワナ（下根）
　内頸静脈の下部：胸鎖乳突筋と肩甲舌骨筋の中間腱

外頸静脈

起始：後耳介静脈・下顎後静脈などの合流
行先：鎖骨下静脈

　頸部における表在静脈（皮静脈）であり皮下を走行する．下顎角の後方で後耳介静脈と下顎後静脈の合流によって起始し，側頸部を下行し鎖骨下静脈に注ぐ．下部頸部では，一般に，前頸静脈と合流した後，胸鎖乳突筋（鎖骨頭）の後方で深頸筋膜を貫いて鎖骨下静脈に注ぐ．

静　脈

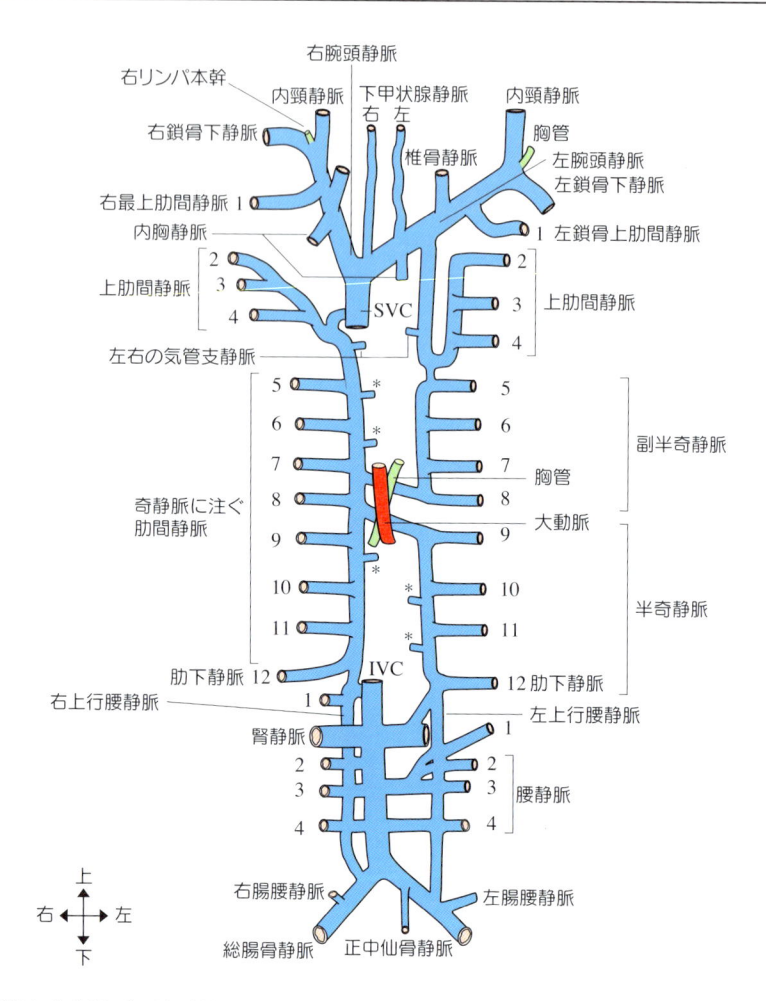

上大静脈と奇静脈系に注ぐ静脈
Superior vena cava & azygos veins
注：（1）副半奇静脈はT7レベルで，半奇静脈はT8レベルで胸大動脈・食道・胸管の後方を通って奇静脈と合流する．
　　（2）左気管支静脈は副半奇静脈に注ぐことがある．
＊：食道静脈または縦隔静脈，IVC：下大静脈，SVC：上大静脈

上大静脈
起始：左右の腕頭静脈
行先：右心房

右第1肋軟骨の後方で左右の腕頭静脈の合流によって形成され，胸骨右縁の後方を下行する．T4レベルにおいて，上大静脈の後面に奇静脈を受け入れる．そして，右心房の上面に注いで終わるが，上大静脈が右心房に注ぐ部位には弁は存在しない．

上大静脈は，胸骨右縁の後方を下行する際に，内胸動脈と胸骨骨膜の後面に密接し，右肺上葉の前上葉区に囲まれる．また，右肺門の前上方に圧痕（溝）を形成する．上大静脈の右外側面には右横隔神経が伴行する．

左腕頭静脈：右腕頭静脈よりも長い．その起始は左胸鎖関節の後方（胸膜頂の前方）で，内頸静脈と鎖骨下静脈の合流によって形成される．その後，胸骨柄の後面においては胸腺の後方にあって，右下方へと斜走しながら左総頸動脈と腕頭動脈基部の前方を横切って，右腕頭静脈と合流する．左最上肋間静脈は左腕頭静脈の後面に注ぐ※．また，そのほかに左腕頭静脈に注ぐものは下甲状腺静脈・胸腺静脈・心膜静脈などである（図示されていない）．
※右最上肋間静脈は奇静脈に注ぐ（奇静脈の項を参照）．

右腕頭静脈：右胸鎖関節の後方で内頸静脈と鎖骨下静脈の合流によって形成され，腕頭動脈の右側をほぼ垂直に下行し，左腕頭静脈と合流する．胸骨柄右縁の後面において右胸膜頂の内側面に接し，右肺上葉の内側面に圧痕（溝）を形成する．また，腕頭動脈との間には右迷走神経が通って胸腔に入る．

奇静脈系
起始：上行腰静脈など
行先：上大静脈

奇静脈系はおもに体壁（胸壁および腰部の上部）の静脈を集める．体壁の右側は奇静脈が集める．一方，左側は奇静脈へ注ぐ半奇静脈と副半奇静脈という独立した2系統がある．

奇静脈：およそ右腎静脈レベルにおいて腰部脊柱の右側を上行する右上行腰静脈から起始し，T12レベルにおいて横隔膜の大動脈裂孔を貫いて食道の後方にて胸椎体の右側に達する．縦隔内においては食道や右迷走神経の外側を上行し，右肺門では右気管支を乗り越えるように後ろから前方方向に屈曲するアーチを形成してT4レベルで上大静脈に注ぐ．奇静脈に注ぐものには，第2右肋間静脈〜肋下静脈・気管支静脈・食道静脈のほか，左側からの半奇静脈・副半奇静脈がある．

半奇静脈：左上行腰静脈と左肋下静脈の合流点に起始し（しばしば左腎静脈とも合流する），横隔膜の大動脈裂孔を貫いて胸椎体の左側縁を上行する．T9レベルで胸大動脈・食道・胸管の後方を横切って右側に進み，奇静脈に注ぐ．半奇静脈には下位の左肋間静脈（第9肋間静脈〜肋下静脈）が注ぐ．

副半奇静脈：第5〜8左肋間静脈を集めて胸椎体の左側を下走し，T8レベルにおいて胸大動脈・食道・胸管の後方を横切って右側に進み，奇静脈に入る．副半奇静脈には気管支静脈と食道静脈も注ぐ．また多くの場合，上方で左上肋間静脈と合流することがある．

注）前肋間静脈は，筋横隔静脈と内胸静脈へ注ぐ．

静　脈

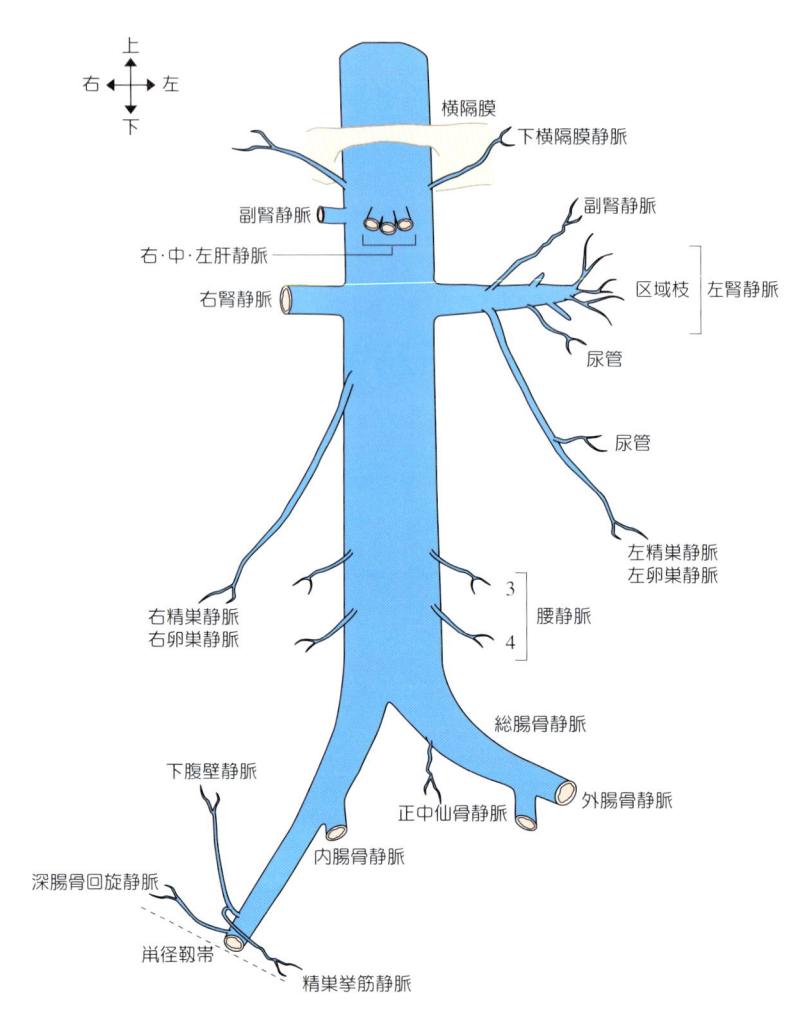

下大静脈
Inferior vena cava

下大静脈
起始：総腸骨静脈
行先：右心房

　L5 レベルにおいて左右の総腸骨静脈が合流して，脊柱の前外側（右総腸骨動脈の後方）で始まり，腹大動脈の右側を上行する．その際，右腰動脈・右腎動脈・右交感神経幹および腰内臓神経・横隔膜の右脚・右下横隔動脈・右副腎（内側縁）の前方にあり，腸間膜根・十二指腸（上部および水平部）・膵頭部・総胆管・門脈・肝臓後面(無漿膜野)の後方に位置する．とくに，腹膜下の下大静脈と右副腎は網嚢孔（ウィンスロー孔）の後壁に位置する．下大静脈は右横隔神経と一緒に，横隔膜の腱中心にある大静脈孔（T8 レベル）を貫き，直ちに心嚢内で右心房に注ぐ．下大静脈の開口部には，まれに弁様構造を持つことがある（下大静脈弁；発生学的な遺残構造）．

　下大静脈には腰静脈・腎静脈・右精巣または卵巣静脈※・副腎静脈・肝静脈が直接に注ぐ．
※一般に，左精巣・卵巣静脈は左腎静脈に注ぐ．

腰静脈：L3 〜 4 レベルより上方にある第 1 〜 2 腰静脈は，上行腰静脈に注いで奇静脈系へ流出する．一般に第 3 〜 4 腰静脈は下大静脈に直接注ぐが，上行腰静脈とも連絡を持つことも多い．

静　脈

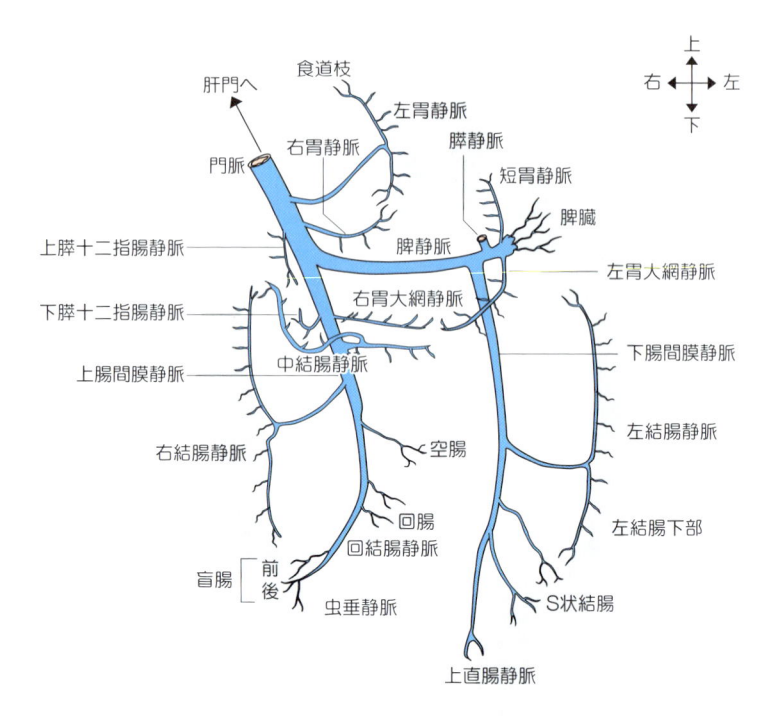

門脈
Portal vein

門脈

起始：上・下腸間膜静脈と脾静脈
行先：肝門

　L1/2椎間板レベルで正中線のすぐ右側において，上・下腸間膜静脈と脾静脈の合流によって形成される．その前方には膵臓（頭部－体部の移行部），後方には下大静脈がある．その後，右上方に向かい十二指腸上部の後方を通って，総胆管と固有肝動脈とともに小網の自由縁（右縁）にあたる肝十二指腸間膜のなかを走る．ここで門脈は，総胆管と固有肝動脈の後方にあり，網嚢孔（ウィンスロー孔）の前縁をなす．肝門に達すると右枝と左枝に分かれて肝臓内に入る．

門脈系の側副路：

1　食道下部にある食道静脈叢は，左胃静脈を経て門脈に注ぐほか，食道静脈を経て奇静脈系へ通じる．
2　肛門管上部にある直腸静脈叢は，上直腸静脈から下腸間膜静脈を経て門脈に注ぐほか，中・下直腸静脈よって内陰部静脈や内腸骨静脈へ通じる．
3　臍周囲（前腹壁）の表在性の皮静脈は，肝円索に沿う臍傍静脈を経て門脈（左枝）に注ぐほか，臍周囲から放射状に大伏在静脈または腋窩静脈を経由して体壁の静脈系へ流れる．
4　肝臓の無漿膜野．肝臓の無漿膜野が横隔膜と接しているところで，肝臓内の小静脈と下横隔静脈に注ぐ静脈との分水嶺がある．
5　後腹膜．左右の結腸静脈の小枝は，後腹膜領域で腰静脈の枝と吻合しあうこともある．

NOTES

3　リンパ系

胸管と右リンパ本幹　　62
リンパ節
　頭頸部　64
　胸　部　66
　腹　部　68
　上　肢　70
　下　肢　72

注）深リンパ管は深部に伴行し，浅在は皮静脈に伴行する．

リンパ系

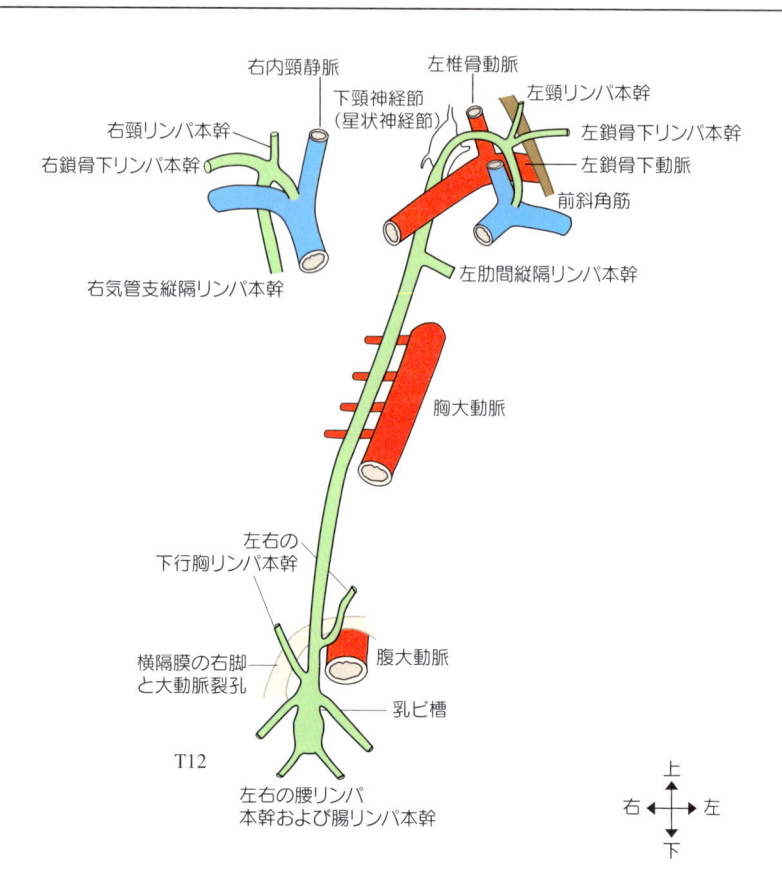

胸管と右リンパ本幹
Thoracic & right lymphatic ducts

胸管と右リンパ本幹

胸管
起始：乳ビ槽
行先：左静脈角

合流するリンパ本幹：左頸リンパ本幹・左鎖骨下リンパ本幹・乳ビ槽・左気管支縦隔リンパ本幹
リンパの回収域：横隔膜以下のすべての組織・左腕・左頭頸部・左胸部・右胸部の下縁部

　胸管は左上半身と腹部・骨盤・両下肢のリンパを集めた最大のリンパ本幹である．下肢・骨盤・腹壁のリンパを集めた左右の腰リンパ本幹と，腹部消化管のリンパを集めた腸リンパ本幹がL1～2レベルの椎体前面で合流してできた袋状の乳ビ槽の上部から起始する．その後，横隔膜の大動脈裂孔を貫通して，食道の後方で胸大動脈と奇静脈の間を上行し，T5レベルの高さで左上方に向かって進み，食道の左側にいたる．さらに，胸郭上口にて，総頸動脈の後方を通った後，前方に向かってカーブして左椎骨動脈・左鎖骨下動脈の前方を通過する．そして，前斜角筋の内側縁にて左静脈角（左内頸静脈と鎖骨下静脈合流部）に注ぐ．また，左静脈角周囲では，頭頸部からリンパを集めて内頸静脈に沿って下行してくる左頸リンパ本幹，左上肢や左上半身の表在性リンパを集めた左鎖骨下リンパ本幹，および左気管支縦隔リンパ本幹が胸管に合流する．

右リンパ本幹
起始：右頸リンパ本幹・鎖骨下リンパ本幹・気
　　　管支縦隔リンパ本幹の合流による
行先：右静脈角

合流するリンパ本幹：右鎖骨下リンパ本幹・右頸リンパ本幹・右気管支縦隔リンパ本幹
リンパの回収域：右頭頸部・右上肢・胸部

　右上半身のリンパを集める．左側と同様に，右鎖骨下静脈に沿う右鎖骨下リンパ本幹と右内頸静脈に沿う右頸リンパ本幹，および右気管支縦隔リンパ本幹は，右静脈角付近にて合流し，右リンパ本幹を形成して右静脈角に注ぐ（それぞれ独立して静脈角に注ぐ場合もある）．

リンパ系

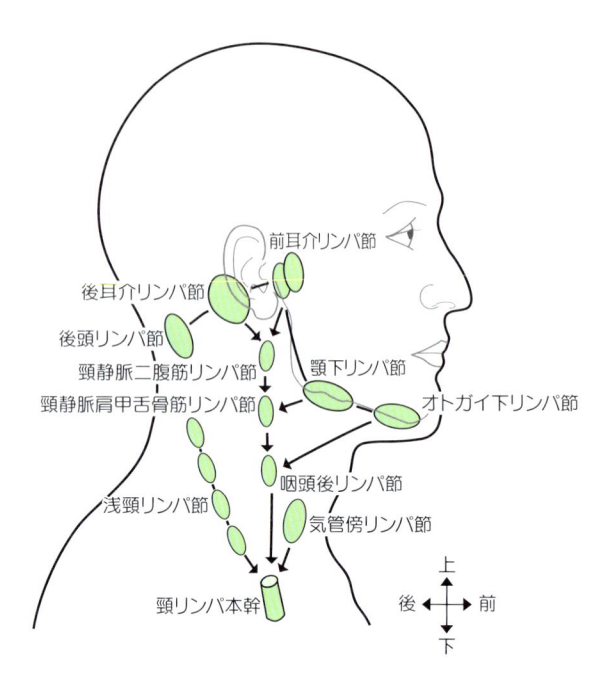

頭頸部のリンパ節
Lymph nodes-head & neck

頭頸部のリンパ節
　以下に流入域を列挙する.

オトガイ下リンパ節（両側性）
　舌前方部
　口腔底
　下顎切歯〜犬歯
　下唇
　オトガイ部の皮膚
顎下リンパ節
　上唇
　頰
　外鼻
　前頭部の皮膚
　舌中部
　下顎小臼歯〜大臼歯
　すべての上顎歯
　舌下腺
　顎下腺
　鼻腔および副鼻腔の前部半
深・浅耳介前リンパ節
　頭頂部の皮膚
　側頭部の皮膚
　耳介
　耳下腺
　眼窩後部
耳介後リンパ節
　耳介
　後頭部の皮膚
後頭リンパ節
　後頭部の皮膚

深頸リンパ節
頸静脈二腹筋リンパ節
　口蓋扁桃
　咽頭上部（咽頭鼻部）
　舌後部
頸静脈肩甲舌骨筋リンパ節
　鼻腔および副鼻腔の後部半
　口蓋（硬口蓋・軟口蓋）
咽頭後リンパ節
　咽頭
気管傍リンパ節
　咽頭下部
　喉頭
　気管
　甲状腺
　上皮小体

浅頸リンパ節
　頸部の皮膚

リンパ系

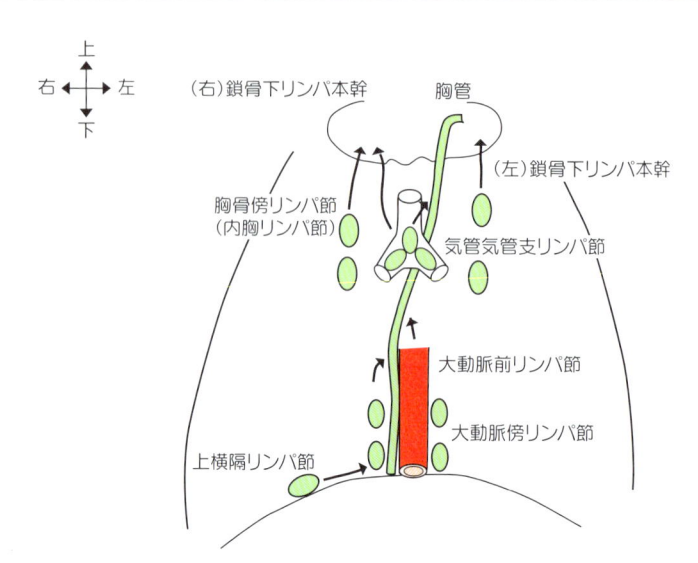

胸部のリンパ節
Lymph nodes-thorax

胸部のリンパ節

以下に流入域を列挙する．

<u>大動脈前リンパ節</u>
　中部食道
<u>上横隔リンパ節</u>
　横隔膜
　横隔下陥凹
　肝臓無漿膜野
<u>気管気管支リンパ節</u>
　心臓と心膜
　肺と臓側胸膜
　気管支
　気管
　胸腺（甲状腺峡部）
<u>大動脈傍リンパ節</u>
　胸壁
　壁側胸膜
　前腹壁
<u>胸骨傍リンパ節</u>
　乳房
　前胸壁
　腹筋（上部）
　横隔膜

下位胸部のリンパ節は，直接に胸管，もしくは左気管支縦隔リンパ本幹を経由して後上部縦隔にて胸管へ注ぐ．右上位胸部のリンパ節は，右気管支縦隔リンパ本幹を経由して右リンパ本幹へ注ぐ．

注）通常，乳腺からのリンパは胸筋リンパ節（前腋窩リンパ節），肩甲下リンパ節（後腋窩リンパ節），鎖骨下リンパ節，胸骨傍リンパ節に注ぐ．

疾患による病理学的な閉塞は，反対側・頸部・腹膜腔・肝臓・鼡径部の各リンパ節まで波及することがある．

リンパ系

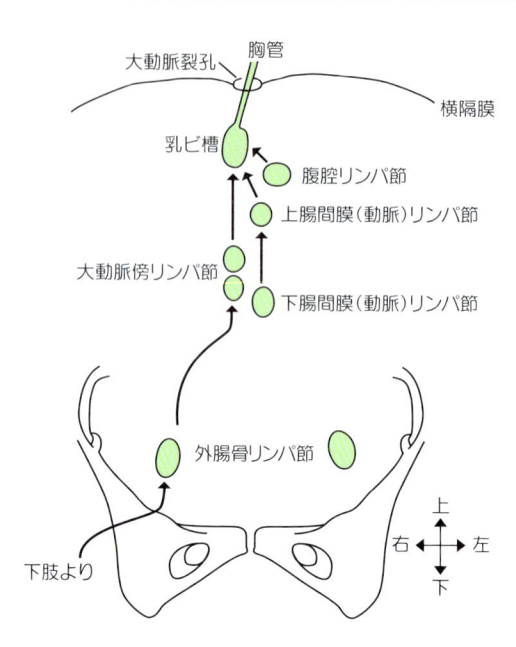

腹部のリンパ節
Lymph nodes-abdomen

腹部のリンパ節

以下に流入域を列挙する.

腹腔（動脈）リンパ節
  食道下部 1/3
  胃と大網
  十二指腸（上部～下行部の上半分）
  脾臓
  膵臓
  肝臓
  胆嚢
上腸間膜（動脈）リンパ節
  十二指腸（下行部の下半分～十二指腸空腸曲）
  空腸
  回腸
  盲腸と虫垂
  上行結腸
  横行結腸
下腸間膜（動脈）リンパ節
  横行結腸（遠位部）
  下行結腸
  S状結腸
  直腸上部および, 櫛状線（歯状線）よりも上方
大動脈周囲リンパ節
  横隔膜の下面
  副腎
  腎臓
  生殖腺（女性では卵管も含む）
  子宮の上外側部
  尿管
  肝臓（無漿膜野）
  後腹壁

外腸骨リンパ節
  直腸下部, および櫛状線（歯状線）よりも下方
  膀胱
  尿道
  尿管下部
  女性では
    子宮
    子宮頸部
    腟上部
    陰核
    小陰唇
  男性では
    精管
    精嚢
    前立腺
    陰茎の大部分

  腸管に由来する構造からのリンパは, 各臓器の栄養動脈に沿うリンパ節（その栄養動脈の名がついたリンパ節）に集まる. これらのリンパ節は大動脈周囲リンパ節として, 互いに関連し合い, 個別に区別されていない.
  これらのリンパ節の数と正確な位置には, 多くの変異がある. しかし, 図示したような最上位のリンパ節群の位置と流出路は一定であることが多い.

リンパ系

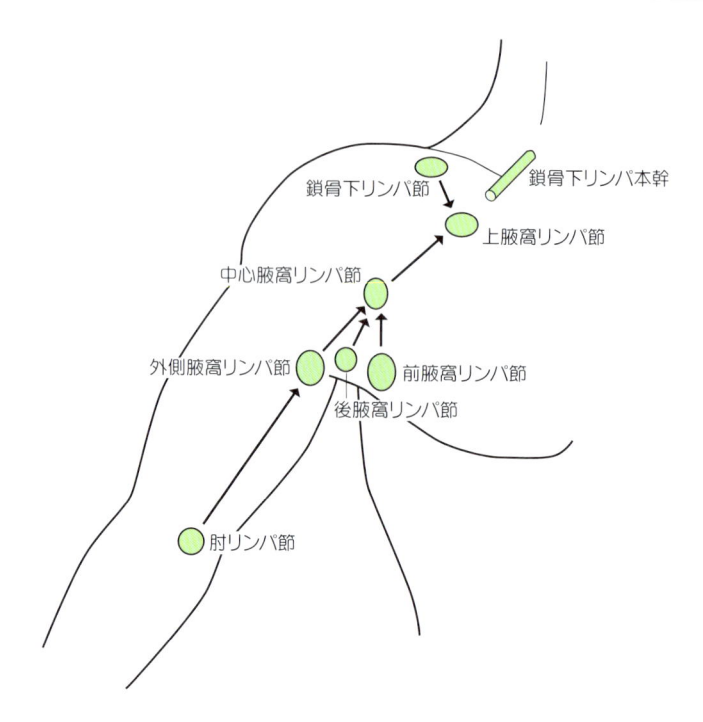

鎖骨下リンパ節
鎖骨下リンパ本幹
上腋窩リンパ節
中心腋窩リンパ節
外側腋窩リンパ節
前腋窩リンパ節
後腋窩リンパ節
肘リンパ節

上肢のリンパ節
Lymph nodes-upper limb

上肢のリンパ節
以下に流入域を列挙する.

腋窩リンパ節群
胸筋リンパ節（前腋窩リンパ節）
　乳腺
　前胸壁
　前腹壁上部
肩甲下リンパ節（後腋窩リンパ節）
　後胸壁
　乳腺の外側突起（尾部）
　後腹壁上部
上腕リンパ節（外側腋窩リンパ節）
　上腕・前腕・手
中心腋窩リンパ節
上腋窩リンパ節

肘リンパ節
　前腕前面と手の皮膚
鎖骨下リンパ節
　肩の皮膚
　頸部下部の皮膚
　前胸壁上部の皮膚
　乳腺

　腋窩リンパ節を記憶する有用な方法にAPICALという言葉がある.
(A) nterior：前リンパ節（胸筋リンパ節），
(P) osterior：後リンパ節（肩甲下リンパ節），
(I) nfraclavicular：鎖骨下リンパ節，
(C) entral：中心リンパ節，
(A) pical：上リンパ節，
(L) ateral：外側リンパ節（上腕リンパ節）.

注）胸筋リンパ節のなかで大胸筋-小胸筋間にあるリンパ節を胸筋管リンパ節（ロッテルのリンパ節）と呼ぶことがある.

リンパ系

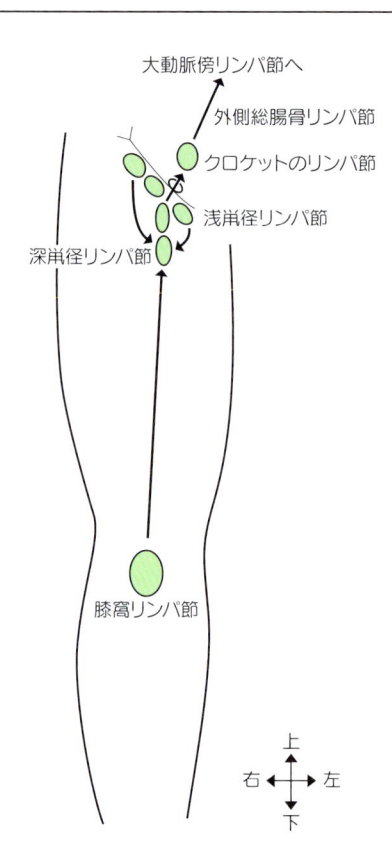

大動脈傍リンパ節へ
外側総腸骨リンパ節
クロケットのリンパ節
浅鼠径リンパ節
深鼠径リンパ節
膝窩リンパ節

上
右 ← → 左
下

下肢のリンパ節
Lymph nodes-lower limb

下肢のリンパ節
以下に流入域を列挙する．

浅鼠径リンパ節
　子宮円索経由で子宮底部
　陰茎の皮膚
　大・小陰唇および陰嚢
　殿部の皮膚
　臍部よりも下位腹壁の皮膚
　大腿部・下腿部前面・足背の皮膚
　会陰部前面の皮膚
深鼠径リンパ節
　会陰部前面
　大腿部
　下腿部
　足部
膝窩リンパ節
　足底の皮膚
　下腿後面の皮膚

注）クロケットのリンパ節は，下肢の最上位にあるリンパ節で，一般に，鼠径靱帯の下で大腿管（大腿静脈の内側，裂孔靱帯の外側に開く）に位置する．浅鼠径リンパ節は，伏在裂孔を通って深鼠径リンパ節へ注ぐ．それから，大腿管を通過して，クロケットのリンパ節と内腸骨リンパ節へ注ぐ．

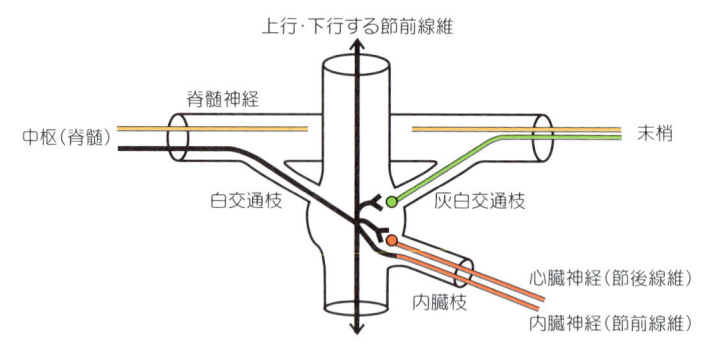

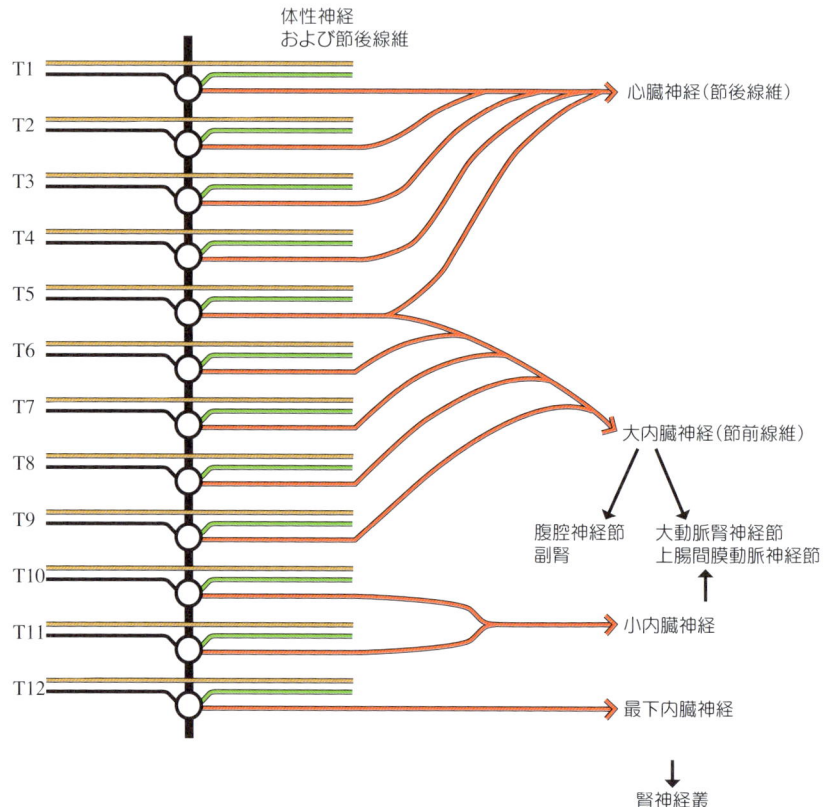

自律神経系

胸部交感神経系
Thoracic sympathetics (T1-12)
注) すべての内臓神経は大動脈の前方にある神経節でシナプスをなす.

4 自律神経系

　自律神経系は，体内の（とくに内臓の）調節系のひとつである．おもに，外部環境の変化に対応し，恒常性（ホメオスタシス）を保つ作用をもって自動的に制御されているが，からだの運動や感覚などによっても影響を受け，内臓，分泌腺，脈管，心臓，平滑筋などを支配する．
　自律神経系は，拮抗的に働く交感神経系と副交感神経系の2系統からなる．
　交感神経系は，闘争・逃避・恐怖・ストレスなど精神的・肉体的な負荷がかかったときの対応として全身に作用する．血流は，皮膚や内臓よりも骨格筋と中枢神経（脳）に多く配分されるように調節される．選択的な血管収縮，心拍数の増加と血圧の上昇，気管支拡張とともに，腸管の蠕動運動が抑制されるほか，内臓の腺分泌も抑制される．頭部においては瞳孔散大，粘液性の唾液分泌が促される．骨盤内臓おいては，排尿・排便の抑制（膀胱括約筋や内肛門括約筋の収縮）や射精に作用する．また，全身の皮膚へいたる交感神経線維は，常に体温を一定の範囲に保つよう調節するために，発汗（汗腺からの分泌促進），血流（血管の収縮），立毛（立毛筋の収縮）を調節する．

　副交感神経は，安静時，食事中と食後において，優勢に作用する．食事によって，唾液腺（耳下腺など）からは漿液性の唾液が分泌され，消化管の蠕動運動と付属する分泌腺からの分泌が促進される．そして，心拍数の減少および血圧が低下するほか，気管支は収縮（気道の死腔が減少）する．ほかにも，近い風景に注目する際に，瞳孔括約筋および毛様体筋が収縮して瞳孔を狭め水晶体の厚みを調節する．骨盤内臓においては，排尿・排便の促進（膀胱や直腸の収縮），陰茎（陰核）勃起，子宮収縮に作用する．
　交感神経系と副交感神経系には，内臓の膨張，過度な平滑筋の収縮，空腹感，尿意，便意，悪心などを伝える内臓の求心性（感覚性）線維が並走する．心臓と肺からの感覚は，交感神経系と副交感神経系の両方を経由し，一方，腹部の諸内臓の感覚は，おもに，交感神経系を経由する．また，骨盤内臓の感覚は，骨盤内臓神経（S2〜4の副交感神経）を経由する．

自律神経系

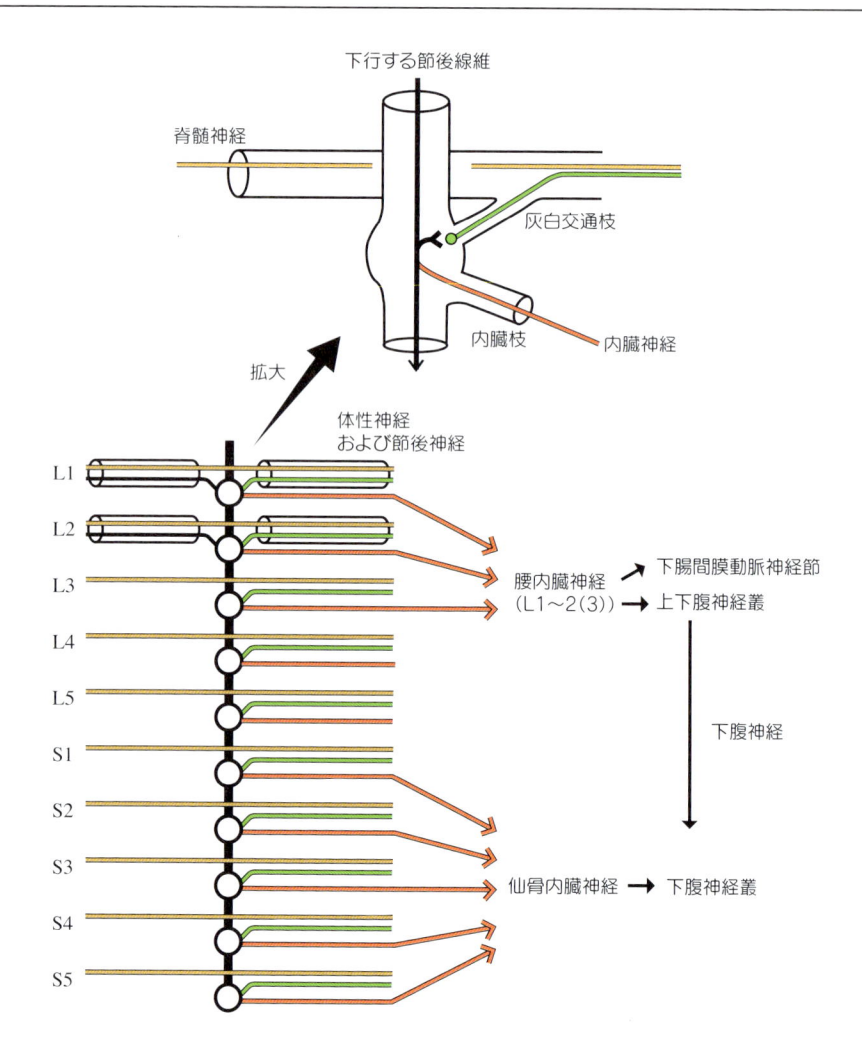

腰仙部交感神経系
Lumbosacral sympathetics (L1-S5)
注) L1-2は白交通枝をもつ．腰および仙骨内臓神経はいずれも節前線維である．それらの節前-節後ニューロンのシナプスは，下下腹神経叢と，おそらく上下腹神経叢にもある．

交感神経

交感神経の概要として，以下の10項目を挙げる．

1 安静時における交感神経の機能は，皮膚における発汗，立毛，血管収縮である．また，血管の内径，内肛門括約筋，膀胱括約筋など平滑筋の緊張を支配し，排便や排尿を抑制する．そのほか，粘膜からの腺分泌を抑制，射精と気管支拡張を引き起こし，心拍数を増加させる．

2 頭部においては，瞳孔散大，眼裂を大きくする（眼瞼内のミュラー筋を支配）という特別な機能も有する．

3 脊髄からの交感神経の出力は，胸髄と腰髄（T1～L2）までの側角にある節前ニューロン細胞体から限定的に起こるので胸腰系といわれる．ここから出た有髄の節前線維（図の黒線）は，前角からの体性運動性神経とともに前根を通って脊髄を出る．そして，脊髄神経根を経て直ちに白交通枝を形成して脊髄神経から出て，椎体の外側にある交感神経幹に入る．

4 交感神経幹には，各脊髄神経根に対応する幹神経節がある．脊髄における交感神経の起始は胸髄と腰髄（T1～L2）だけであるが，交感神経幹は，T1より上方において頸部の3つの幹神経節（上頸神経節，中頸神経節，下頸神経節），および，腰仙部において各脊髄神経根と同じ高さの幹神経節を形成する．一般に，下頸神経節は，T1レベルの幹神経節（第1胸神経節）と融合して，星状神経節となる．

5 胸髄と腰髄（T1～L2）から出た節前ニューロンには，交感神経幹に達した後，交感神経幹神経節でシナプスを形成して節後ニューロンに乗り換えるもの，交感神経幹内でシナプスを形成せずに節前線維のまま素通りするもの（項目6を参照）がある．前者の場合，以下の3つの様式をもって全身に分布する．①経由してきた脊髄神経根と同じ分節の交感神経幹神経節でシナプスを形成する．②上位胸髄（T1～5）に起始した節前ニューロンのなかには，交感神経幹に入って上行し，頸部の3つの幹神経節でシナプスを形成するものがある．その節後線維は上肢，頭頸部および心臓に分布する．③下位胸髄～上位腰髄に起始した節前ニューロンのなかには，交感神経幹神経節に入って下行し，腰仙部の幹神経節でシナプスを形成するものがある．その節後線維は骨盤と下肢に分布する．

自律神経系

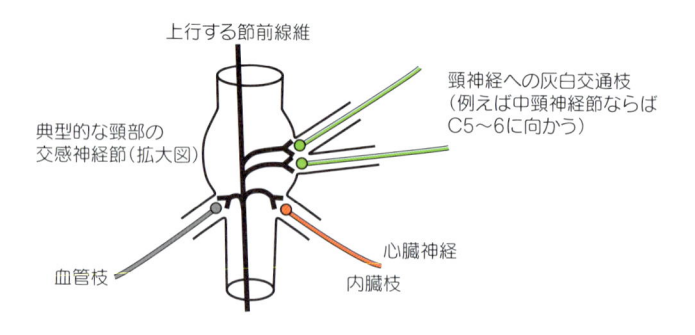

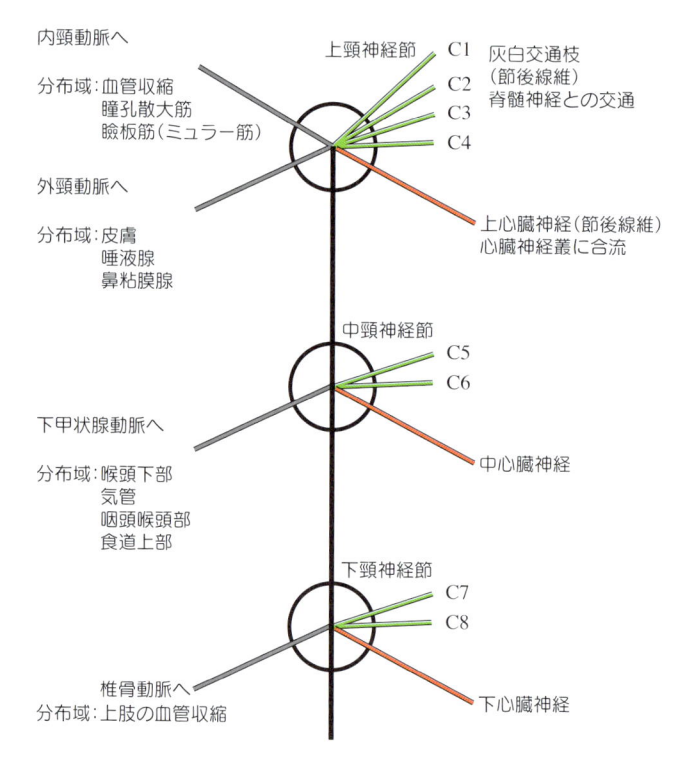

頸部交感神経系
Cervical sympathetics (C1-8)

6 腹部内臓や副腎髄質に分布する交感神経の場合，節前線維は交感神経幹にいったん入るものの，幹神経節をそのまま素通りする．腹部内臓に向かう交感神経は，節前ニューロンのまま腹大動脈の前に神経節（腹腔神経節や上・下腸間膜動脈神経節）をつくって乗りかえた節後線維を内臓へ送る．副腎髄質には直接に節前線維が進入して支配する．

7 各分節において，交感神経幹の各幹神経節からは，対応する脊髄神経に向かう無髄の節後線維が出る（図中の緑線）．幹神経節と脊髄神経をむすぶ灰白交通枝のなかを通って脊髄神経に進入する．

8 各幹神経節からは，内臓枝が出る（図中の赤線）．頸部の3つの幹神経節からは，無髄の節後線維として，心臓神経が出る．胸部交感神経幹からは大内臓神経（T5～9の節前ニューロン），小内臓神経（T10～11の節前ニューロン），最小内臓神経（最下内臓神経：T12の節前ニューロン），腰部交感神経幹からは腰内臓神経（L1～2の節前ニューロン），仙骨部交感神経幹からは仙骨内臓神経が出る．大内臓～腰内臓神経は大動脈から出る腹腔動脈，上・下腸間膜動脈，腎動脈の基部で神経節を形成し，節後線維になって，血管に伴行して臓器に達する．また，大内臓神経が直接入り込む副腎髄質は，それ自体がひとつの神経節に相当する（副腎髄質の細胞は節後ニューロンと同起源を持つ）と考えられている．仙骨内臓神経は骨盤内臓神経（S2～4由来の副交感神経）とともに下下腹神経叢を構成し，骨盤内臓を支配する．

9 灰白交通枝と内臓神経に加えて，頸部にある3つの幹神経節（上頸神経節，中頸神経節，下頸神経節）からは，血管枝が出る（図中の灰色線）．頭蓋のなかでは，これらの枝は血管に伴行しながら三叉神経などの脳神経の枝にも乗り入れて，瞳孔散大筋，ミュラー筋（眼を見開く作用を持つ眼窩内の平滑筋），涙腺，唾液腺，鼻粘膜腺などに広く分布する．頭部の皮膚（汗腺，血管，立毛筋）には，三叉神経に乗り入れた交感神経線維が広く分布する．

10 内臓の感覚線維は（図中には示されていない），交感神経の各内臓神経，交感神経幹と白交通枝を経由して脊髄神経根に達し，後根の脊髄神経節にある臓性感覚性の細胞体に達したのち，後根から脊髄後角に入る．したがって，白交通枝は，遠心性の節前線維と内臓感覚線維の両方を含む．一方，灰白交通枝は，遠心性の節後線維のみを含んでいる．

自律神経系

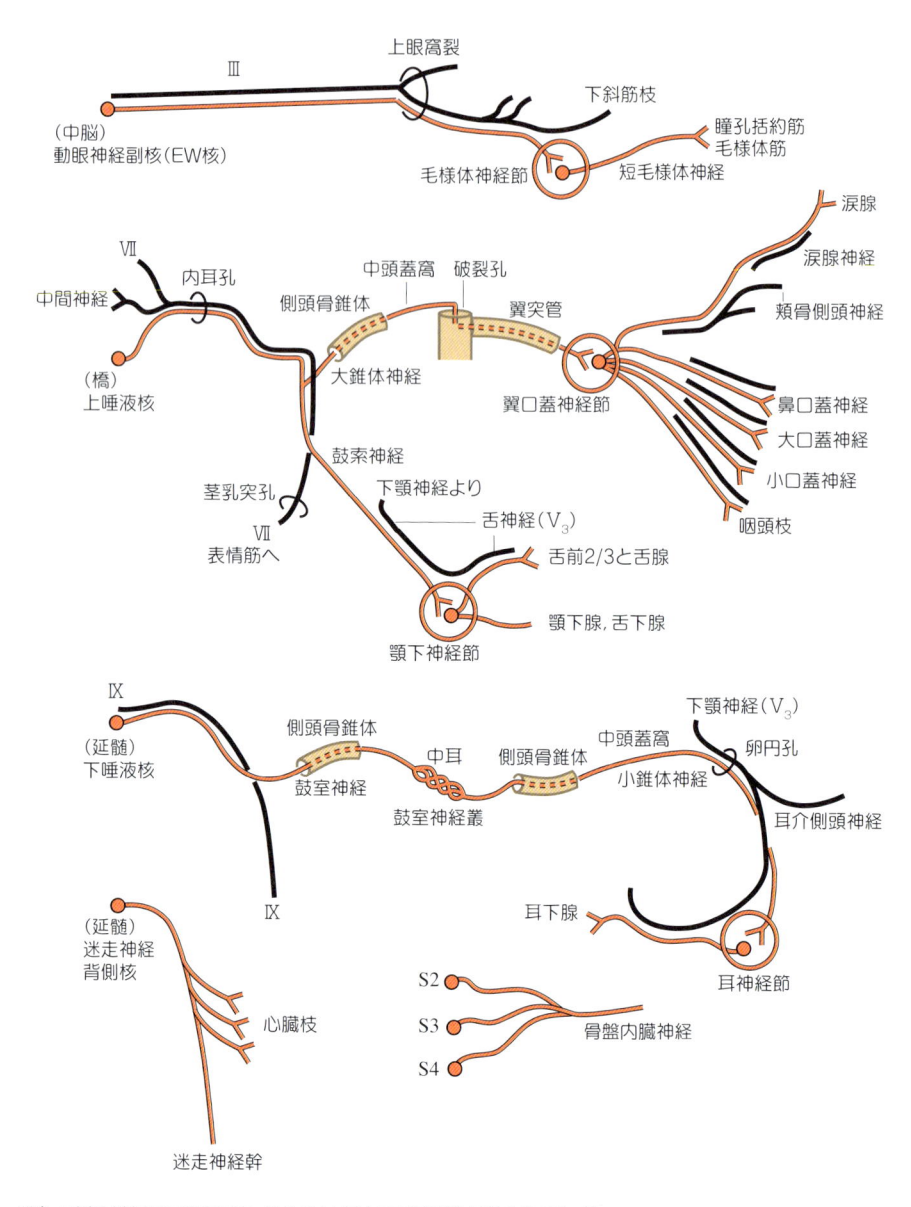

注）副交感神経に伴行する求心性神経と交感神経は略されている.

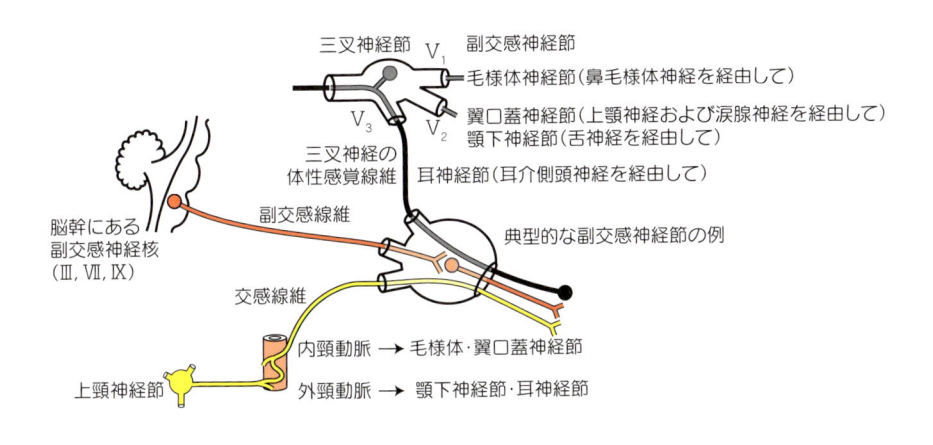

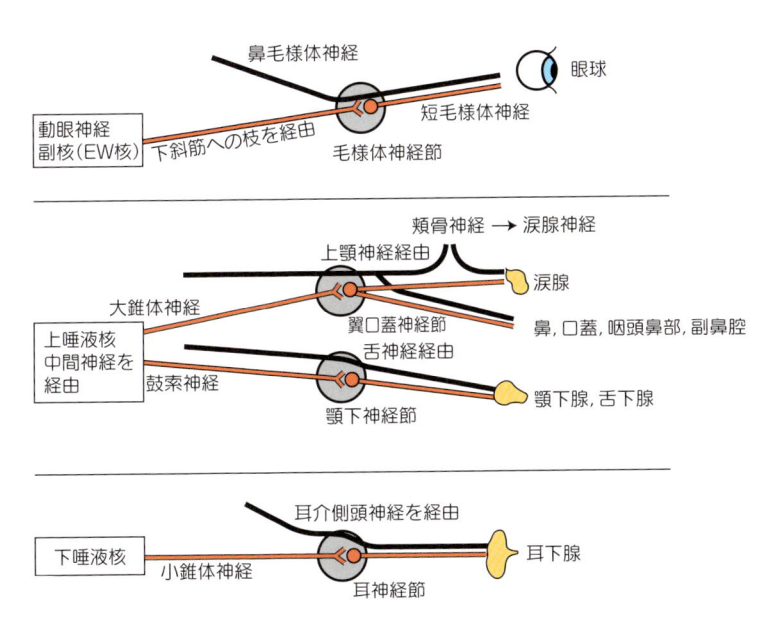

副交感神経節の典型的で特異的な交通
Typical and specific connections of the parasympathetic ganglia

自律神経系

副交感神経

1 副交感神経は，腺分泌（涙腺，唾液腺など内臓の粘膜腺）の促進，消化管の平滑筋運動の促進，骨盤出口の括約筋（内肛門括約筋，膀胱括約筋）の弛緩，陰茎（陰核）の勃起，心臓の拍動を抑制，気管支の平滑筋運動の促進などの機能を持つ．

2 眼球においては，瞳孔の収縮と，近いものに焦点を合わせるときに水晶体の厚みを調節する機能がある．

3 副交感神経は，脳神経の動眼神経（Ⅲ），顔面神経（Ⅶ），舌咽神経（Ⅸ），迷走神経（Ⅹ）とともに出力されるか，仙髄（S2～4）の側角から起始するので，頭仙系といわれる．

4 頭部の臓器（眼球，涙腺，鼻粘膜腺，唾液腺）に向かう有髄の節前線維（図中の赤線）は，脳幹から起始し，脳神経（Ⅲ，Ⅶ，Ⅸ）を経由して，特定の副交感神経節へ達する．これらの副交感神経節ではシナプスが形成され，有髄性の節前ニューロンは無髄性の節後ニューロンに乗り換える（p80の図を参照）．

5 各副交感神経神経節（毛様体神経節，翼口蓋神経節，顎下神経節，耳神経節）のなかには，節前-節後ニューロンのシナプスに加えて，三叉神経（Ⅴ）の感覚線維と交感神経線維（頭部に分布する）が乗り入れて通過することがある（図およびp79参照）．また，各神経節より遠位では，副交感神経の節後線維が三叉神経の枝に乗り入れ，交感神経の線維とともに末端に臓器に分布することもある．

6 迷走神経（Ⅹ）は，総頸動脈，内頸静脈とともに頸動脈鞘のなかに含まれて頸部を下行する．胸腔内では食道に沿って縦隔内を下行する．頸部から胸部を下行しながら副交感神経の枝として，上下の心臓枝，気管枝，食道枝，肺枝を出す．食道とともに横隔膜の食道裂孔を貫通して腹腔に達し，腹腔動脈，上腸間膜動脈，腎動脈に沿って，血管の分布と同様の諸臓器に分布する．一般に，節前線維は，臓器のなかに無数にある小さな神経節でシナプスを形成し，節後線維は極めて短い．

7 仙髄（S2～4）から出る副交感神経は，脊髄側角に起始し，節前線維は前根を経由して骨盤内臓神経を構成する．骨盤内臓神経は，下下腹神経叢（骨盤神経叢）に入り，骨盤内臓に達する．骨盤内臓神経の節前線維は，骨盤内臓の壁内にある小さな神経節でシナプスを形成し，節後ニューロンに乗り換える．また，骨盤内臓神経は，上下腹神経叢を経由して，左半結腸（横行結腸の左1/3～S状結腸）に分布する．

8 迷走神経（Ⅹ）には，副交感神経線維に伴行する内臓感覚線維があり，胸部～腹部内臓の情報を伝える．胸部～腹部内臓からの感覚線維は，迷走神経の下神経節に細胞体を持ち，中枢神経では，延髄の孤束核または迷走神経背側核に入力する．骨盤内臓の感覚線維は脊髄神経節に細胞体を持ち，脊髄神経の後根を経て脊髄(仙髄S2～4)の後角に入力する．

9 副交感神経と伴行する特殊内臓感覚線維は，味覚，頸動脈洞の圧受容器と，頸動脈小体の化学受容器に分布する．

10 頸動脈洞と頸動脈小体に分布する感覚線維は，舌咽神経（Ⅸ）と迷走神経（Ⅹ）でそれぞれの下神経節に細胞体を持つ．味覚は，顔面神経（Ⅶ），舌咽神経（Ⅸ），迷走神経（Ⅹ）で運ばれる．味覚の一次感覚ニューロンの細胞体は，顔面神経（Ⅶ）の膝神経節，舌咽神経（Ⅸ）と迷走神経（Ⅹ）それぞれの下神経節にある．そして，中枢神経では，延髄の孤束核に入力する（p90の表を参照）．

副交感神経

脳神経に混在する副交感神経の走行

脳神経	中枢神経内の神経核	節前線維が経由する神経	通過経路および貫通する孔	神経節の位置	神経節の名前	節後線維が標的器官まで経由する神経	標的器官
Ⅲ	動眼神経副核（中脳）	動眼神経→下斜筋神経	海綿静脈洞→上眼窩裂→眼窩	眼窩尖部において視神経と外側直筋の間に位置する。	毛様体神経節	眼神経（V_1）の鼻毛様体神経および短毛様体神経	毛様体筋 瞳孔括約筋
Ⅶ	上唾液核（橋）	中間神経→顔面神経（Ⅶ）→大錐体神経→翼突管神経	内耳道→中耳→中頭蓋窩→翼突管	翼口蓋窩に位置する。	翼口蓋神経節	上顎神経（V_2）	鼻粘膜腺、咽頭鼻部の粘膜腺、副鼻腔の粘膜腺、軟口蓋口腔の粘膜腺
		中間神経→顔面神経（Ⅶ）→鼓索神経→舌神経	内耳道→中耳→錐体→鼓室裂→側頭下窩	舌骨舌筋の表面で舌神経の下方に位置する。	顎下神経節	上顎神経→頬骨神経→頬骨側頭神経→眼神経の涙腺枝	涙腺
						下顎神経（V_3）の舌神経	顎下腺、舌下腺、前舌腺、舌側縁の粘液腺
Ⅸ	下唾液核（延髄）	舌咽神経（Ⅸ）→鼓室神経→小錐体神経	中耳→中頭蓋窩→卵円孔	卵円孔の下方で鼓膜張筋神経と口蓋帆張筋神経の表面に位置する。	耳神経節	下顎神経の耳介側頭神経	耳下腺
		舌咽神経（Ⅸ）の咽頭枝、喉頭枝	咽頭中部および舌後方1/3	咽頭中部および舌後方1/3の粘膜内			中咽頭および舌後方1/3の粘液腺
Ⅹ	迷走神経背側核（延髄）	迷走神経（Ⅹ）	上心臓枝（頸部より）→食道神経叢→腹腔	標的臓器の内部			胸部および腹部の内臓（横行結腸の近位2/3まで）、これ以降の下行結腸～直腸・骨盤内臓はS2～4の分布

83

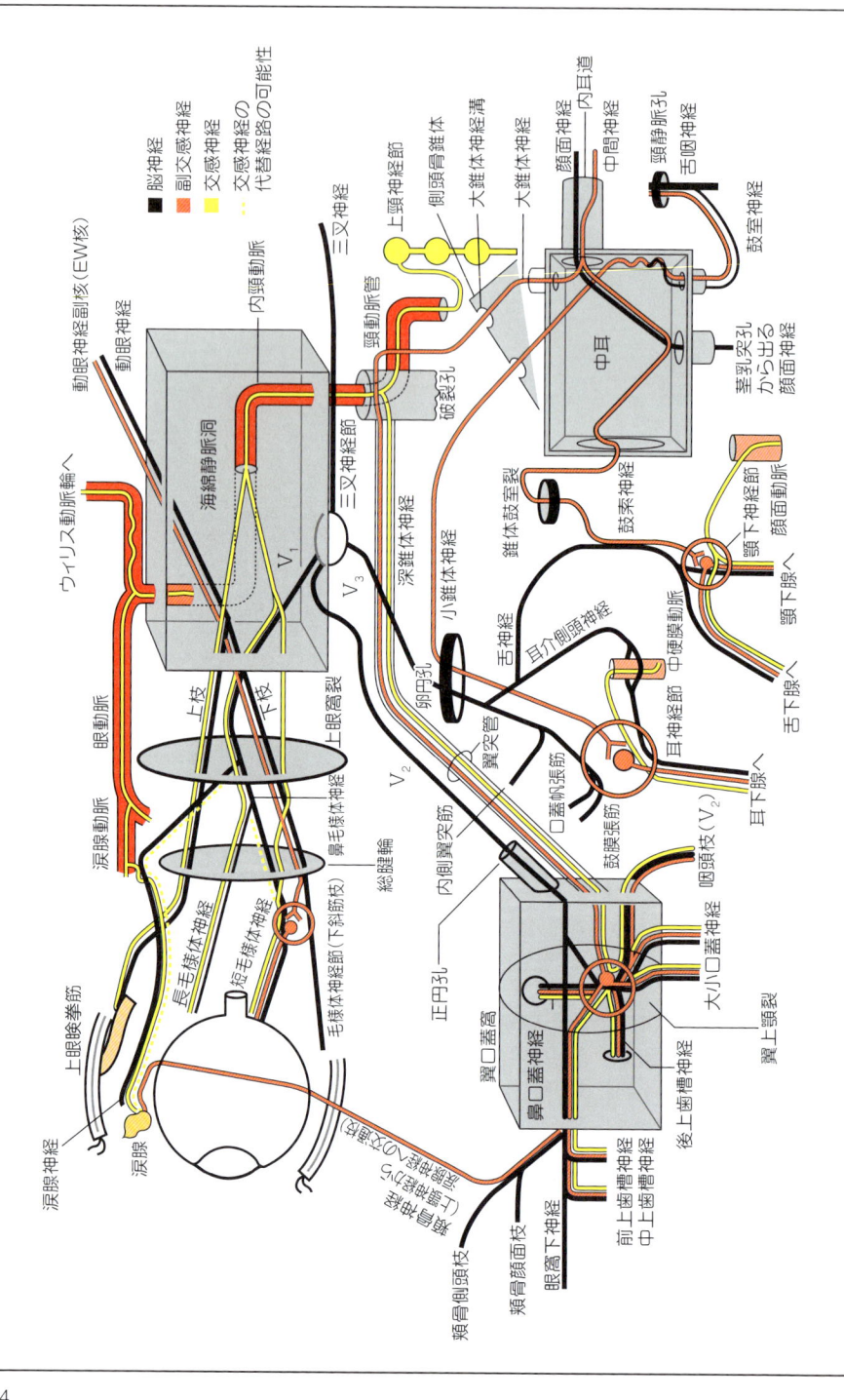

自律神経系

味覚

味覚の刺激は，舌と咽頭粘膜にある味蕾で受容され，味蕾内部の味細胞は，味覚神経の末端に囲まれている．味覚神経は，顔面神経（Ⅶ），舌咽神経（Ⅸ），迷走神経（Ⅹ）に含まれた特殊内臓感覚性の線維からなり，顔面神経の膝神経節，舌咽神経の下神経節，迷走神経の下神経節をそれぞれ経由して，脳幹にある孤束核へ入力される．

味蕾の分類
1 粘膜に単独で散在する．
2 舌前 2/3 の茸状乳頭に位置する．
3 舌の分界溝の直前に並ぶ有郭乳頭の溝に位置する．
4 舌前 2/3 の側面にある葉状乳頭に位置する．

頭頸部の副交感神経

左ページの図は，頭頸部の副交感神経の全体像を確認するためのものである．副交感神経は赤線，脳神経は黒線，交感神経は黄線で示している．また，交感神経の分布において代替経路となりうる可能性のあるものを黄色の破線で追加した．

味蕾の位置	味蕾の分類（上記の 1 ～ 4）	神経支配
舌の前方 2/3	1, 2, 4	舌神経を経由する鼓索神経（顔面神経：Ⅶ）
舌の後方 1/3	1, 3	
中咽頭の後壁	1	舌咽神経：Ⅸ
口蓋舌弓	1	
軟口蓋（口腔面）	1	小口蓋神経（三叉神経の上顎神経）および舌咽神経
喉頭蓋谷および喉頭蓋の前面	1	上喉頭神経の内枝（迷走神経：Ⅹ）

自律神経系

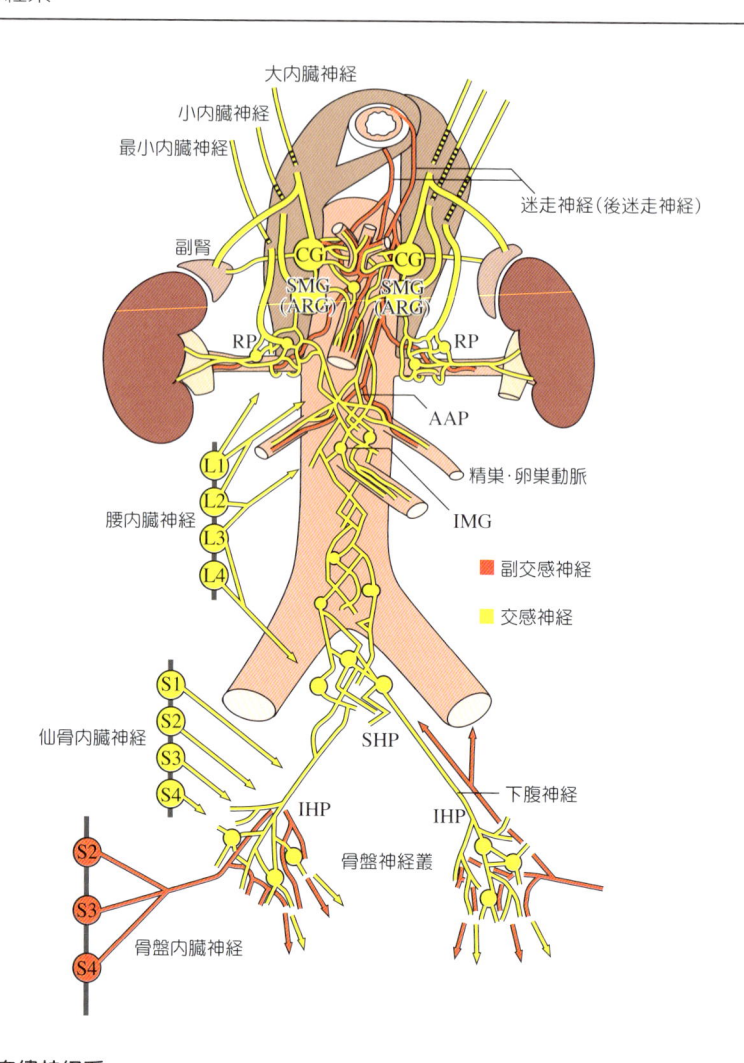

腹部の自律神経系
Abdominal autonomics

CG	腹腔神経節	IMG	下腸間膜動脈神経節
SMG（ARG）	上腸間膜動脈神経節（大動脈腎神経節）	SHP	上下腹神経叢
RP	腎神経叢	IHP	下下腹神経叢
AAP	腹大動脈神経叢		

腹部の自律神経系

腹部内臓に分布する内臓神経は以下の3つであり，各内臓神経は，胸部交感神経幹から出た後，横隔膜の左脚と右脚を貫いて腹部に入る．

大内臓神経（T5～9）は，腹腔神経節，大動脈腎神経節および，副腎髄質に向かう．

小内臓神経（T10～11）は，上腸間膜動脈神経節および，大動脈腎神経節に向かう．

最小内臓神経（T12）は，上腸間膜動脈神経節に向かう．

腹腔神経節：腹腔動脈幹（腹腔動脈の基部）の両側にある．大内臓神経を経由する交感神経節前線維が進入し，ここでシナプスを形成して節後線維に乗り換える．節後線維はこの神経節を出て，腹腔神経叢に参加する．

腹腔神経叢：腹腔動脈幹の周囲で正中線を横切って，左右の腹腔神経節を接続し，さらに，下方に広がって上間膜動脈神経叢と交通する．迷走神経からの副交感神経線維も受ける．したがって，この神経叢には交感神経（節後線維）と副交感神経（節前線維）が混在しており，分布臓器を二重神経支配する．腹腔神経叢から出た神経線維は，腹腔動脈幹の分枝に沿って，胃，十二指腸，膵臓，肝臓，脾臓に分布する．また，周辺にある他の神経叢に向かって下行する線維も出る．

副腎神経叢：大内臓神経と腹腔神経節の枝によって構成される．副腎神経叢にいたる交感神経線維の大部分は，副腎髄質に達する節前線維である．副腎への副交感神経の分布はない．

上腸間膜動脈神経節：腹腔神経節の直下にあって，腹腔神経節から部分的に分離されて形成され，ここから出る交感神経の節後線維は腹腔神経叢と上腸間膜動脈神経叢，腎神経叢に参加する．

上腸間膜動脈神経叢：上腸間膜動脈周囲にある．交感神経線維と副交感神経線維が混在した腹腔神経叢が下方へ延長することで形成される．上腸間膜動脈に伴行しながら小腸～右半結腸に分布する．

腎神経叢：腎動脈の起始部を囲む位置にある．これを形成する交感神経は，腹腔神経節および大動脈腎神経節からの節後線維と，最小内臓神経および第1腰内臓神経からの節前線維である．腎神経叢には，この節前線維がシナプスを形成する小さな神経節が付随するほか，腹腔神経叢に混在する副交感神経線維も参加する．腎神経叢における副交感神経線維の機能は不明であるが，交感神経とともに，腎臓と上部尿管に分布する．

腹大動脈神経叢（腸間膜動脈間神経叢）：上腸間膜動脈と下腸間膜動脈の間で腹大動脈周囲に位置する．この神経叢は，上方で，腹腔神経節，腎神経叢，上腸間膜動脈神経節と迷走神経に接続し，下方では，下腸間膜神経叢，上下腹神経叢と連続する．また，第1～2腰内臓神経から交感神経の節前線維も参加する．

腹部の迷走神経：横隔膜の食道裂孔経由で腹腔に入り，腹腔神経叢と上腸間膜動脈神経叢を経由して，肝臓，胆嚢，膵臓，脾臓，横行結腸の近位2/3までの腸管へ分布する．迷走神経の神経節は腸壁など臓器内に散在しており，この神経節でシナプスを介して極めて短い節後線維に乗り換える．

下腸間膜動脈神経叢：下腸間膜動脈の起始部を囲んでおり，腹大動脈神経叢から下行する線維と第2～3腰内臓神経を経由する交感神経節前線維の参加によって構成される．また，仙髄（S2～4）から出力された副交感神経線維は，左右下下腹神経叢と上下腹神経叢を経由して上行し，この神経叢の交感神経線維とともに下腸間膜動脈の枝に沿って臓器に分布する．

自律神経系

腰内臓神経：腰部交感神経幹から出る節前線維からなり，胸部からの大・小・最小内臓神経を補足する．第1腰内臓神経は，腎神経叢に参加する．第1〜2腰内臓神経は，腹大動脈神経叢に参加する．第2〜3腰内臓神経は，下腸間膜動脈神経叢に参加する．第3〜4腰内臓神経は，骨盤腔に向かう上下腹神経叢に参加する．

上下腹神経叢：左右の総腸骨動脈の分岐の上下にまたがって位置し，腹大動脈神経叢から下行する節後線維と，第3〜4腰内臓神経（節前線維）によって構成され，少数の小さな神経節を含むことがある．この神経叢は下行して左右に分岐し，下腹神経を形成する．その後，下腹神経は下下腹神経叢にいたる．骨盤内臓神経（副交感神経：S2〜4）は上下腹神経叢に混在して上行し，下腸間膜動脈に沿う線維によって横行結腸遠位1/3から左半結腸に分布する．

下下腹神経叢：骨盤の左右側壁にあり，骨盤神経叢とも呼ばれる．この神経叢は，上下腹神経叢から出る下腹神経に含まれる交感神経の節前線維と節後線維に加えて，第1〜2仙骨内臓神経（交感神経）と，骨盤内臓神経（副交感神経）も参加する．下下腹神経叢には，交感神経の節前線維が節後ニューロンに乗り換える微細な神経節が含まれる．この神経叢から出る交感神経節後線維は，血管に沿って臓器に分布し，血管収縮，精嚢や前立腺からの分泌（射精），内肛門括約筋と膀胱括約筋の収縮，消化管の蠕動運動の抑制を行う．また，直腸上部と子宮体の感覚を伝える感覚線維は，この交感神経を経由する．

仙骨内臓神経：骨盤の交感神経幹から出る交感神経節前線維で下下腹神経叢，または，左右の下腹神経に参加する．

骨盤内臓神経：仙髄（S2〜4）から出る副交感神経で，下下腹神経叢に入る．骨盤内臓神経は節前線維であり，分布する臓器の内部でシナプスを形成し，節後ニューロンに乗り換えて臓器を支配する．骨盤内臓神経は，下下腹神経叢を上行して上下腹神経叢および下腸間膜動脈神経叢を経て下腸間膜動脈に伴行しながら左半結腸（横行結腸左1/3〜S状結腸）に分布する．また，下下腹神経叢経由で骨盤内臓（膀胱，子宮，直腸など）に分布し，平滑筋の収縮を促す．骨盤内臓神経には，膀胱〜尿道近位部（前立腺），直腸膨大部〜肛門管，子宮頸〜膣上部に対する感覚線維も含まれる．

補足事項

　交感神経の神経節内のシナプス，または，副交感神経の神経節や節後線維の終末における神経伝達物質は，アセチルコリンである．交感神経の節前ニューロン，副交感神経の節前ニューロン，副交感神経の節後ニューロンは，神経終末からアセチルコリンを分泌することから，コリン作動性ニューロンと呼ばれる．

　また，一般に，交感神経の節後ニューロンはアドレナリン作動性ニューロンで，その終末からはノルアドレナリン，（またはアドレナリン）が分泌される．ただし，皮膚の立毛筋，汗腺，血管の平滑筋を支配する交感神経の節後ニューロンは，終末からアセチルコリンを分泌するコリン作動性ニューロンである．

5　脳神経

脳神経の神経核と線維のまとめ　90
嗅神経（Ⅰ）　92
視神経（Ⅱ）　92
動眼神経（Ⅲ）　94
滑車神経（Ⅳ）　94
三叉神経
　眼神経（V₁）　96
　上顎神経（V₂）　98
　下顎神経（V₃）　100
外転神経（Ⅵ）　102
海綿静脈洞　102
顔面神経（Ⅶ）　104
内耳神経（Ⅷ）　106
舌咽神経（Ⅸ）　106
迷走神経（Ⅹ）　108
副神経（Ⅺ）　110
舌下神経（Ⅻ）　110

　脳神経のなかで，Ⅰは大脳の嗅球，Ⅱは間脳の視床，Ⅲ～Ⅻは脳幹から起始する（Ⅺには脊髄根もある）．脳神経を構成する神経線維には，感覚線維，運動線維，または，副交感線維があり，脳神経によっては，これらの線維のうち1種類からなるものと複数の種類が混在してできているものがある．とくに，感覚線維と運動線維（求心性と遠心性）が混在しているものを混合性神経と呼ぶことがある．また，一般に，頸部から上行してきた交感神経の線維も末梢でⅢやⅤに乗り入れるが，説明上，脳神経に混合しているとはしない．

図中の神経線維
━━━体性運動性
━━━体性感覚性
━━━特殊内臓運動性（鰓弓筋）
━━━特殊内臓感覚性（味覚および血管受容器）
━━━一般内臓運動性（副交感性）
━━━一般内臓感覚性
━━━特殊感覚性
━━━交感性

脳神経

脳神経の神経核と線維のまとめ

	体性運動性	特殊臓性運動性（鰓弓性）	一般臓性運動性（副交感神経）
I			
II			
III	起始核：動眼神経核 分布：上直筋・内側直筋・下直筋・下斜筋・上眼瞼挙筋		起始核：動眼神経副核 神経節：毛様体神経節 分布：毛様体筋・瞳孔括約筋
IV	起始核：滑車神経核 分布：上斜筋		
V		起始核：三叉神経運動核 分布：咀嚼筋・顎舌骨筋・顎二腹筋前腹・口蓋帆張筋・鼓膜張筋	
VI	起始核：外転神経核 分布：外側直筋		
VII		起始核：顔面神経核 分布：表情筋・顎二腹筋後腹・茎突舌骨筋・アブミ骨筋	起始核：上唾液核 神経節：翼口蓋神経節・顎下神経節 分布：涙腺・顎下腺・舌下腺・口蓋腺
VIII			
IX		起始核：疑核 分布：茎突咽頭筋・咽頭部の筋	起始核：下唾液核 神経節：耳神経節 分布：耳下腺・舌後1/3と咽頭中部の小唾液腺
X		起始核：疑核 分布：咽頭の筋・食道上部の筋・口蓋の筋・喉頭の筋（副神経に由来する神経線維の乗り入れもある）	
XI	起始核：脊髄（頸髄）にある副神経核（C1-5） 分布：胸鎖乳突筋・僧帽筋	起始核：疑核 分布：迷走神経に乗り入れて、口蓋の筋・咽頭の筋・喉頭の筋	
XII	起始核：舌下神経核 分布：舌筋群（口蓋舌筋を除く）		
注	骨格筋の運動核．細胞体は中枢神経内にある．	鰓弓由来の骨格筋の運動神経．細胞体は中枢神経内にある．	内臓運動性神経は，副交感神経節でシナプスをなして，節後ニューロンとして標的器官に分布する．

脳神経の神経核と線維のまとめ

一般臓性感覚性	特殊臓性感覚性	体性感覚性	特殊感覚性
			嗅覚 入力先：大脳辺縁系
			視覚 終止核：外側膝状体
		終止核： 中脳路核：固有受容器(深部感覚) 主知覚核：触覚 脊髄路核：温痛覚 分布：頭部・眼窩・口腔の感覚	
	終止核：孤束核 分布：鼓索神経によって舌前2/3の味覚	終止核：三叉神経の感覚核 分布：外耳道の皮膚・鼓膜の感覚	
			聴覚 終止核：2つの蝸牛神経核（前核・後核） 平衡覚 終止核：4つの前庭神経核（上核・下核・内側核・外側核）
	終止核：孤束核 分布：舌後1/3・有郭乳頭・咽頭中部の味覚，頸動脈分岐部の圧受容器・化学受容器の感覚	終止核：三叉神経の感覚核 分布：舌後1/3・口蓋・咽頭・扁桃・中耳の感覚	
終止核：孤束核 分布：頸部〜腹部内臓の内臓感覚		終止核：三叉神経の感覚核 分布：耳介（後部）の皮膚・外耳道・鼓膜表面・咽頭・喉頭の感覚	
心臓・左右の肺・消化管からの感覚を伝える．	味覚と圧受容器・化学受容器からの感覚を伝える．	皮膚や粘膜などからの感覚を伝える． 細胞体は一般に中枢神経の外にある（三叉神経中脳路核を除く）．	
全ての感覚線維は，運動核，小脳，対側の視床から感覚野に投射する．			

脳神経

内側嗅条　嗅索　　　　　　嗅球
　　　　　　　　　　　　　　　嗅神経
外側嗅条　　　　　　　　　　篩板

嗅神経（Ⅰ）
Olfactory nerve（Ⅰ）

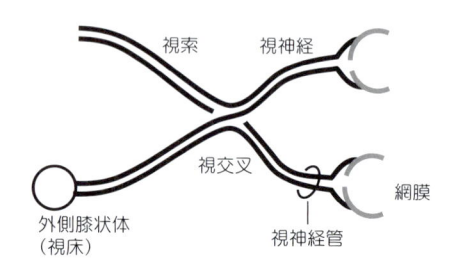

　　　　　　　視索　視神経

　　　　　　　　視交叉　　　網膜
外側膝状体
（視床）　　　　　　視神経管

視神経（Ⅱ）
Optic nerve（Ⅱ）

嗅神経・視神経

嗅神経（Ⅰ）
中枢：嗅球（大脳）
末梢：嗅上皮
構成：特殊感覚性（嗅覚）

　嗅上皮は，上鼻甲介の上面，鼻中隔の上部，篩骨篩板の下面を裏打ちする特殊な上皮で，におい刺激を受ける感覚細胞（嗅細胞）が存在する．嗅細胞から出た神経線維は粘膜下から篩骨篩板を通ってその上面の嗅球に達し，嗅球内でシナプスを形成する．前頭葉の下面（前頭蓋窩）において，嗅球から後方へ向かう線維は嗅索に続き，前嗅核（嗅球の後面），梨状前皮質，前有孔質，中隔野に達する．

視神経（Ⅱ）
中枢：外側膝状体（間脳の視床）
末梢：網膜
構成：特殊感覚性（視覚）

　網膜から始まる視神経は，視神経乳頭から眼球の外に出る．眼球から脳に向かう途中，眼窩内では硬膜由来の外鞘にくるまれ，さらに周囲には6つの眼筋が錐体状に取り巻く．眼筋の起始である総腱輪を通って，蝶形骨の視神経管に入り，内頭蓋底の前床突起（トルコ鞍の前端）の内側にいたる．そして，トルコ鞍にて左右の視神経が合して，視交叉を形成し，両眼球からの線維は，半交叉をする．すなわち，視交叉では，耳側視野を担う網膜内側半部からの神経線維は交叉して反対側の脳に向かう視索に入り，鼻側視野を担う網膜外側半部からの神経線維は交叉せずに同側の視索へ進入する．左右の視索は，下垂体漏斗および大脳脚の外側（側頭葉下面の鉤の内側）を通って，視床の外側膝状体に向かう．

　視神経は眼動脈によって養われる．眼動脈は，視神経管内では視神経の下方を走り，眼窩内で視神経の外鞘を貫いて視神経内に入る．

脳神経

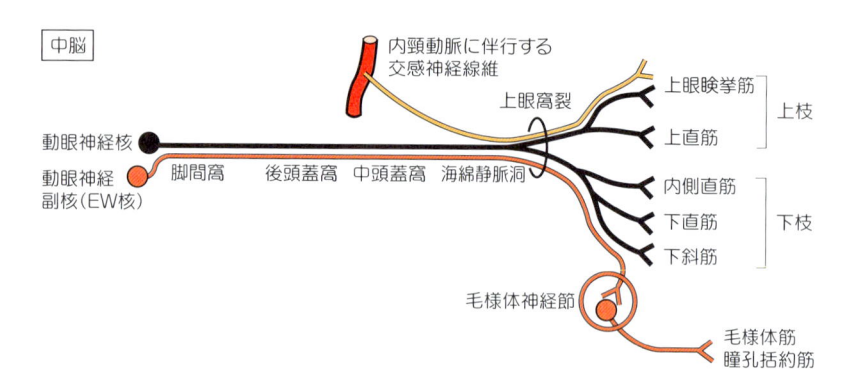

中脳

- 動眼神経核
- 動眼神経副核(EW核)
- 脚間窩　後頭蓋窩　中頭蓋窩　海綿静脈洞
- 内頸動脈に伴行する交感神経線維
- 上眼窩裂
- 上眼瞼挙筋
- 上直筋
- 上枝
- 内側直筋
- 下直筋
- 下斜筋
- 下枝
- 毛様体神経節
- 毛様体筋
- 瞳孔括約筋

動眼神経（Ⅲ）
Oculomotor nerve（Ⅲ）

中脳

- 滑車神経核
- 中頭蓋窩　海綿静脈洞
- 上眼窩裂
- 上斜筋

滑車神経（Ⅳ）
Trochlear nerve（Ⅳ）

動眼神経（Ⅲ）

中枢：運動…動眼神経核
　　　副交感…動眼神経副核（EW 核）
　　　ともに中脳（中脳水道の腹側）にある．
末梢：上枝および下枝からの各枝が上眼瞼挙
　　　筋，上直筋，内側直筋，下直筋，下斜筋，
　　　眼球へ
構成：体性運動性，特殊内臓運動性

　動眼神経は，大脳脚の内側（脚間窩）に根をもつ．小脳テントの自由縁よりも下方にて，後交通動脈のすぐ外側を前方に進み，後床突起の外側で硬膜を貫いて海綿静脈洞に入る．海綿静脈洞においては，滑車神経，三叉神経の眼神経（鼻毛様体神経）よりも内側に位置する．静脈洞の前縁から上眼窩裂を通って眼窩に入る際に，総腱輪のなかで上枝と下枝に分かれる．
　動眼神経の上枝は，上直筋の下面にて視神経の外側を走り，上直筋枝を出した後，さらに上眼瞼挙筋に支配枝を送る．また上枝には，海綿静脈洞のなかで，内頸動脈に伴行する交感神経線維が乗り入れて，上眼瞼挙筋へ向かうとも考えられている．
　動眼神経の下枝は，総腱輪のなかを通って内側直筋，下直筋，下斜筋を支配する短い枝に分かれる．また，下斜筋神経には，毛様体神経節へ向かう副交感神経線維（一般臓性運動性）も入り込む．
　毛様体神経節は，眼球の後方にて，視神経の下外側に位置し，中脳内の動眼神経副核から起始した副交感神経の節前線維が節後ニューロンに乗り変える神経節である．この節後線維は，短毛様体神経（三叉神経眼神経の鼻毛様体神経から出る枝）を経て，眼球内に入り，瞳孔括約筋および毛様体筋を支配する．この神経節は，交通枝によって鼻毛様体神経と連絡するほか，内頸動脈に沿って上行してきた交感神経線維から小枝を受ける．

滑車神経（Ⅳ）

中枢：滑車神経核（中脳の下丘上部レベルで中
　　　脳水道の床）
末梢：上斜筋
構成：体性運動性

　滑車神経は，中脳の滑車神経核から起始し，その線維が中脳内で反対側に向かって交叉した後，中脳背面（下丘の直下）に根となって現れる．そして，中脳の外側面をまわって，脳幹の前面に向かう．
　滑車神経は，小脳テントの自由縁の下方にて，後大脳動脈と上小脳動脈の間を走って，海綿静脈洞に入り，動眼神経と交叉する．さらに総腱輪の上外側にて上眼窩裂を通って眼窩に入り，上眼瞼挙筋の上方を内側に向かって上斜筋に達する．

脳神経

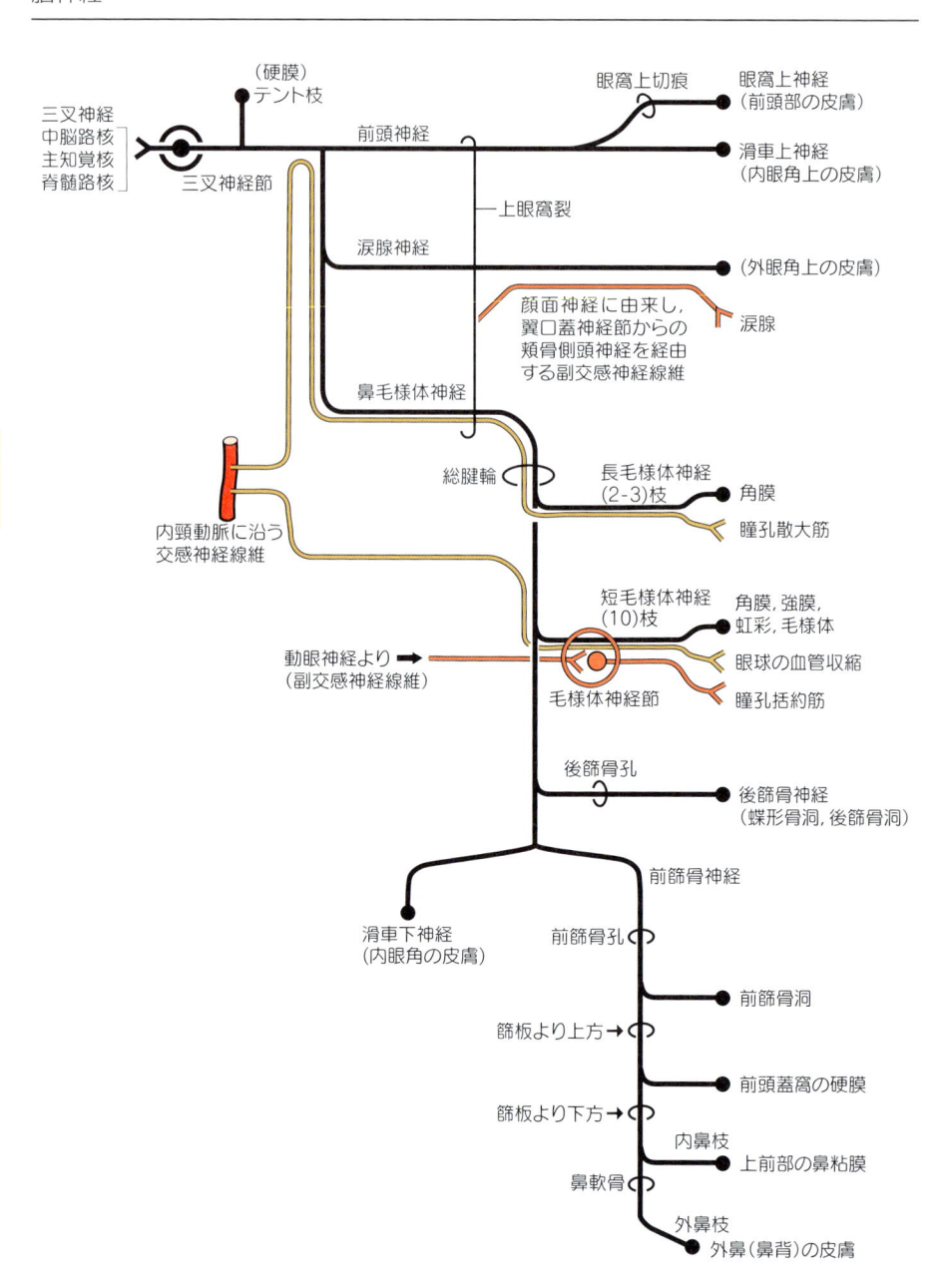

三叉神経（第1枝，眼神経）
Trigeminal nerve-ophthalmic division（V_1）

三叉神経（V）
中枢：三叉神経核
- 触覚…主知覚核（橋）
- 固有感覚…中脳路核（中脳）
- 温痛覚…脊髄路核（延髄～上位頚髄）

運動核（鰓弓運動性で下顎神経のみ；橋の上部）

末梢：各終枝により，頭部の皮膚，粘膜，硬膜，および咀嚼筋（下顎神経）

構成：体性感覚性，特殊内臓運動性

　三叉神経は，橋の前面に太い根を持つ脳神経で，第1～3枝（眼神経・上顎神経・下顎神経）に分かれる．その根は，感覚根と運動根からなる．感覚根は第1～3枝を構成するが，運動根は第3枝のみに参加する．また，感覚根には，一次感覚ニューロンの細胞体からなる三叉神経節（半月神経節）が付随し，側頭骨錐体の尖部付近（海綿静脈洞内）にある硬膜におおわれたメッケル腔に位置する．

　注）三叉神経の一次感覚ニューロン細胞体の位置は，三叉神経節にあるのが一般的である．しかし，例外的に三叉神経中脳路核は，この神経核自身が一次感覚ニューロンの細胞体に相当する．つまり，この神経核の細胞体は中枢神経内に位置しているが，本来，末梢にある感覚性の神経節を構成する細胞体に相当する．

眼神経（V₁）

　三叉神経の第1枝．三叉神経節を出て，滑車神経の下方で海綿静脈洞のなかを前方に向かい，動眼神経と交叉する．ここで，眼神経は，以下の3枝（前頭神経・涙腺神経・鼻毛様体神経）に分かれて，それぞれ別々に上眼窩裂を貫通する．

前頭神経：総腱輪の上外側を通って眼窩に入り，上眼瞼挙筋の上方で2枝（滑車上神経と眼窩上神経）に分かれる．眼窩上神経は，眼窩の上縁に生じた前頭切痕と眼窩上孔（眼窩上切痕の場合もある）を通って，眼窩を出て前頭部の皮膚に分布する．

涙腺神経：総腱輪の外側を通って眼窩に入り，眼窩上壁（前頭骨の眼窩部）の下面に沿って外側に向かい，涙腺とそれに隣接する結膜に分布し感覚を担う．また，この神経からの短い枝が，眼窩の上縁外側部から眼窩を出て，上眼瞼の外側上部に分布する．

　涙腺神経には，上記の感覚神経のほか，上顎神経（V₂）の頬骨神経（側頭枝）を経由する副交感線維（顔面神経に由来する；一般臓性運動性）と，涙腺動脈と伴行する交感線維が乗り入れる．

鼻毛様体神経：総腱輪のなか（動眼神経上枝と下枝の間）を通って上眼窩裂を貫通し，視神経と交叉しながら，内側直筋の上方を前方に向かう．眼窩の内側壁で，前・後篩骨孔を通る前・後篩骨神経がそれぞれ分枝し，終枝は滑車下神経として涙嚢や内眼角の周囲の皮膚に分布して感覚を担う．

　前篩骨神経は，前篩骨洞を横断して篩板上面（硬膜外）に出たのち，鶏冠の外側で篩板を貫通し鼻粘膜下に出る．鼻粘膜下では，内鼻枝と外鼻枝に分かれる．内鼻枝は鼻腔内側壁である鼻中隔（篩骨の垂直板）の表面，および，鼻骨の内面を下行する．外鼻枝は，鼻骨下縁を貫通し，外鼻の皮膚に分布する．

　さらに，鼻毛様体神経の枝としては，眼球に向かう長・短毛様体神経があり，眼球の感覚神経が含まれる．長毛様体神経は，鼻毛様体神経から直接出て眼球に向かうが，短毛様体神経は，交通枝によって毛様体神経節を経由した後に出る．長・短毛様体神経は，ともに眼球の後極（視神経付近）から眼球内に進入する．

<u>短毛様体神経</u>：鼻毛様体神経から毛様体神経節を経て分枝された8～10本の枝．鼻毛様体神経からの感覚線維に加えて，動眼神経に由来する副交感線維，海綿静脈洞内の内頚動脈に伴行してきた交感線維が乗り入れ，視神経の付近から眼球内に進入する．動眼神経に含まれる副交感神経の節後線維は毛様体筋や瞳孔括約筋を支配する．

<u>長毛様体神経</u>：鼻毛様体神経から分枝された2～3本の枝．視神経付近で眼球に進入して眼球内の感覚を担う．そのほか，この神経には，瞳孔散大筋に向かう交感線維（海綿静脈洞内の内頚動脈に伴行してきた）が乗り入れる．

脳神経

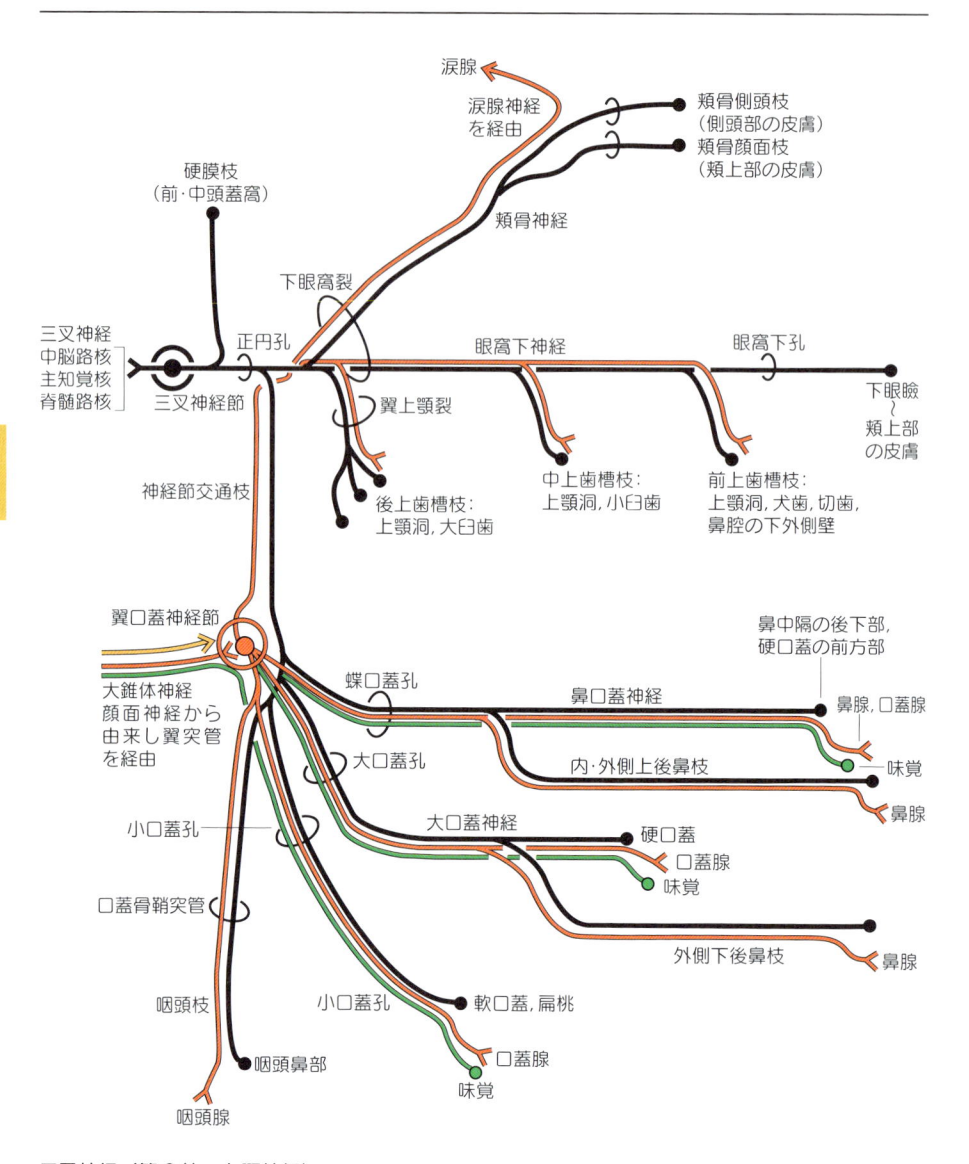

三叉神経（第2枝，上顎神経）
Trigeminal nerve-maxillary division（V₂）

上顎神経（V₂）

　三叉神経の第2枝．三叉神経節を出て海綿静脈洞の外側壁の中を下方へ走り，正円孔（蝶形骨の大翼に開く）を通って翼口蓋窩の上部に出る．翼口蓋窩からは，前方で下眼窩裂から眼窩下壁の眼窩下溝に，下方で大・小口蓋管を通じて口蓋に，内側で蝶口蓋孔を通じて鼻腔に，それぞれ連絡する．

　上顎神経の本幹は，眼窩下溝を通る眼窩下神経となって，上顎骨と歯に分布する前・中・後上歯槽枝となるほか，眼窩下孔から顔面皮下に分布する．また，上顎神経は，翼口蓋神経節（顔面神経の副交感神経節のひとつ）と1～2本の枝で交通し，この神経節を経由して鼻腔や口蓋などに感覚線維を送る．さらに，大錐体神経を経由してきた顔面神経の副交感神経（節前線維；一般臓性運動性）は，翼口蓋神経節でニューロンを乗り換えた後，節後の線維となって上顎神経の各枝に乗り入れる．

眼窩下神経：翼口蓋窩から前方に続く下眼窩裂を通って眼窩に入る．眼窩では，上顎骨（眼窩面）にある眼窩下溝を通り，眼窩下管を経て上顎骨前面の眼窩下孔から顔面の皮膚に分布する．

　また，眼窩下神経からは，前・中・後上歯槽枝が出る．まず，後上歯槽枝は，翼口蓋窩で分かれて，翼上顎裂から上顎結節の表面を下行し，骨にできた小孔（歯槽孔）から上顎骨内に入って，上顎洞と大臼歯に分布する．また，中上歯槽枝（上顎洞・小臼歯に分布）と，前上歯槽神経（上顎洞・切歯と犬歯に分布）は，眼窩下溝で分枝される．これらの神経によって，上歯槽神経叢が形成される．

頬骨神経：翼口蓋窩の上方に出て，下眼窩裂から眼窩に入る．そして眼筋の外側にて眼窩の外側壁に沿って上行し，頬骨顔面枝と頬骨側頭枝を分ける．これらの神経はそれぞれ，頬骨顔面孔と頬骨側頭孔を通って，"頬"や"こめかみ"周辺の皮膚に分布する．また，頬骨神経には翼口蓋神経節からの副交感神経の節後線維（顔面神経由来の一般臓性運動性）が乗り入れ，涙腺に向かう．

鼻口蓋神経（蝶口蓋神経）：翼口蓋孔から蝶口蓋孔に入って鼻腔の後上部に達し，終枝に分かれる．その枝のなかで長いものは，鼻中隔の表面上を斜め前方に下行して，上顎骨の切歯管を貫通し口蓋前方部の粘膜に分布する．翼口蓋神経節から副交感神経の節後線維（顔面神経由来）が乗り入れ，口蓋の小唾液腺（口蓋腺）に分布する．

眼窩枝：翼口蓋神経節からの数本の小枝である．下眼窩裂を経由して眼窩に入り，後篩骨孔から鼻腔に達して，蝶形骨洞と篩骨洞へ分布する．

大・小口蓋神経：翼口蓋神経節から出る枝であり，翼口蓋窩の下方に続く大・小口蓋管を経て，口蓋粘膜に分布する．また，大小口蓋神経には，翼口蓋神経節から副交感神経の節後線維（顔面神経由来）が乗り入れ，口蓋の小唾液腺（口蓋腺）に分布する．

脳神経

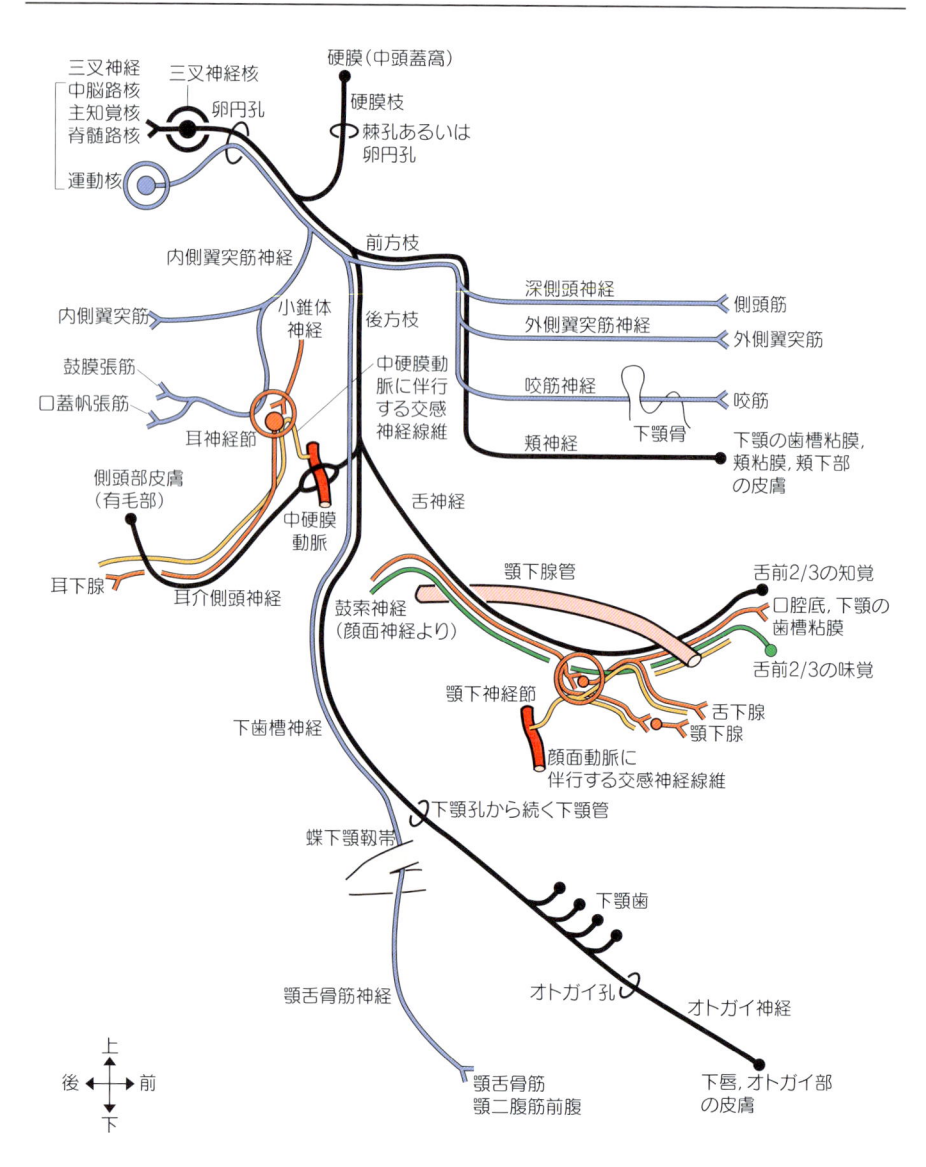

三叉神経（第3枝，下顎神経）
Trigeminal nerve-mandibular division（V$_3$）

下顎神経（V₃）

下顎神経の起始は，橋の腹側で太い知覚根と小さな運動根からなり，これらの線維は合して蝶形骨大翼の卵円孔を通る．知覚根をなす線維の細胞体は三叉神経節をつくる．運動根は，知覚根の前内側にあって，三叉神経節の下を通り，卵円孔の直下で知覚根と合流する．

また，下顎神経は，卵円孔を貫通して側頭下窩に出て，口蓋帆張筋と外側翼突筋の間で前方枝と後方枝に分かれる．

下顎神経の前方枝

深側頭神経：通常，前・後の2枝からなる．外側翼突筋の上縁（もしくは外側翼突筋の上頭と下頭の間）から外側に向かって側頭筋の深部に出て，側頭下稜の上を乗り越えて上方に向かう．血管と伴行して側頭骨鱗部と蝶形骨大翼（外側面）の表面を上行しながら筋枝を分け，側頭筋を深部から支配する．

外側翼突筋神経：側頭下窩にて下顎神経から分かれて，深部から外側翼突筋を支配する．

咬筋神経：外側翼突筋の上縁から外側に向かって側頭下窩を出て，下顎切痕を通って，咬筋の深部に達し，深層から咬筋を支配する．

頰神経：頰粘膜の感覚を担う感覚神経である．外側翼突筋の上頭と下頭の間を貫通して，下顎骨の下顎枝および咬筋の深層に出た後，頰筋の外面を前方に走り，小枝に分岐しながら頰筋を貫通して頰粘膜に分布する．

下顎神経の後方枝

耳介側頭神経：卵円孔から直ちに後方に向かい，棘孔の直下では短いワナをつくって中硬膜動脈を取り囲みながら，下顎頸と蝶下顎靱帯の間を通過してさらに後方に進む．下顎頸を深層からまわりこむように下顎頸の後方に出て，耳下腺の深層にて，顎関節の直後（外耳道の直前）を上行する．耳下腺の上縁付近で数本の枝に分岐して，側頭部の皮下に分布する．耳介側頭神経には，小錐体神経（舌咽神経の枝）の副交感線維が耳神経節を経由し，節後線維となって乗り入れる．また，耳神経節は，卵円孔の近くで鼓膜張筋神経によって下顎神経に付随する．

舌神経：卵円孔から前下方に向かって，外側翼突筋と口蓋帆張筋の間，それから，内側翼突筋と下顎枝の間を通って，第3大臼歯の後内側の粘膜下にいたる．その後，茎突舌筋および舌骨舌筋の外側を通って，顎下腺管に対して外側から内側に交叉しながら舌内に入り，舌前2/3の感覚を担う．

舌神経は，顔面神経の枝である鼓索神経（副交感線維と味覚線維）と，卵円孔の約2cm前下方で交通する．鼓索神経を経由する味覚線維は，舌前2/3の味覚を担う．また，副交感線維は，舌神経に入った後，顎下神経節（顔面神経の副交感神経節）でシナプスを形成して節後ニューロンに中継する．顎下神経節は2本の交通枝によって，舌神経に付随しており，顎下腺の上方に位置する．節後線維は，再び舌神経を経由して顎下腺，舌下腺，舌内の小唾液腺に達する．

下歯槽神経：卵円孔の下方で下顎神経から分かれた後，外側翼突筋下縁と内側翼突筋の間をぬけて，蝶下顎靱帯と下顎枝の間を通り，下顎骨内面に開いた下顎孔から下顎管に入る．その後，下顎管内で下顎歯に分枝しながら下顎体の前方のオトガイ孔から出現し，皮神経として下顎～下唇の皮下に終わる．さらに，下顎孔に入る直前で，顎舌骨筋神経を分枝する．

脳神経

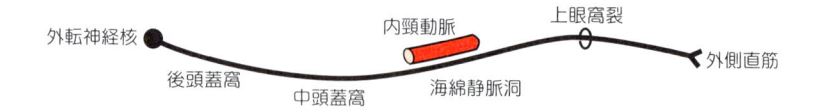

外転神経核 — 後頭蓋窩 — 中頭蓋窩 — 内頚動脈 — 海綿静脈洞 — 上眼窩裂 — 外側直筋

外転神経（Ⅵ）
Abducent nerve（Ⅵ）

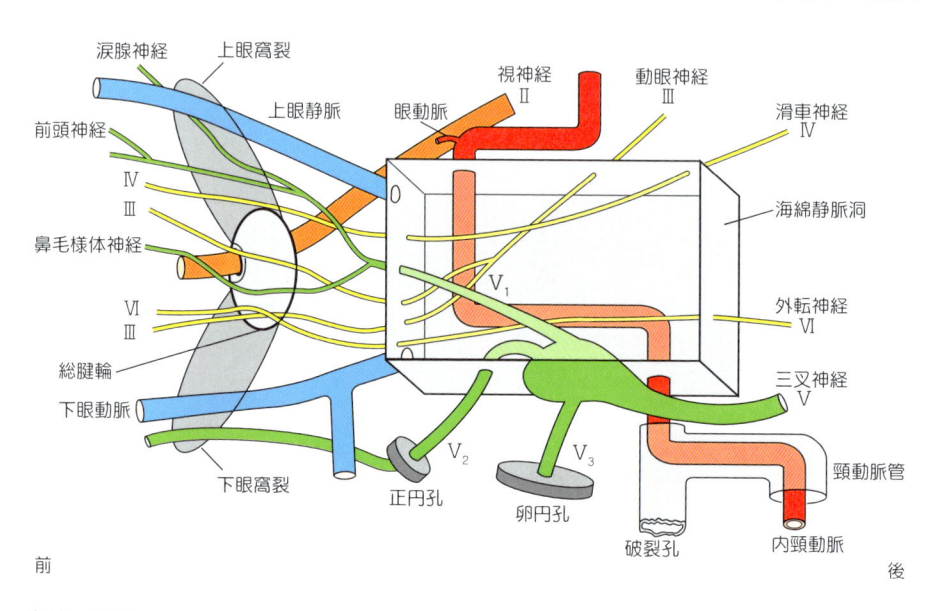

涙腺神経　上眼窩裂　上眼静脈　視神経Ⅱ　眼動脈　動眼神経Ⅲ　滑車神経Ⅳ
前頭神経
Ⅳ
Ⅲ
鼻毛様体神経
Ⅵ
Ⅲ
総腱輪
下眼動脈
下眼窩裂
V₁
V₂　正円孔
V₃　卵円孔
破裂孔
内頚動脈
頚動脈管
三叉神経V
外転神経Ⅵ
海綿静脈洞

前　　　後

海綿静脈洞
Cavernous sinus
左の海綿静脈洞を箱状に簡略化して側面からみた図

外転神経(Ⅵ)
中枢:外転神経核(橋の下部で第四脳室の床)
末梢:外側直筋
構成:体性運動性

橋の外転神経核から起始する運動線維からなり,脳幹の前面にて橋の下縁を出る.橋底部の前面を上方に向かって,内頭蓋底の斜台の表面にある硬膜を貫き,海綿静脈洞のなかで内頸動脈の外側を前方に向かって進む.上眼窩裂の総腱輪の内部を通って眼窩に進み,外側直筋の内側面から支配枝が進入する.

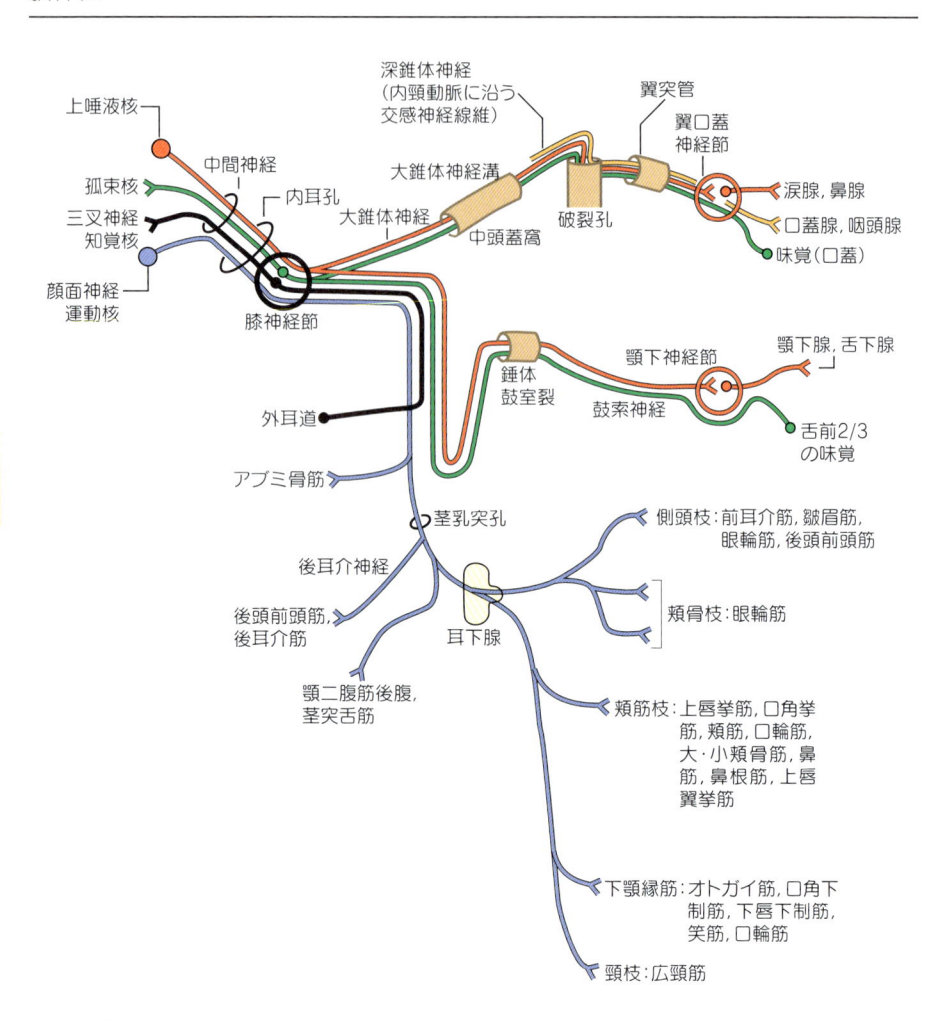

顔面神経（Ⅶ）
Facial nerve（Ⅶ）

顔面神経（Ⅶ）

中枢：鰓弓運動性…顔面神経運動核（橋の下部）
　　　　副交感性…上唾液核（橋で運動核の遠位）
　　　　味覚…孤束核（延髄）
　　　　触覚…三叉神経主知覚核（橋）
末梢：各終枝により，表情筋，涙腺，鼻腺，唾液腺，舌前 2/3，外耳道
構成：一般および特殊内臓運動性，体性感覚性，特殊内臓感覚性

　顔面神経は，橋と延髄の境界付近（橋小脳三角）にて，内耳神経（Ⅷ）の内側に位置する 2 つの神経根（運動根と中間神経）として出現する．運動根は，顔面神経運動核から出る運動線維からなる．中間神経は，延髄の孤束核に入る味覚線維（特殊臓性感覚性）と，橋の上唾液核から出る副交感神経線維（一般臓性運動性）を含む．

　運動根と中間神経は，クモ膜下腔を横切って，内耳孔から内耳道を外側に進みながら合する．その後，膝神経節（味覚を伝える感覚ニューロンの細胞体が位置する）を経て，90°後方に曲がって顔面神経管に入る．顔面神経管は，外側半規管と卵円窓（および鼓室岬角）の間を進み，弧を描きながら鼓室の内側壁のなか（乳突洞口の前方）を下行する．顔面神経管の出口は，乳様突起と茎状突起の間にある茎乳突孔である．茎乳突孔から出る顔面神経は運動線維からなり，耳下腺の深部と浅部の間を通過し，耳下腺内部で耳下腺神経叢を形成して，側頭枝，頬骨枝，頬筋枝，下顎縁枝，頸枝に分かれて表情筋に向かう．

大錐体神経：上唾液核を発した顔面神経の副交感線維（節前線維）からなり，側頭骨錐体内において，膝神経節付近の顔面神経の本幹から前方に向かって出る．錐体の前面にある大錐体神経溝を通って頭蓋底（中頭蓋窩）に出て，硬膜下を前方に向かって進む．さらに，三叉神経節の下方を通って内頸動脈の外側縁に近接して破裂孔に向かう．ここで，大錐体神経は，内頸動脈に伴行する交感神経線維から分かれた深錐体神経と合流し，翼突管神経（Vidian 神経）となって，破裂孔の前壁に開く翼突管（蝶形骨翼状突起の基部を貫く）に入る．

　翼突管神経は，翼突管を前方に進み，翼口蓋窩に達して翼口蓋神経節を形成する．この神経節において，副交感線維はシナプスを形成して節後ニューロンに乗り換える．そして，副交感神経の節後線維と深錐体神経を経由してきた交感神経の線維は，翼口蓋神経に交通する上顎神経の枝に乗り入れて涙腺，鼻粘膜腺，口蓋腺などに分布する（p98 参照）．

鼓索神経：鼓索神経は，上唾液核を発した副交感線維（節前線維）と孤束核にいたる味覚線維によって構成される．顔面神経管を下行する途中で顔面神経の本幹から起こり，鼓室内の鼓膜付近でツチ骨柄の上を通って鼓室を横切る．側頭骨下面の錐体鼓室裂から外頭蓋底に出て側頭下窩にいたる．頭蓋骨の約 2 cm 下方の外側翼突筋の深部にて，下顎神経の舌神経と交通し，味覚線維と副交感線維は舌神経に乗り入れて，舌に向かう（p101，下顎神経の舌神経参照）．

脳神経

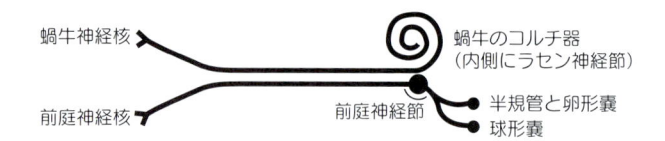

内耳神経（Ⅷ）
Vestibulocochlear nerve（Ⅷ）

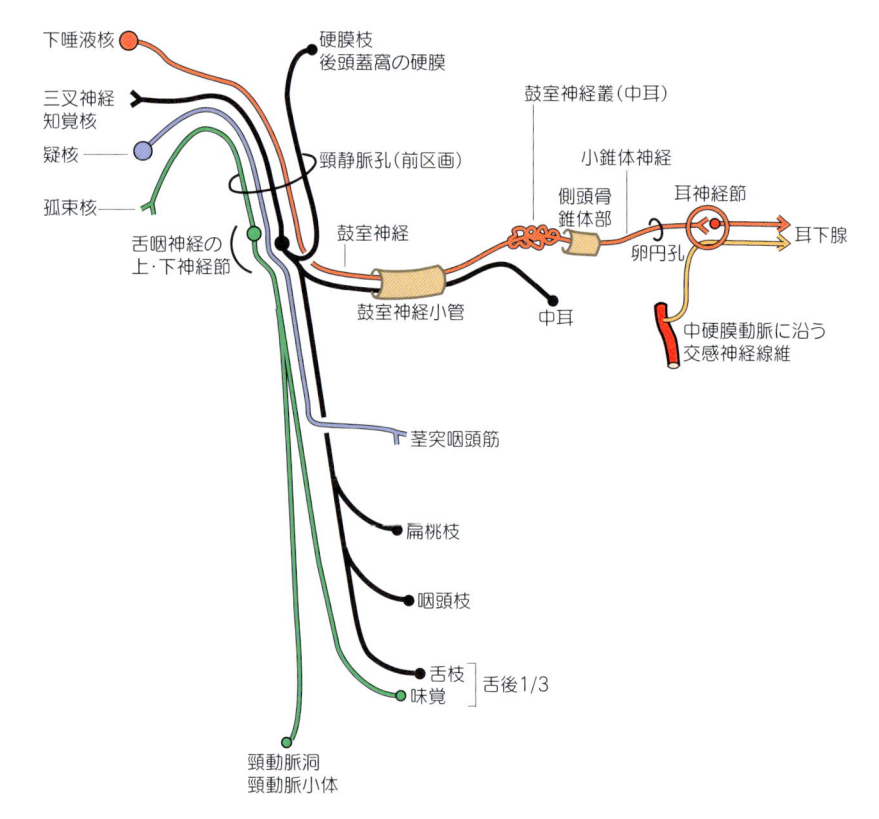

舌咽神経（Ⅸ）
Glossopharyngeal nerve（Ⅸ）

内耳神経（Ⅷ）

中枢：聴覚…2つの蝸牛神経核
　　　平衡覚…4つの前庭神経核
　　　（いずれも橋の第四脳室床）
末梢：内耳
構成：特殊感覚性（聴覚，平衡覚）

橋と延髄の境界（橋小脳三角）に根を持ち，クモ膜下腔を横切って内耳孔から内耳道に入って，蝸牛神経と前庭神経に分離する．

蝸牛神経：聴覚情報を伝える．内耳の蝸牛内部にある蝸牛管のラセン器（コルチ器）の有毛細胞が音の振動を受けて興奮し，蝸牛神経はこの興奮を脳に伝える感覚線維からなる．蝸牛の内面でラセン状に配列したラセン神経節は，一次聴覚ニューロンの細胞体の集団であり，この神経節からの神経線維が集合し，蝸牛神経が構成される．

前庭神経：頭部の傾きや回転移動，移動速度の情報を伝える．内耳の卵形嚢・球形嚢にある平衡斑と半規管膨大部（膨大部稜）にある有毛細胞の興奮を伝える感覚線維で，前庭神経節に細胞体を持つ．半規管膨大部と卵形嚢からの情報を伝える線維は前庭神経節の上部に細胞体を持ち，球形嚢からの情報を伝える線維は前庭神経節の下部に細胞体を持つ．

舌咽神経（Ⅸ）

中枢：体性感覚…三叉神経核
　　　味覚…孤束核（延髄）
　　　鰓弓運動性…疑核（延髄）
　　　副交感性…下唾液核（橋下部～延髄）
末梢：核終枝により，硬膜，中耳，咽頭，舌後1/3，頸動脈洞，頸動脈小体，耳下腺に分布
構成：体性感覚性，一般および特殊内臓運動性，特殊内臓感覚性

舌咽神経は，延髄前面においてオリーブの外側にある3～4つの細根によって起始する．そして，下錐体静脈洞の外側を通り，頸静脈孔（側頭骨錐体と後頭骨の間に開く）の前方区画を貫通する．頸静脈孔直下で内頸静脈と内頸動脈の間には，舌咽神経に含まれる感覚ニューロンの細胞体からなる上・下神経節が位置する．そして，茎突咽頭筋の後縁に沿って下方方に走り，舌骨舌筋の深部に入って，舌枝（舌後1/3に分布）と咽頭枝を分ける．

頸動脈洞と頸動脈小体への神経：上・下神経節の直下で起こり，頸動脈鞘にくるまれる内頸動脈に沿って下方へ進み，内頸動脈の基部にある頸動脈洞と頸動脈小体へ向かう．

鼓室神経および小錐体神経：鼓室神経（Jacobson神経）は，副交感節前線維と感覚線維を含み，舌咽神経の上・下神経節の直下で起こる．起始後，直ちに，側頭骨の下面に開く鼓室神経小管から側頭骨内部に入り，鼓室にいたる．鼓室の内側壁にある鼓室岬角の表面で，鼓室神経叢を形成して鼓室粘膜に分布する．また，その神経叢からは副交感神経の節前線維からなる小錐体神経が分枝する．

小錐体神経は，錐体前面の小錐体神経溝を通って頭蓋底（中頭蓋窩）に出て，硬膜下を前進する．下顎神経とともに卵円孔（あるいは蝶錐体裂）を貫通し，外頭蓋底（側頭下窩）に出る．卵円孔の直下では，下顎神経の内側にて小錐体神経が耳神経節を形成し，節後ニューロンに乗りかえる．この副交感節後線維は，耳神経節と下顎神経との交通枝を経て，耳介側頭神経に乗り入れて耳下腺に分布する(p100を参照)．

脳神経

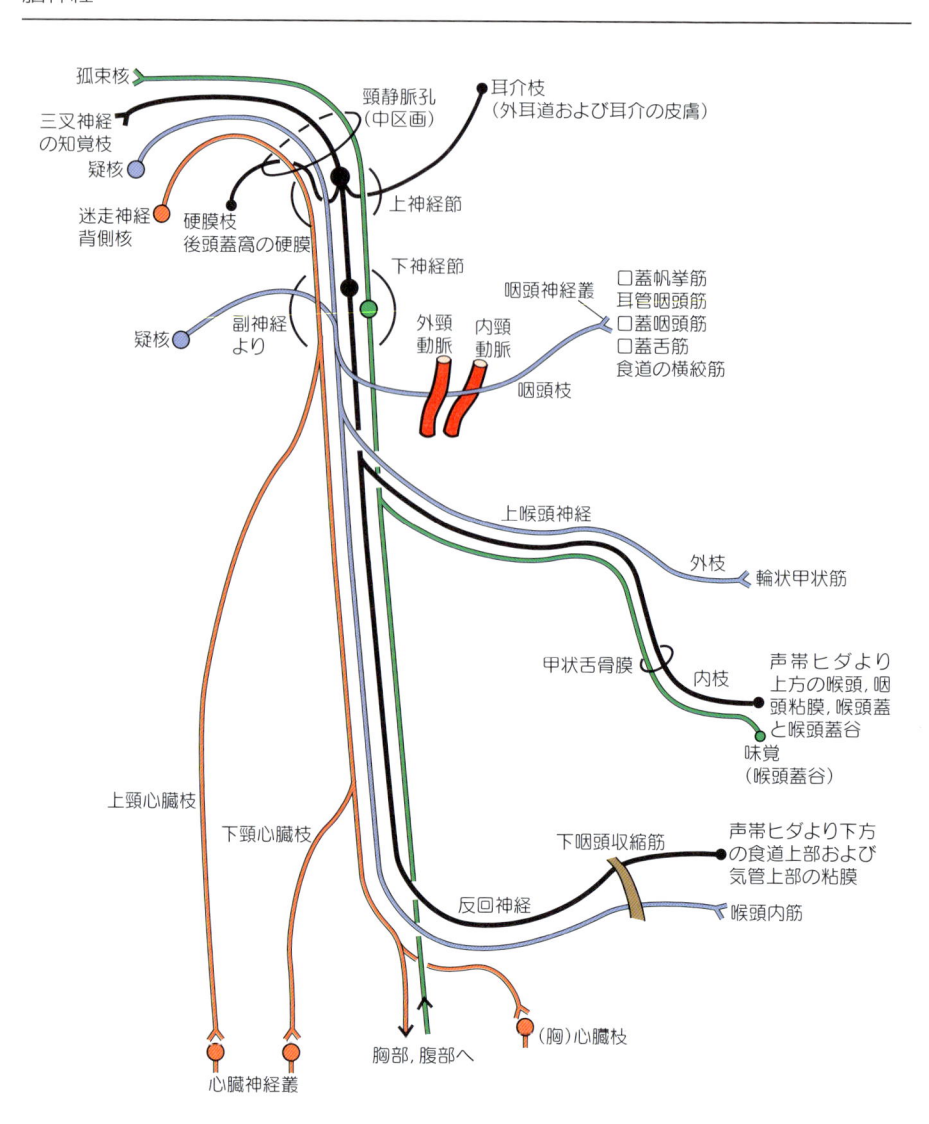

迷走神経（X）
Vagus nerve（X）

迷走神経（Ⅹ）
中枢：副交感性…迷走神経背側核（延髄下部）
　　　鰓弓運動性…疑核（延髄）
　　　味覚・一般内臓感覚…孤束核（延髄）
　　　体性感覚…三叉神経核
末梢：硬膜，外耳，咽頭，喉頭，胸腹部の内臓
構成：体性感覚性，一般および特殊内臓感覚性，
　　　一般および特殊内臓運動性

　迷走神経は，延髄前面のオリーブのすぐ後方にて，舌咽神経の根と副神経の延髄根とにはさまれる複数の細根として起始し，頸静脈孔を貫通して外頭蓋底に出る．ここで，感覚ニューロンの細胞体からなる上・下神経節が形成され，さらに下神経節の直下では，副神経の延髄根から分かれた運動線維（延髄の疑核に起始）が迷走神経に合流する．その後，内頸動脈に沿いながら総頸動脈と内頸静脈の間に達し，頸動脈鞘にくるまれて頸部深層を下行して，胸郭上口から胸腔に入る．

咽頭枝：下神経節の高さで迷走神経から分かれて，内頸動脈と外頸動脈の間を通り，咽頭の外側壁に達する．左右の咽頭枝の運動成分は，延髄の疑核から起始した副神経延髄根の線維に由来するものが多い．

上喉頭神経：下神経節の高さで分かれて，急勾配に前下方に走り，内頸動脈の内側後方に達する．その後，頸動脈鞘を貫いて咽頭壁の表面を走り，舌骨の大角の高さで内枝・外枝に分岐する．

上喉頭神経の内枝：喉頭蓋谷の高さで甲状舌骨膜を貫通して下方に走り，喉頭蓋谷から声帯ヒダ下の喉頭粘膜に分布する．

上喉頭神経の外枝：上甲状腺動脈に伴行して下咽頭収縮筋の表面を下行し，輪状甲状筋に達する．

反回神経：右反回神経は，右鎖骨下動脈の前方にて起始した後，この動脈の下を反転して気管の右縁に沿って上行する．左反回神経は，大動脈弓の下外側で起始した後，大動脈弓の下（動脈管索の左側）を反転して気管の左縁を上行する．

　頸部において，左右の反回神経は，気管の両側縁（と食道との間）に沿って上行し，甲状腺の右葉・左葉の内側では下甲状腺動脈と接する．そして，下喉頭神経と名を変えて輪状咽頭筋（下咽頭収縮筋）の下縁から，喉頭内に進入し，喉頭内の筋を支配する．

上頸心臓枝と下頸心臓枝：上頸心臓枝は下神経節の下方にて様々な高さで起こり，下頸心臓枝は頸部の基部を下行する迷走神経から起始する．右側の上・下頸心臓枝は，腕頭動脈の前面を，左側の上・下頸心臓枝は，大動脈弓の前面を下行し，大動脈基部と肺動脈基部の間で心臓神経叢を形成する．

迷走神経を構成する神経線維と脳神経核
遠心性
延髄の迷走神経背側核に起始：頸部〜腹部内臓を支配する迷走神経の一般内臓運動性（副交感）線維．
延髄の疑核に起始：咽頭や喉頭の横紋筋を支配する迷走神経の特殊内臓運動性（鰓弓運動性）線維．副神経（Ⅺ）を経由して迷走神経へ合流する線維もある．
求心性
延髄の孤束核に終止：頸部〜腹部内臓の感覚に関わる一般内臓感覚性線維．
三叉神経核に終止：硬膜や耳介の感覚に関わる一般体性感覚性線維．

脳神経

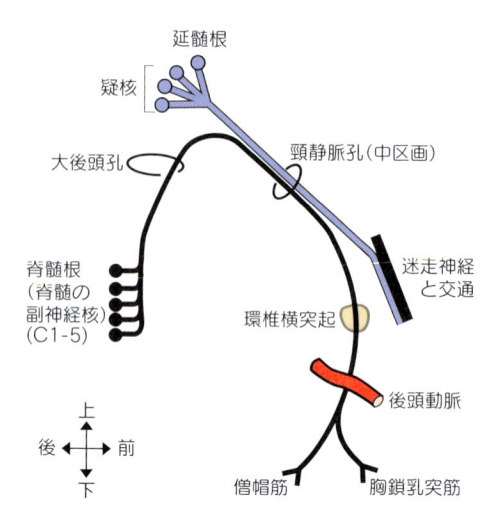

副神経（XI）
Accessory nerve（XI）

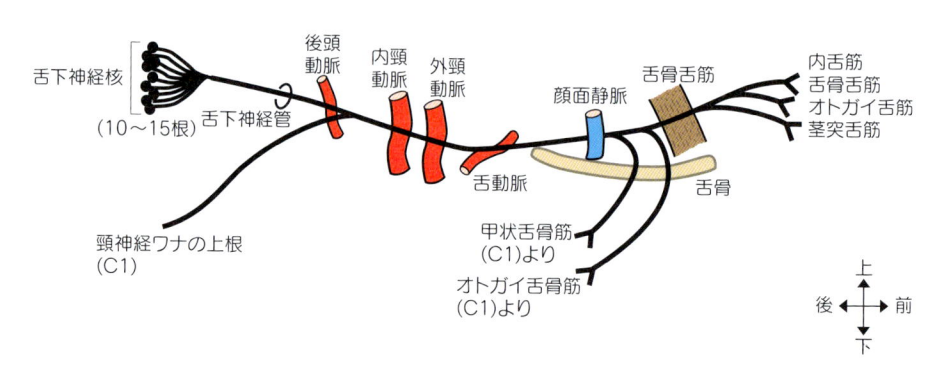

舌下神経（XII）
Hypoglossal nerve（XII）

副神経（XI），舌下神経（XII）

副神経（XI）
中枢：鰓弓運動性…疑核（延髄）
　　　体性運動性…脊髄の副神経核（C1～5）
末梢：各終枝により僧帽筋，胸鎖乳突筋へ
構成：体性運動性（脊髄根），特殊内臓運動性（延髄根）

　延髄根と脊髄根からなる．延髄根の線維は，延髄の疑核から発し，迷走神経根の直下にてオリーブの後方に現れる4～6本の細根である．脊髄根は，頚髄（C6以上）から出る細根が単一にまとまりながら脊柱管を上行し，大後頭孔を経て後頭蓋窩に入る（p114を参照）．脊髄根と延髄根は合した後，頚静脈孔の中区画（内頚静脈の前方）を通って，頭蓋の外へ出る．
　延髄根に由来する線維は，頚静脈孔の下方において迷走神経と交通し，咽頭・喉頭の筋を支配する迷走神経の特殊内臓運動性線維に加わる．
　脊髄根に由来する線維は，頚静脈孔を出た後，内頚静脈の後方を後外側へ向かって，胸鎖乳突筋の深層にて頚神経叢の枝と合流しながら，同筋に支配枝を出す．その後，後頚三角を斜め下方（胸鎖乳突筋後縁の上部1/3から僧帽筋前縁の下部1/3に向けて）に横断し，僧帽筋に分布する．

舌下神経（XII）
中枢：舌下神経核（延髄の第四脳室床）
末梢：舌筋群
構成：体性運動性

　延髄の舌下神経核を出た運動線維が延髄前面のオリーブと錐体の間に10～15本の細根として出現する．2根にまとまりながら椎骨動脈の後方を通って大後頭孔の縁に開口した舌下神経管を貫通する．舌下神経管を出た後，内頚動脈と内頚静脈の間を外側前方に進み，外頚動脈・舌動脈の外側を通って舌骨大角の外側端の上方に達する．顎下腺の下方から，顎舌骨筋の深部に入り，舌骨舌筋の外側で終枝となって舌筋に分布する．

注：舌下神経は頚神経ワナの上根と結合し，C1線維を運ぶ（p114を参照）．

NOTES

6　脊髄神経

頸神経叢（C1, 2, 3, 4）　114
腕神経叢（C5, 6, 7, 8, T1）　116
橈骨神経（C5, 6, 7, 8, T1）　118
筋皮神経（C5, 6, 7）　120
正中神経（C6, 7, 8, T1）　122
尺骨神経（C8, T1）　124
横隔神経（C3, 4, 5）　126
肋間神経　126
腰神経叢（T12, L1, 2, 3, 4）　128
大腿神経（L2, 3, 4）　130
閉鎖神経（L2, 3, 4）　132
仙骨神経叢（L4, 5, S1, 2, 3, 4, 5）　134
坐骨神経（L4, 5, S1, 2, 3）　136
脛骨神経（L4, 5, S1, 2, 3）　138
総腓骨神経（L4, 5, S1, 2）　140
浅腓骨神経（L5, S1, 2）　140
深腓骨神経（L4, 5, S1, 2）　140
外側足底神経（S1, 2）　142
内側足底神経（L4, 5）　142

脊髄神経

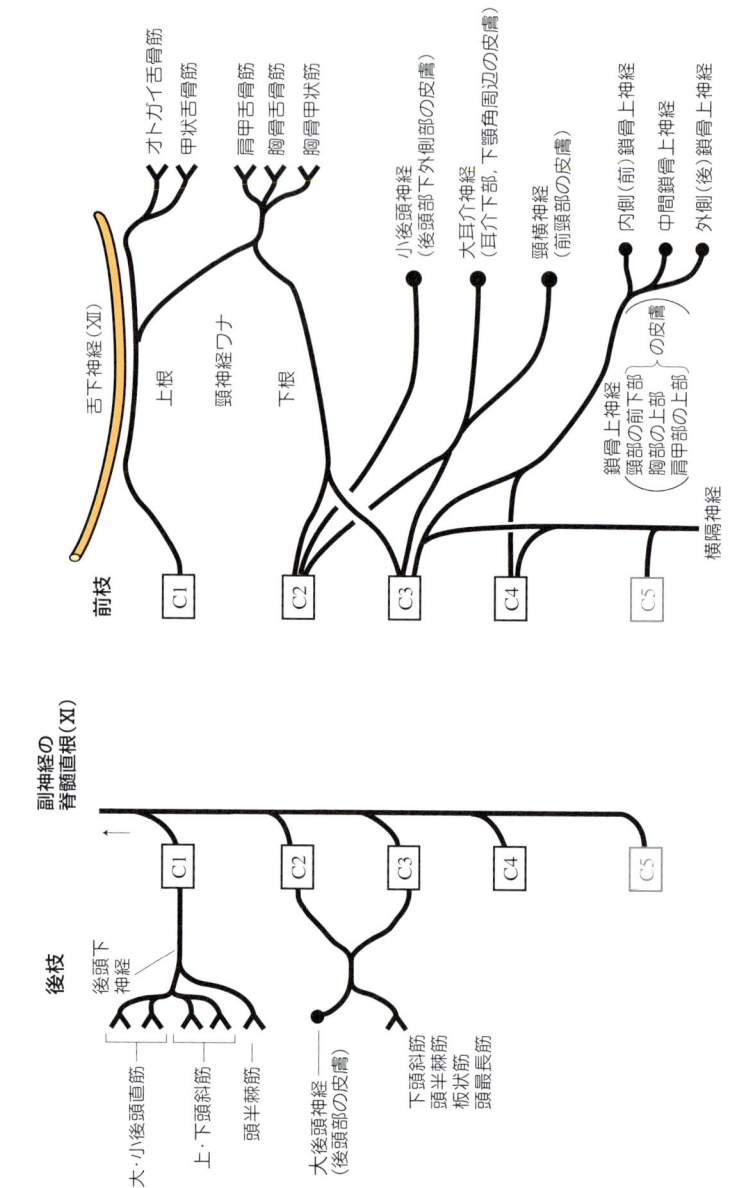

頸神経叢(C1〜4)
Cervical plexus(C1, 2, 3, 4)

頸神経の後枝と副神経の脊髄根

頸神経叢（C1〜4）
起始：C1〜4の前枝
分布域：以下に示す通り

　頸神経叢は，胸鎖乳突筋の深層において深頸筋膜（椎前葉）におおわれた前・中斜角筋間の深部にて，C1〜4の前枝で構成される．皮枝は，深頸筋膜を貫き，後頸三角（外側頸三角）にて，皮下に達する．

筋枝
頸神経ワナ（C1〜3）：上根（C1）は，前頭直筋と外側頭直筋の間を通って前方に進み，舌下神経と接する．後頭動脈の外側で舌下神経と分離して，内頸動脈と総頸動脈の前方を走り，下根と交通してワナを形成する．

　下根（C2・3）は，内頸静脈周囲の外側を通り，C2/3間のレベルで深頸筋膜（椎前葉）を貫いて総頸動脈の前方に達し，上根と交通して長いワナを形成する．

　頸神経ワナからの枝はオトガイ舌骨筋と舌骨下筋群へいたる．

横隔神経（C3〜5）：p126-127を参照．

皮枝：頸神経叢に由来する皮神経には，小後頭神経・大耳介神経・頸横神経・鎖骨上神経がある．

　これらは胸鎖乳突筋後縁（後頸三角の前縁）のほぼ中点から放射状に広がって後頭部〜胸部上部の皮膚に分布する．これらの神経が出てくる胸鎖乳突筋後縁の中点を神経点（エルブ点）という．

小後頭神経（C2）：C2の前枝を中心に構成され，胸鎖乳突筋後縁に沿って上後方に走行し，乳様突起の後方部〜後頭部の皮膚に分布する．

大耳介神経（C2・3）：C2・3の前枝を中心に構成され，胸鎖乳突筋の表面を乗り越えるように上行して耳下腺の表面・下顎角（顔面部の皮膚において三叉神経域でない唯一の領域）・耳介（外耳道より下方〜耳介後方）の皮膚を支配する．

頸横神経（C2・3）：C2・3の前枝を中心に構成され，胸鎖乳突筋の表面を乗り越えるように前方に向かって横行し，頸部中央（側頸部〜前頸部）の皮膚に分布する．

鎖骨上神経（C3・4）：C3・4の前枝を中心に構成され，鎖骨を乗り越えるように前胸部〜肩甲部上部の皮膚に分布する数本の枝に分かれる．主な枝として，胸鎖乳突筋起始の表面を内側に向かう内側鎖骨上神経（前鎖骨上神経），鎖骨中央部の表面を乗り越えて前胸部にいたる中間鎖骨上神経，鎖骨に停止する僧帽筋前縁の表面から肩甲部の上面に分布する外側鎖骨上神経（後鎖骨上神経）がある．

頸神経の後枝
後頭下神経（C1後枝）：硬膜を通って現れ，環椎（C1）後弓上面にある椎骨動脈溝を通る（椎骨動脈の下）．環椎後頭膜を貫き，上頭斜筋と大後頭直筋との間の後頭下三角において筋枝を分けて終わる．

大後頭神経（C2後枝）：椎間孔にて後脊髄硬膜から現れて，軸椎（C2）横突起の上（下頭斜筋の下）で，後方へ進む．その後，下頭斜筋を回り込むように乗り越えて上行し，半棘筋を深部から貫通し，僧帽筋が付着する上項線に現れる．そして，後頭動脈と伴行して頭部の皮枝として終わる．

副神経の脊髄根（XIs）：副神経（p110-111）を参照．

脊髄神経

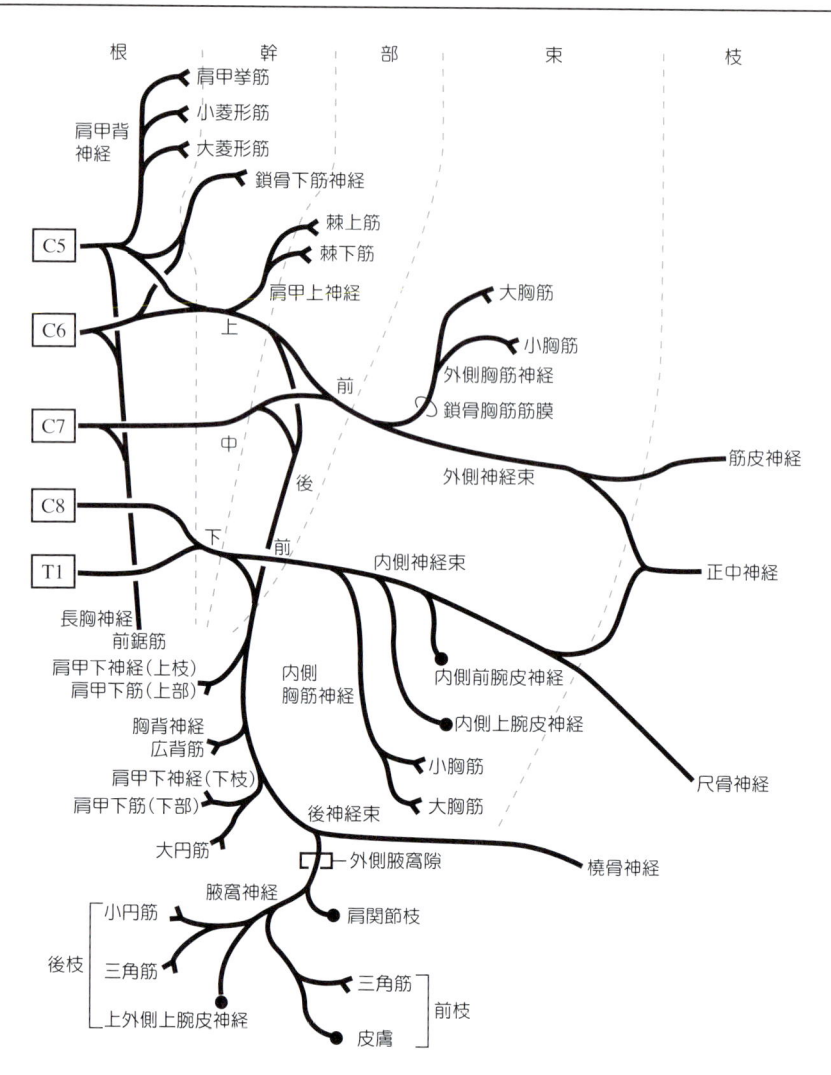

腕神経叢（C5, 6, 7, 8, T1）
Brachial plexus（C5, 6, 7, 8, T1）

腕神経叢（C5 〜 T1）
起始：C5 〜 T1 の前枝
分布域：以下に示す通り．

　腕神経叢は，斜角筋隙（前・中斜角筋間で第1肋骨の上方）の深部において，C5 〜 T1 の5つの神経根により起始する．C5・6は上神経幹，C7は中神経幹，C8・T1は下神経幹を形成し，後頸三角の深部に出現する．そして，鎖骨の後方を下行する鎖骨下動脈第3部の後方で第1肋骨の上を通過する．その後，鎖骨中央部の後方で各神経幹は，前部・後部に大きく二分岐する．腋窩動脈の周囲にて，前部の神経は2か所で集まって外側神経束と内側神経束を形成し，後部の神経は1か所に集まって後神経束を形成する．これらの神経束は，腋窩において小胸筋の後方（腋窩動脈第2部の周囲）にあり，さらに，腕神経叢の主要な枝（筋皮神経・正中神経・尺骨神経・腋窩神経・橈骨神経）は，大胸筋下部の後方にある腋窩動脈第3部の周囲で分かれる．それらは次ページ以降で扱う．上肢帯などに向かう神経枝は本ページで述べる．

長胸神経（C5 〜 7；ベル神経）：C5 〜 7 基部の後面から起始し，中斜角筋を貫いて頸部の基部に出現し，腕神経叢の神経幹・腋窩動脈（第1部）の後方を下行する．腋窩の内側壁の表面（前鋸筋外側面）達して，さらに下行しながら前鋸筋枝を分枝する．

肩甲上神経（C5 〜 6）：後頸三角の下部において上神経幹を経由して起こる．僧帽筋と肩甲舌骨筋の深部にて後外側へ向かい，肩甲骨上縁にある肩甲切痕を通って，肩甲骨後面の棘上窩に入る．ここで棘上筋枝を出したのち，肩甲棘基部の外側端を通って，棘下窩まで下行し，棘下筋に筋枝を出す．

肩甲下神経（C5 〜 6）：後神経束から起始する数本の神経の総称で，これらの枝は大まかに上枝と下枝に大別される．
　上枝は後神経束の上流部より起始し，腕神経叢のすぐ後方にある肩甲下筋の上半分に分布し支配する．下枝は胸背神経とともに腋窩神経よりも下流で起始し，後方へ進み，肩甲下筋の下半分・大円筋に分布し支配する．

腋窩神経（C5 〜 6）：腋窩動脈第3部の後方にて後神経束から起こる．後方へ向かい，後上腕回旋動脈を伴って外側腋窩隙（大円筋・小円筋・上腕三頭筋長頭に囲まれた，別名，四角隙）を通って三角筋後縁の深部に達する．ここで，小円筋枝を分枝するほか，三角筋深部にて，上腕骨外科頸に沿って後ろから前に回り三角筋枝を分枝する．
　上外側上腕皮神経は，腋窩神経の皮枝であり，三角筋上の皮膚に分布する．腋窩神経麻痺の際に見られる感覚喪失領域である．

胸背神経（C5 〜 7）：肩甲下神経（下枝）とともに後神経束から出現し，肩甲下動脈と一緒に大円筋の前面を下行して走り，広背筋にいたる．

脊髄神経

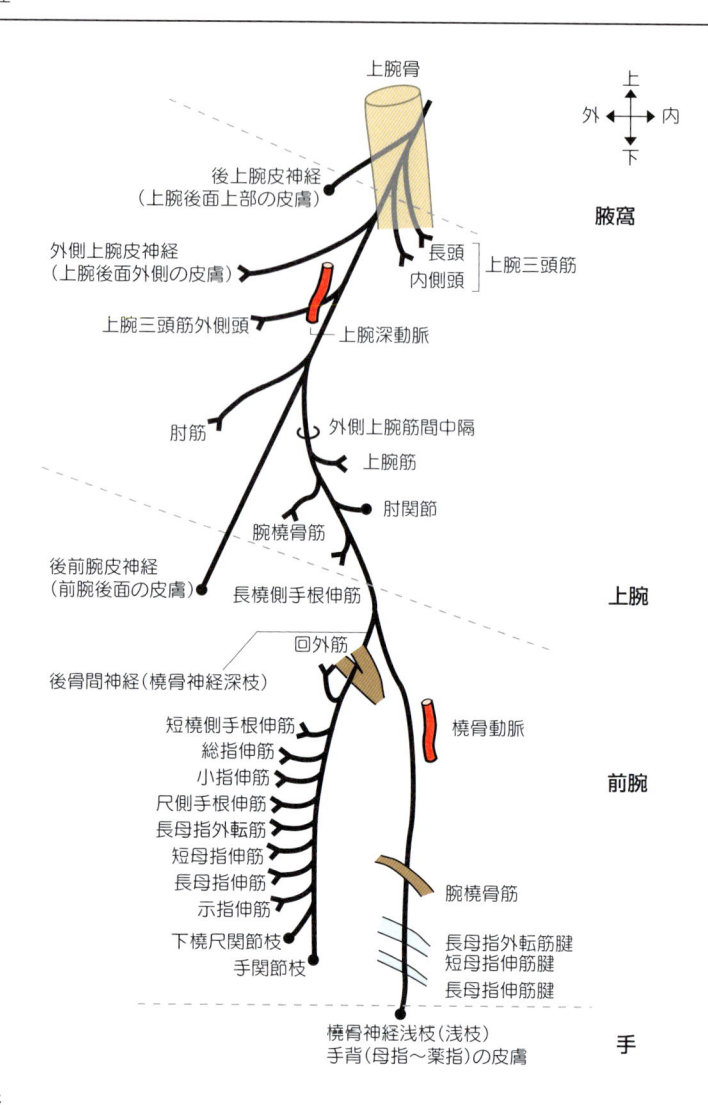

腋窩

上腕骨

後上腕皮神経（上腕後面上部の皮膚）

長頭
内側頭 ｝上腕三頭筋

外側上腕皮神経（上腕後面外側の皮膚）

上腕三頭筋外側頭

上腕深動脈

肘筋

外側上腕筋間中隔
上腕筋
肘関節
腕橈骨筋

後前腕皮神経（前腕後面の皮膚）

長橈側手根伸筋

上腕

回外筋

後骨間神経（橈骨神経深枝）

短橈側手根伸筋
総指伸筋
小指伸筋
尺側手根伸筋
長母指外転筋
短母指伸筋
長母指伸筋
示指伸筋
下橈尺関節枝
手関節枝

橈骨動脈

前腕

腕橈骨筋

長母指外転筋腱
短母指伸筋腱
長母指伸筋腱

橈骨神経浅枝（浅枝）
手背（母指〜薬指）の皮膚

手

橈骨神経
Radial nerve（C5, 6, 7, 8, T1）
後方からみた図

118

橈骨神経（C5 〜 T1）

起始：腕神経叢の後神経束
おもな分布域：上腕〜前腕の伸筋群・上腕〜前腕伸側の皮膚・手背の外側半分の皮膚

　上肢帯筋への支配枝を出し終わったあとの後神経束の延長として始まり，腋窩動脈〜上腕動脈の後方を下行する．その後，上腕深動脈（上腕動脈の枝）とともに，広背筋および大円筋腱の直下で上腕三頭筋の長頭と内側頭の間にできた三角隙を通過して，上腕伸側に入る．この際，橈骨神経は後上腕皮神経を分枝する．その後，上腕三頭筋枝と皮枝を分枝しながら上腕三頭筋内側頭と外側頭の間を抜けて，上腕骨体の後面に密着し，骨表面にあるラセン状の橈骨神経溝を通って外側下方に斜走する．

　上腕骨中央外側部では，外側筋間中隔を貫通して上腕筋と腕橈骨筋の間の深層に達し，前腕では以下の浅枝と深枝に分かれて下行する．

橈骨神経浅枝：腕橈骨筋の深層にて回外筋・円回内筋・浅指屈筋の浅層を下行する．前腕遠位部（橈骨茎状突起）に近づくと腕橈骨筋腱の下から皮下に現れて，「解剖学的嗅ぎタバコ入れ」の表面を通り，手背の皮枝となって終わる．

後骨間神経（橈骨神経深枝）：橈骨頭の3横指下で回外筋の2頭間を貫いて前腕伸側の深層に入る．そして，前腕の伸筋群のうち浅層の筋群と深層の筋群の間を通りながら，次々に筋枝を送る．

脊髄神経

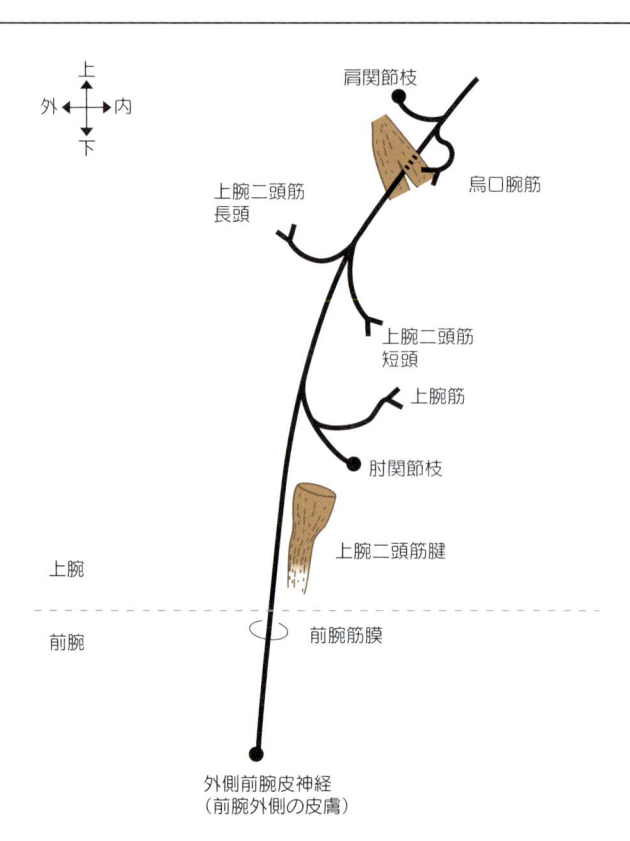

上
外 ← → 内
下

肩関節枝
烏口腕筋
上腕二頭筋長頭
上腕二頭筋短頭
上腕筋
肘関節枝
上腕二頭筋腱
上腕
前腕
前腕筋膜
外側前腕皮神経
（前腕外側の皮膚）

筋皮神経
Musculocutaneous nerve（C5, 6, 7）

筋皮神経（C5〜7）
起始：外側神経束
おもな分布域：上腕の屈筋群・前腕外側部の皮膚

　小胸筋下縁の後方において，腋窩動脈の外側にある外側神経束から外側下方に向かって起始する．烏口腕筋の筋腹を後ろから前に貫通しながら同筋に筋枝を送り，上腕二頭筋と上腕筋の間（上腕二頭筋の深層）を外側下方に進む．これらの両筋に筋枝を出した後，外側前腕皮神経となって，上腕二頭筋の外側から皮下に出る．

外側前腕皮神経：肘窩の外側上方（上腕二頭筋腱の外側）で，橈側皮静脈に沿って筋膜を貫き皮下に現れる．そして，前腕外側面の皮膚に分枝しながら手関節の上方まで下行する．

脊髄神経

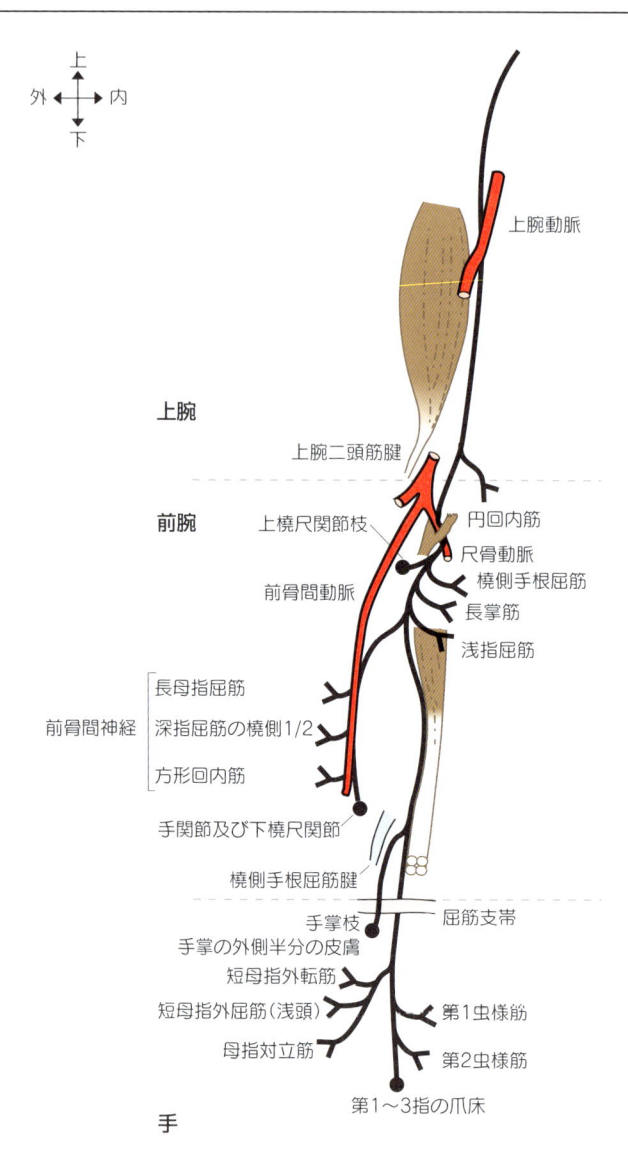

上／外／内／下

上腕
- 上腕動脈
- 上腕二頭筋腱

前腕
- 上橈尺関節枝
- 円回内筋
- 尺骨動脈
- 前骨間動脈
- 橈側手根屈筋
- 長掌筋
- 浅指屈筋

前骨間神経
- 長母指屈筋
- 深指屈筋の橈側1/2
- 方形回内筋

- 手関節及び下橈尺関節
- 橈側手根屈筋腱
- 手掌枝
- 屈筋支帯
- 手掌の外側半分の皮膚
- 短母指外転筋
- 短母指外屈筋（浅頭）
- 第1虫様筋
- 母指対立筋
- 第2虫様筋
- 第1〜3指の爪床

手

正中神経
Median nerve（C6, 7, 8, T1）

正中神経（C6～T1）
起始：内側・外側神経束
おもな分布域：前腕屈筋群の大半・母指球筋群の一部・手掌の外側半分

腋窩の下部において，腋窩動脈をはさむ内側神経束・外側神経束が腋窩動脈前面に形成するワナ（正中神経ワナ）から起始する．腋窩動脈とともに上腕に向かって下行し，上腕二頭筋の内側縁（内側二頭筋溝）においては上腕動脈の外側を伴行する．

上腕中央レベルで，上腕動脈の内側に回り込み，この動脈との伴行関係を維持したまま，上腕下端で上腕二頭筋の停止腱膜の深層をくぐって肘窩へ入る．

肘窩深層では円回内筋の上腕頭と尺骨頭との間を通過して前腕深層に進入し，前骨間神経を分枝する．正中神経の本幹は，浅指屈筋の起始にできた腱弓から浅指屈筋の深部に入って浅・深指屈筋の間を下行し，前腕遠位1/3付近の高さにて，浅指屈筋腱の外側に現れて手掌枝（皮枝）を分枝する．その後，浅指屈筋腱と橈側手根屈筋腱の間を下行して，屈筋支帯の深層より手根管に入る．

手根管では，尺骨神経との交通枝を出すほか，母指球筋（短母指外転筋・母指対立筋・短母指屈筋浅頭）への筋枝（反回枝）と総掌側指神経（第1～4指の皮枝）に分かれる．

前骨間神経：円回内筋の深部において正中神経から起こる．前腕骨間膜の前面を下行しながら深指屈筋・長母指屈筋・方形回内筋への筋枝を分枝する．

正中神経の反回枝：屈筋支帯の遠位端において，手根管を通過した正中神経から分枝され，母指球筋のなかに入って短母指屈筋（浅頭）・短母指外転筋・母指対立筋に分布する．

脊髄神経

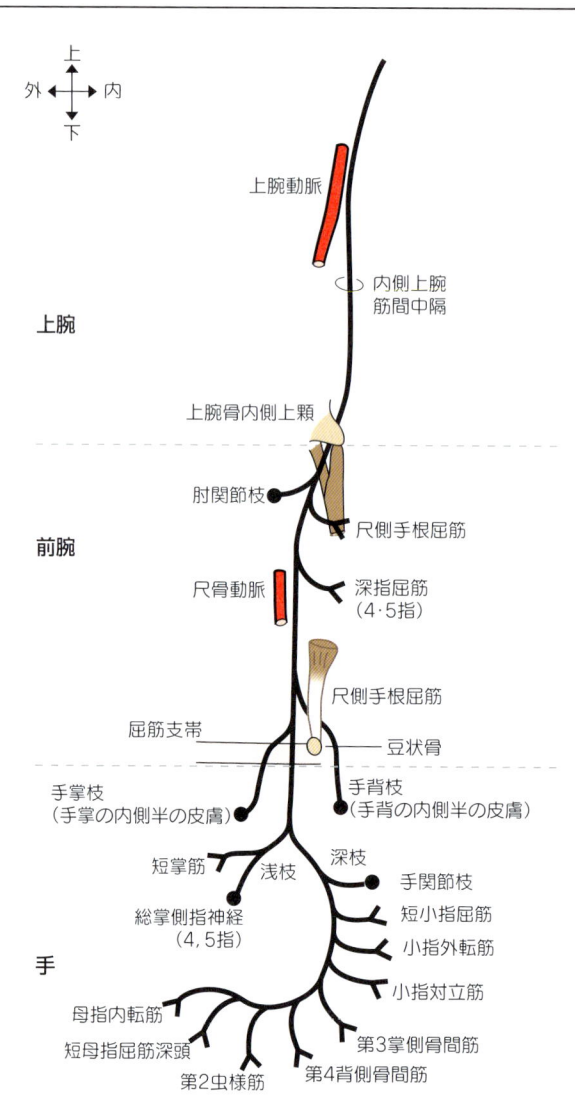

尺骨神経
Ulnar nerve (C8, T1)

尺骨神経（C8〜T1）

起始：腕神経叢の内側神経束
おもな分布域：尺側手根屈筋および深指屈筋の
　　　　　　　内側半部・小指球筋・中手筋の大半・母
　　　　　　　指球筋の一部・手の内側半の皮膚

　腋窩動脈の内側に位置する内側神経束から起こり，上腕動脈の内側に沿って進む．その後，上尺側側副動脈とともに内側上腕筋間中隔の後方（筋間中隔と上腕三頭筋の間）を通って上腕骨内側上顆の後方（尺骨神経溝）にいたる．尺側手根屈筋の2頭（内側上顆起始・肘頭起始）間の起始腱膜下にできたトンネル（肘部管）をくぐって前腕に入る．

　前腕では，尺側手根屈筋の深層（尺側手根屈筋と深指屈筋との間）を尺側動脈と伴行しながら両筋（深指屈筋は内側半）に筋枝を出す．さらに，尺側手根屈筋腱のすぐ外側に沿って下行しながら手背と手掌に向かう皮枝（手背枝と手掌枝）を分ける．また，尺骨神経の本幹は尺側手根屈筋腱に沿って手関節の前面に達し，屈筋支帯の浅層で豆状骨の外側にある尺骨神経管（ギヨン管）を通って手内に入る．

　手内では，浅枝と深枝に分かれる．浅枝は皮神経として薬指と小指に分布するほか，筋枝として短掌筋に分布する．深枝は小指球（短小指屈筋と小指外転筋の間）を通り，深指屈筋腱の深部において深掌動脈弓と一緒に弧を描いて，掌側・背側骨間筋に分枝しながら母指内転筋と短母指屈筋深頭で終わる．

　手背枝は手関節の数 cm 近位で起こり，尺側手根屈筋腱の深部を通って手背の内側半に分布し，薬指と小指の背側指神経となる．

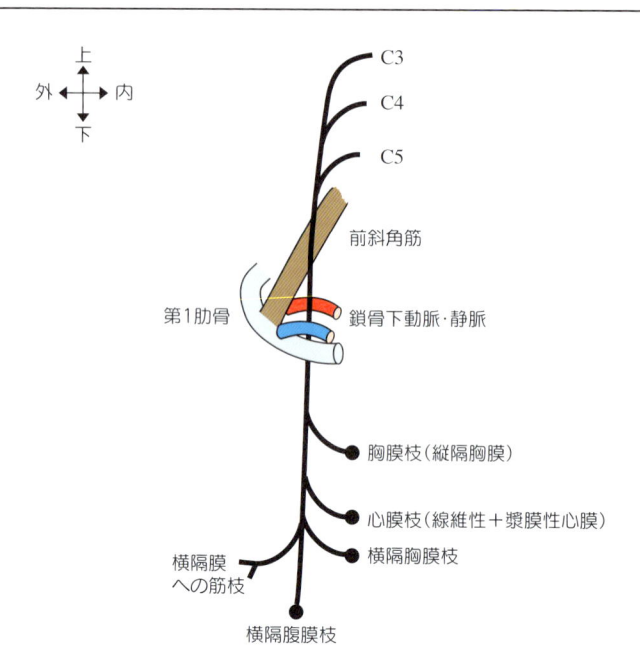

脊髄神経

上 / 下 / 外 / 内

C3
C4
C5

前斜角筋
第1肋骨
鎖骨下動脈・静脈

胸膜枝（縦隔胸膜）
心膜枝（線維性＋漿膜性心膜）
横隔膜への筋枝
横隔胸膜枝
横隔腹膜枝

横隔神経（C3, 4, 5）
Phrenic nerve（C3, 4, 5）

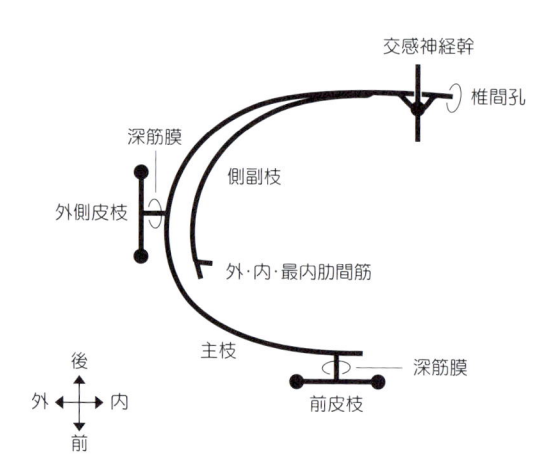

・・

交感神経幹
椎間孔
深筋膜
側副枝
外側皮枝
外・内・最内肋間筋
主枝
深筋膜
前皮枝

後 / 前 / 外 / 内

肋間神経
Intercostal nerve

126

横隔神経（C3〜5）

起始：頸神経叢（C3〜5）
分布：横隔膜・縦隔胸膜・心膜・腹膜

　前・中斜角筋の間の深部でC4を主要分節として頸神経叢から起始する（p114参照）. 深頸筋膜（椎前葉）の深部にて，総頸動脈の外側および，前斜角筋の前方を縦に下行する.
　胸郭上口では，胸鎖関節の後方で鎖骨下静脈と鎖骨下動脈の間（胸膜頂の前方）を通り，胸腔内の縦隔（線維性心膜と縦隔胸膜の間）を下行する.
　右横隔神経は，心膜横隔動脈（内胸動脈の枝）に伴行して右腕頭静脈の外側を通り，右肺門の前方を下行する. 心囊の右側表面（上大静脈・右心房・下大静脈の外側）を通過する際には心膜枝（感覚枝）を分ける. そして，横隔膜に達した後，横隔膜への筋枝となって終わるほか，横隔膜大静脈孔を経由して横隔膜下面にいたり，腹膜の感覚にも関係する.
　左横隔神経は，左総頸動脈の外側にある心膜横隔動脈に伴行して，左肺門の前方を下行する. 心囊の左側表面（左心房・左心室の外側）を通って心尖の後方に回り込みながら心膜枝を分ける. 横隔膜上面に達して横隔膜への筋枝を出すほか，腱中心左側の横隔膜の筋質部を貫通し，横隔膜下面の腹膜の感覚にも関係する.
　鎖骨下筋神経から起始する副横隔神経（C5）は，第1肋骨近くで，横隔神経と交通することがある.

肋間神経（T1〜11）・肋下神経（T12）

起始：胸神経の前枝
おもな分布域：胸腹壁の筋・胸腹壁の皮膚

　椎間孔から出た直後で後枝と分かれ，上肋横突靱帯の前方を通る. その後，肋骨下縁（肋骨溝）に沿って，肋間静脈・動脈の下方を走行する（内肋間筋と最内肋間筋の間）. また，肋間神経は，白交通枝・灰色交通枝との連絡によって胸部交感神経幹（神経節）と接続する.
　肋骨角の付近では，主枝と側副枝に分かれる. 主枝は肋骨溝に沿ったまま前方に進むが，側副枝は，1つ下位の肋骨の上縁に沿って走行する.

外側皮枝：肋間神経主枝から分枝する. 側胸部で前鋸筋の起始部，側腹部で外腹斜筋を貫いて皮下に出現する. とくに，T2〜3の外側皮枝は肋間上腕神経として上腕内側部の皮膚に分布する.

前皮枝：主枝と側副枝の両方から出る. 胸骨側縁から皮下に出て前胸壁に分布する. 前腹部においては腹直筋を貫いて皮下に出る.

<u>各分節の肋間神経</u>
T1：外側皮枝は腕神経叢に合流する.
T2〜3：外側皮枝は肋間上腕神経と呼ばれる.
T4〜5：皮枝は乳頭レベルに分布する.
T7〜11：各肋骨に沿って前に進み，肋骨弓の深部を走って，腹直筋鞘のなかで腹直筋の深部に達し，同筋を支配する. また，前皮枝は，腹直筋を貫いて皮下に達する（T10は臍レベルに分布）.
T12：T12は，肋下神経として，第12肋骨の下方を通り，その枝は腰神経叢にも合流する.

脊髄神経

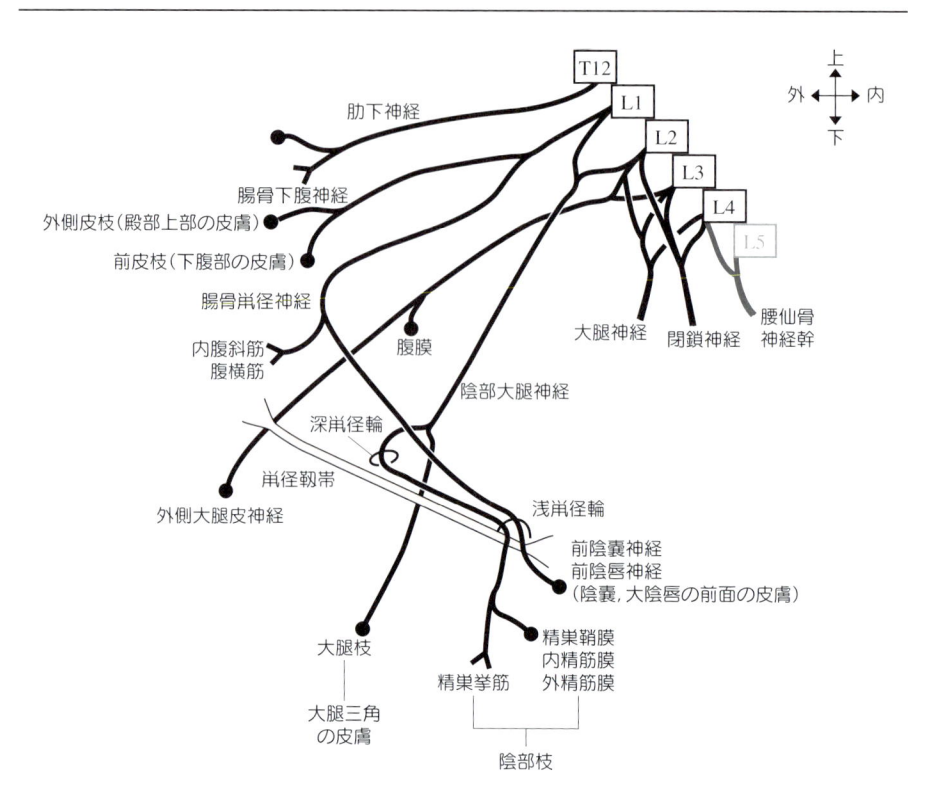

腰神経叢
Lumbar plexus (T12, L1, 2, 3, 4)

腰神経叢（T12〜L4）
起始：T12〜L4の前枝
分布域：以下に示す．

　腰神経叢は，腰部脊柱側方にある大腰筋のなかで，T12〜L4前枝が交通し合って形成される．

腸骨下腹神経（L1）：L2レベルの高さで大腰筋の外側から現れ，腰方形筋の前面を横切る．腹横筋を貫いて腹横筋と内腹斜筋の間を走行し，両筋に枝を出す．さらに，腸骨稜の上方で内・外腹斜筋を貫いて外側皮枝を出すほか，前腹壁にて前皮枝も出す．

腸骨鼡径神経（L1）：腸骨下腹神経の下方に位置する．腎臓下端の後方で大腰筋の外側から現れ，腰方形筋の前面を横切る．腹横筋と内腹斜筋を貫いて支配枝を出した後,鼡径管を通って，陰嚢前面の皮下にいたる前陰嚢神経になる（女性では大陰唇の皮下にいたる前陰唇神経）．

陰部大腿神経（L1〜2）：大腰筋を貫いてこの筋の前面を下行し，陰部枝と大腿枝に分かれる．右側の陰部大腿神経は，尿管の動脈，性腺動脈，回結腸動脈の後方にあり，左側では，尿管の動脈，性腺動脈，左結腸動脈の後方にある．
　陰部枝：外腸骨動脈と交差して深鼡径輪へ向かい，鼡径管を貫通する（男性では精索，女性では子宮円索に伴う）．男性では陰嚢内の精巣挙筋に筋枝を送るほか，女性では大陰唇の皮下に分布する．
　大腿枝：外腸骨動脈とともに鼡径靱帯の下をくぐって，大腿動静脈とともに血管裂孔へ向かい，大腿前面に出て皮膚に分布する．

外側大腿皮神経（L2〜3）：腸骨稜の下方で大腰筋外側から現れ，腸骨窩にて腸骨筋の前面（右：盲腸，左：下行結腸の後方）を斜下方に通り，上前腸骨棘に向かう．上前腸骨棘の直下で鼡径靱帯の下をくぐって，大腿外側部の皮下に分布する．

腰仙骨神経幹（L4〜5）：大腰筋内でL4〜5によって形成され，大腰筋内側面から骨盤上口に出て下行し，骨盤側壁で仙骨神経叢に参加する．

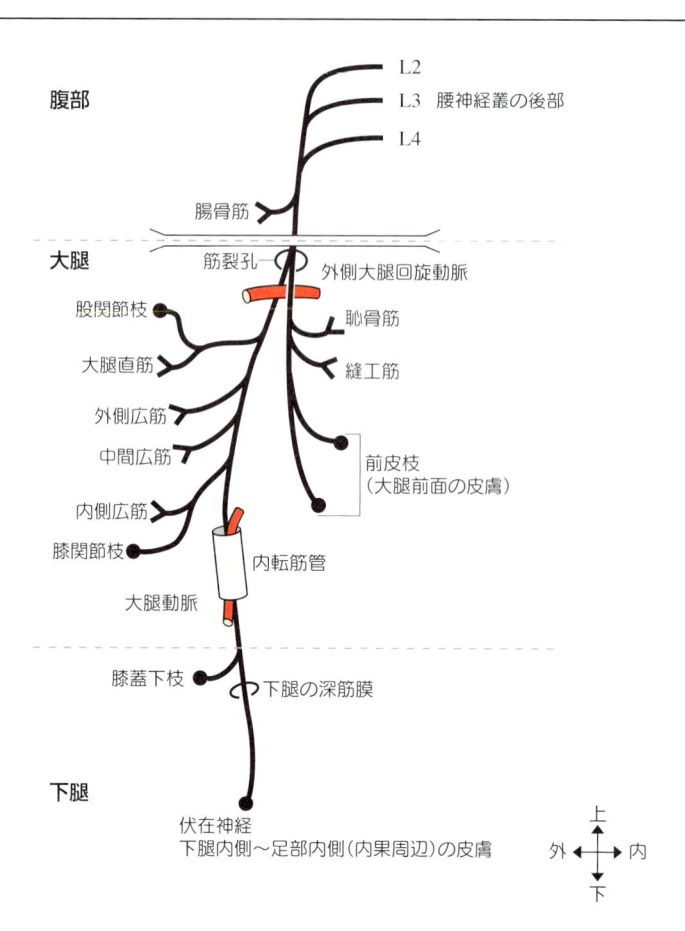

大腿神経
Femoral nerve（L2, 3, 4）

大腿神経（L2～4）

起始：L2～4
分布域：腸骨筋・大腿伸筋群・大腿前面の皮膚・下腿内面～内果周辺の皮膚

　大腰筋のなかでL2～4によって形成され，腸骨窩の下部にて大腰筋外側縁（腸骨筋との間の溝）をから出現し，腸骨筋に筋枝を出す．その後，大腿動脈より外側で腸腰筋の腱とともに鼡径靱帯の下（筋裂孔）をくぐって大腿前面の大腿三角に達する．大腿三角のなかでは，前皮枝（大腿前面の皮枝で4本程度）・筋枝（恥骨筋枝・縫工筋枝・大腿四頭筋枝）・伏在神経に分かれる．

伏在神経：大腿神経の皮枝．大腿動脈とともに大腿三角を下行し，大腿三角の下端から縫工筋の深部に入り内転筋管（ハンター管）に達する．内転筋管内では，大腿動脈に巻きつくように下行し，管の下部では縫工筋停止部の後方で大腿筋膜を貫いて膝関節内側の皮下に出現する．

　皮下では，皮神経として脛骨内側顆の前方に向かって膝蓋下部に分布する（膝蓋下枝）ほか，大伏在静脈と伴行しながら脛骨内側面の皮下を下行し（内側下腿皮枝），最終的に足部の内側で内果周辺に分布する．

脊髄神経

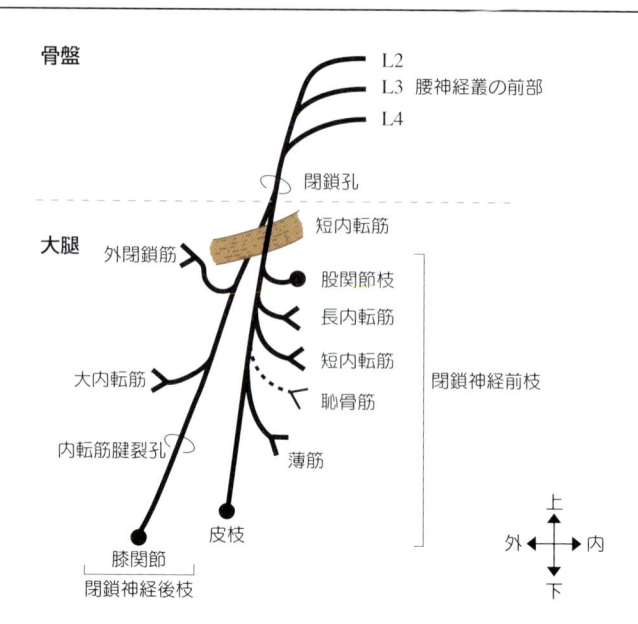

閉鎖神経
Obturator nerve (L2, 3, 4)

閉鎖神経（L2～4）

起始：L2～4
分布域：内転筋群，大腿内側の皮膚

　大腰筋のなかでL2～4によって形成され，総腸骨動静脈の後方で，大腰筋の内側縁から出現し，骨盤上口にいたる．骨盤内面にて内閉鎖筋の上方を前方に向かい，恥骨上枝の内面にある閉鎖溝に導かれながら閉鎖孔の上縁を貫通し，恥骨筋の深層にて大腿に出る．

　閉鎖孔を貫通した直後に外閉鎖筋に支配枝を送り，大腿では，短内転筋を境にして短内転筋の浅層を走る前枝と同筋の深層を走る後枝に分かれる．後枝は，外閉鎖筋の上部筋束を貫いて短内転筋の深層に達し，大内転筋の前面を下行しながら大内転筋枝を出す．前枝は，長内転筋と短内転筋の間に入って短内転筋の前面を下行しながら，短内転筋・長内転筋・薄筋に筋枝を出すほか，大腿神経の皮枝ともに，大腿内側部の皮膚を支配する．

脊髄神経

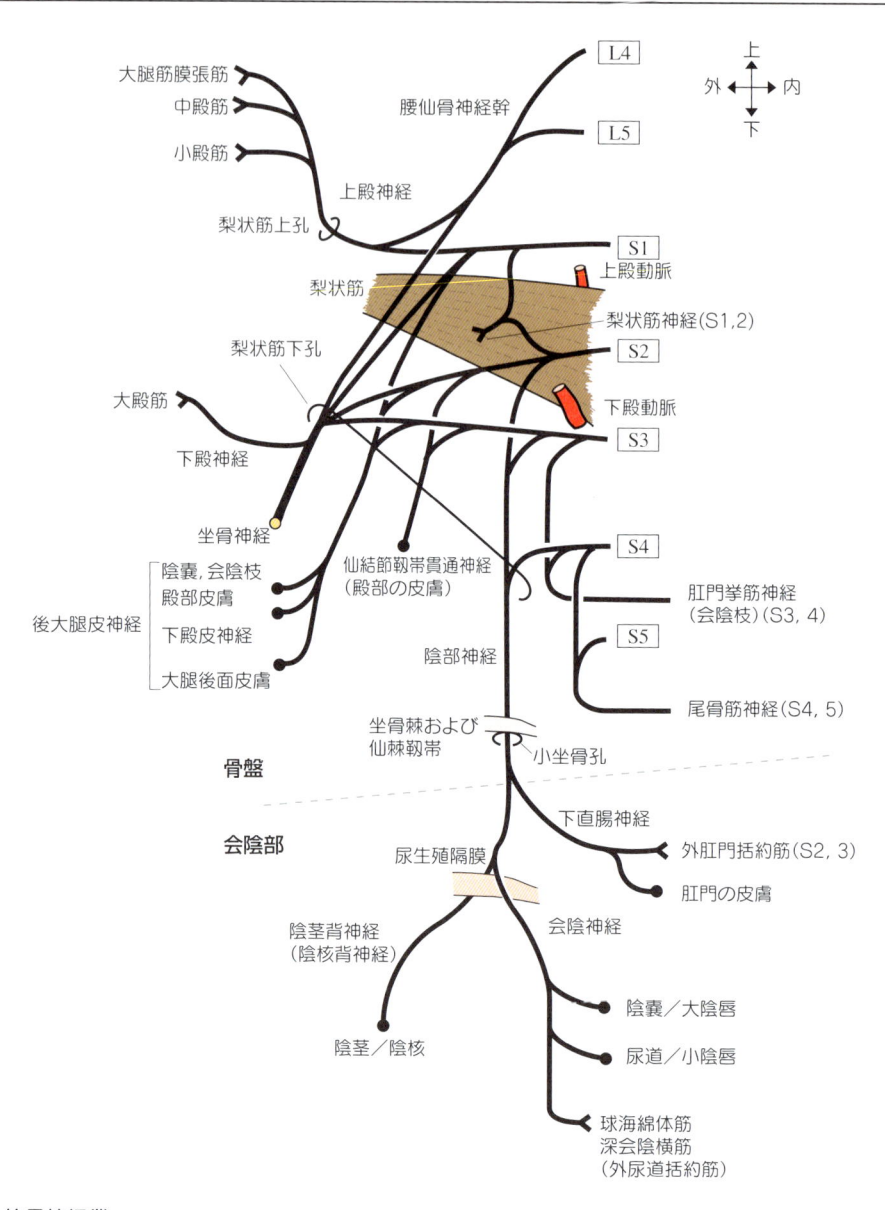

仙骨神経叢
Sacral plexus (L4, 5, S1, 2, 3, 4, 5)
前方からみた図
注）この他に，①内閉鎖筋神経（上双子筋枝，内閉鎖筋枝）
　　　　　　　②大腿方形筋神経（下双子筋枝，大腿方形筋枝，股関節枝）

仙骨神経叢（L4〜S4）

起始：L4〜S4の前枝（L4〜5は腰仙骨神経幹にて参加）
分布域：以下に示す

腰仙骨神経幹（L4〜5）と仙骨神経前枝（S1〜4）が骨盤内で形成する神経叢で，以下の枝を分枝する．

上殿神経（L4〜S1）：仙骨神経叢上部から現れ，梨状筋上孔（大坐骨孔を占める梨状筋の上縁にできた孔）を通って骨盤の外に出る．腸骨外面では，中殿筋と小殿筋の間を走行し，両筋に支配枝を出すほか，上前腸骨棘の下方に起始する大腿筋膜張筋にも支配枝を送る．

下殿神経（L5〜S2）：梨状筋下孔（大坐骨孔を占める梨状筋の下縁にできた孔）を通って大殿筋の深層に達し，大殿筋に筋枝を出す．

後大腿皮神経（S1〜3）：梨状筋下孔から大殿筋深層に出て下行する．大殿筋下縁からは下殿皮神経が分枝して殿部の皮下に分布するほか，会陰部に向かう会陰枝が分枝する．また，大腿部後面で後大腿皮神経本幹は，大腿二頭筋長頭よりも浅層を下行して，大腿後面の皮神経となる．

陰部神経（S2〜4）：大坐骨孔（梨状筋下孔）を通って坐骨棘に付着する仙棘靱帯の浅層を通り，内部陰部動静脈とともに小坐骨孔に進入する．小坐骨孔から内閉鎖筋下部の表面に続く結合組織の鞘；陰部神経管（アルコック管）を通って骨盤底に達し，坐骨直腸窩の外側壁に沿って前方へ進む．坐骨直腸窩では，肛門に向かう下直腸神経を分枝する．下直腸神経は外肛門括約筋を支配するほか，肛門の周囲の感覚も担う．さらに，陰部神経本幹は会陰部へと進み，尿生殖隔三角の諸筋への支配枝を出すほか，尿生殖隔膜の浅層にある会陰神経（陰嚢・大陰唇の後面に分布）と尿生殖隔膜の深層に向かう陰茎（陰核）背神経になる．

仙結節靱帯貫通神経（S2〜3）：陰部神経とともに小坐骨孔に入り，仙結節靱帯を貫通して大殿筋の深層に出る．その後，大殿筋下縁内側部をまわって殿部の皮神経として皮下に出る．

<u>他の仙骨神経叢の枝</u>
梨状筋神経（S1〜2）：骨盤内にある仙骨神経叢から分枝され，梨状筋を支配する．

大腿方形筋神経（L4〜S1）：骨盤内の仙骨神経叢において坐骨神経の前面から起こり，大坐骨孔（梨状筋下孔）を通って骨盤外に出る．内閉鎖筋と上・下双子筋の深層に進み，下双子筋および大腿方形筋へいたる．

内閉鎖筋神経（L5〜S2）：骨盤内の仙骨神経叢において坐骨神経の前面から起こり，大坐骨孔（梨状筋下孔）通って，骨盤を出る．坐骨棘の浅層（陰部神経の外側）を下行して上双子筋へ枝を送るほか，内閉鎖筋枝は小坐骨孔に進んで内閉鎖筋に分布する．

肛門挙筋神経（S4）：骨盤腔内から骨盤底を形成する肛門挙筋に分布する．

注）仙髄から起始する副交感神経として，骨盤内臓神経（S2〜4）がある．骨盤の内臓に分布し，排尿や排便に関与する．

脊髄神経

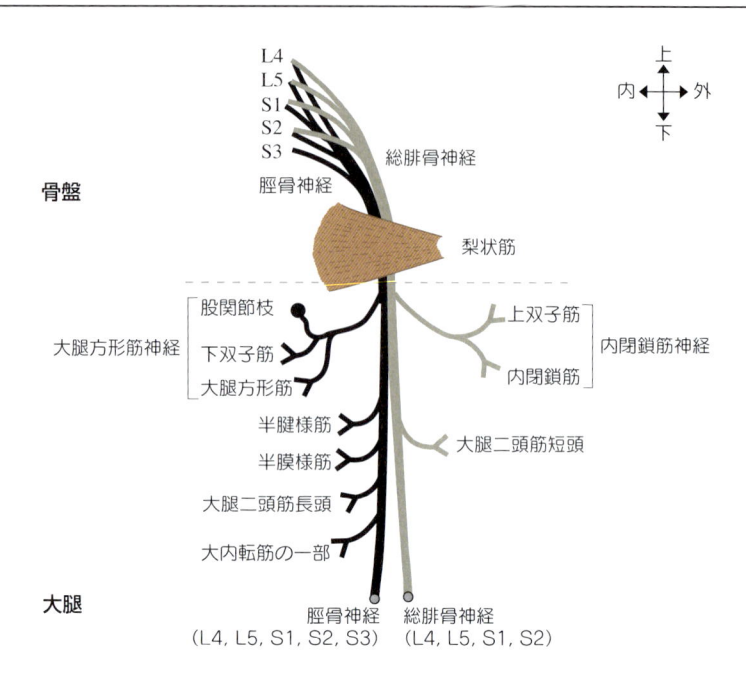

骨盤

L4
L5
S1
S2
S3
脛骨神経
総腓骨神経
梨状筋

大腿方形筋神経 [股関節枝
下双子筋
大腿方形筋]

内閉鎖筋神経 [上双子筋
内閉鎖筋]

半腱様筋
半膜様筋
大腿二頭筋短頭
大腿二頭筋長頭
大内転筋の一部

大腿

脛骨神経
(L4, L5, S1, S2, S3)

総腓骨神経
(L4, L5, S1, S2)

坐骨神経
Sciatic nerve (L4, 5, S1, 2, 3)
後方からみた図

坐骨神経（L4 〜 S3）
起始：L4 〜 S3 の前枝
分布域：脛骨神経・総腓骨神経に分かれる

　仙骨神経叢の上部から起始し，総腓骨神経と脛骨神経が合して形成されている．梨状筋下孔を通って大殿筋の深層に出る．骨盤外面から見ると，上双子筋・内閉鎖筋の腱・下双子筋・大腿方形筋の浅層を通って大転子と坐骨結節の間を下行し，大内転筋の浅層（大腿二頭筋の深層）にいたる．

　大腿後面において，坐骨神経は総腓骨神経部と脛骨神経部が外見上くっついて見えるだけである．その脛骨神経部からは，半腱様筋・半膜様筋・大腿二頭筋長頭・大内転筋への支配枝が出る．一方，総腓骨神経部からは，大腿二頭筋短頭への支配枝が出る．

　大腿後面を下行しながら大腿下部 1/3 の高さにおいて，大腿二頭筋の深層で総腓骨神経と脛骨神経に分かれる．

脊髄神経

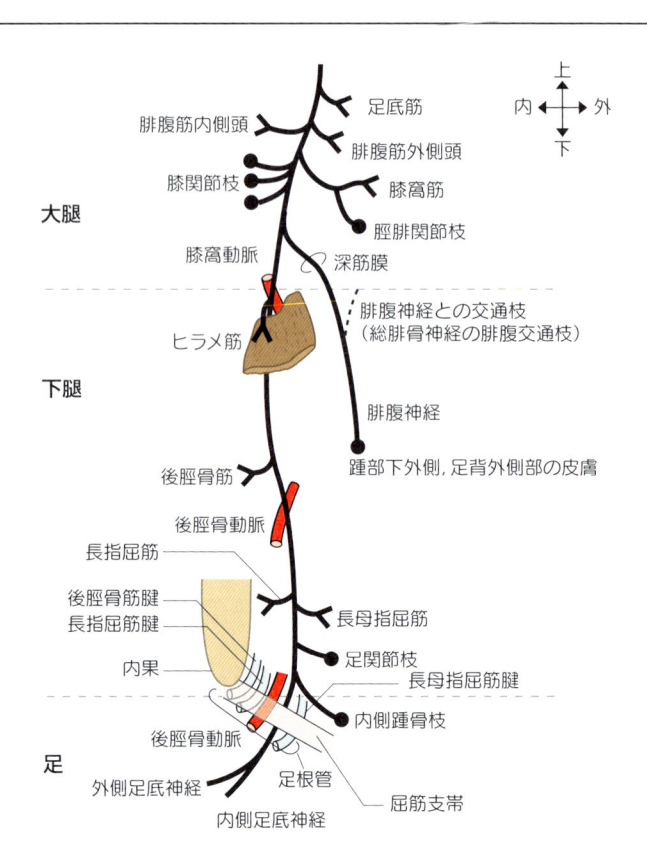

脛骨神経
Tibial nerve（L4, 5, S1, 2, 3）
後方からみた図

脛骨神経（L4 〜 S3）
起始：坐骨神経
分布域：内側・外側足底神経に分かれる

　膝窩の上方（大腿下部 1/3）で坐骨神経が二分岐した 1 枝として始まる．半腱様筋と大腿二頭筋の間から膝窩の中央に向かい，膝窩動静脈の外側を下行する．腓腹筋内側頭と外側頭の間に達する直前に，小伏在静脈に沿って下腿後面に向かう腓腹神経（総腓骨神経由来の外側腓腹皮神経と交通）を分枝した後，腓腹筋の両頭・足底筋・ヒラメ筋・膝窩筋に支配枝を送る．そして，脛骨神経本幹は，腓腹筋両頭間からこの深層に入り，さらにヒラメ筋起始部（ヒラメ筋腱弓）の深部をくぐって，下腿後区画の深層に達する．

　下腿深層において，後脛骨筋の表面で長母指屈筋と長指屈筋の間に沿って，穏やかに内側下方に走行し，これら 3 筋の腱とともに内果後面に向かう．内果後面では，後脛骨動脈と長母指屈筋腱の間を通って屈筋支帯をくぐり，内側・外側足底神経に分かれて足根管から足底に入る．

脛骨神経の枝
腓腹神経：膝窩のなかで始まり，腓腹筋両頭によって形成される膝窩の下縁の浅層を乗り越えて下腿後面の皮下に達する．ここで，小伏在静脈に沿って下行しながら総腓骨神経からの外側腓腹皮神経と交通し，上腓骨筋支帯の表面から外果の後方に向かう．そして，足背の外側で外側足背皮神経となって終わる．

脊髄神経

下腿
後方よりみる

腓骨頸
外側腓腹皮神経
ふくらはぎ上外側部の皮膚
腓腹交通枝
（腓腹神経に合する）
上枝
下枝 ｝膝枝
脛腓関節枝

下腿
前方よりみる

浅腓骨神経　　　深腓骨神経

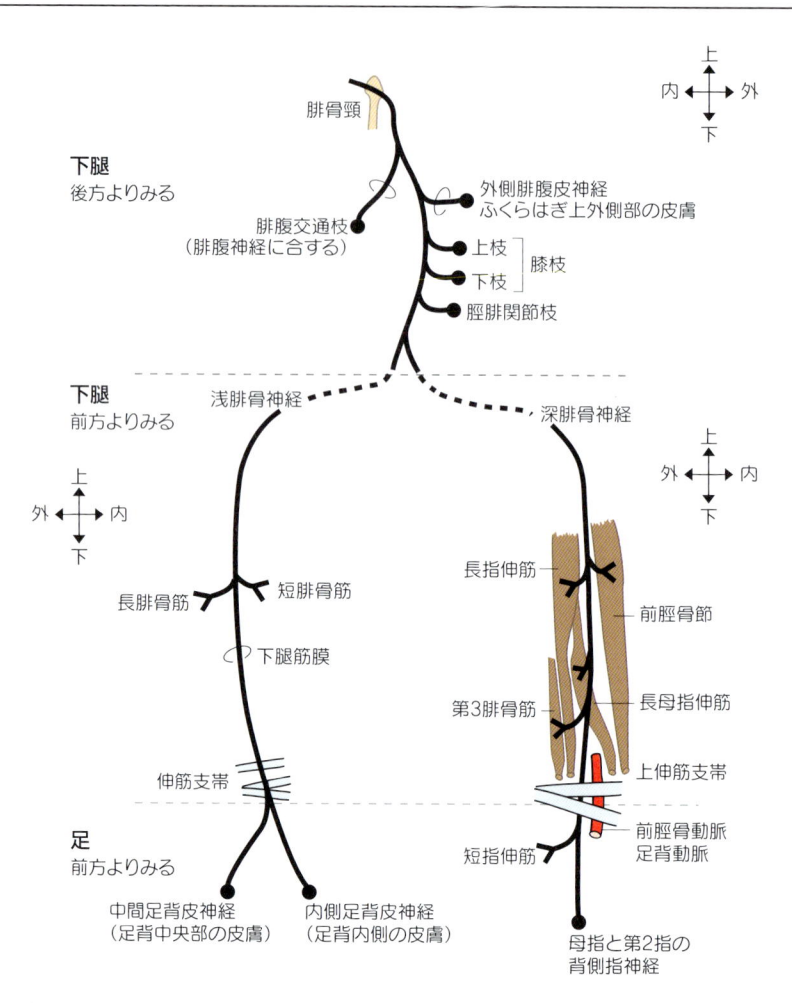

長腓骨筋　短腓骨筋
長指伸筋
前脛骨筋
下腿筋膜
第3腓骨筋
長母指伸筋
上伸筋支帯
伸筋支帯
前脛骨動脈
足背動脈
短指伸筋

足
前方よりみる

中間足背皮神経　内側足背皮神経　　　母指と第2指の
（足背中央部の皮膚）（足背内側の皮膚）　背側指神経

総腓骨神経（浅・深腓骨神経）
Common, superficial and deep fibular (peroneal) nerves
注）総腓骨神経は後方からみた図であるが，浅・深腓骨神経は前方からみた図である．

総腓骨神経（L4〜S2）
起始：坐骨神経
分布域：浅・深腓骨神経に分かれる

　膝窩の上方（大腿下部1/3）で坐骨神経が二分岐した1枝として始まり，大腿二頭筋の下縁から膝窩の上外側縁に沿って下行しながら腓骨頭に向かう．この際に，下腿後面の皮神経である外側腓腹皮神経（および腓腹交通枝）を分枝する．神経本幹は，腓骨頭の直下（腓骨頸）を後方から外側に回り込んで長腓骨筋の起始部深部に入り，浅腓骨神経と深腓骨神経に分かれる．

浅腓骨神経（L5〜S2）
起始：総腓骨神経
分布域：以下に示す

　腓骨頸の外側を回り込む総腓骨神経が二分岐したうちの1枝として，長腓骨筋深部で起こり，下腿の外側区画にて長腓骨筋と短腓骨筋の間を前下方に向かう．長・短腓骨筋枝を出した後，この神経の本幹は皮神経として長腓骨筋と長指伸筋の間（前下腿筋間中隔）を下行する．下腿1/2以下の高さでは，深部筋膜を貫いて皮下に達し，上・下伸筋支帯の浅層を下行して，足背では内側・中間足背皮神経に続く．

深腓骨神経（L4〜S2）
起始：総腓骨神経
分布域：以下に示す

　長腓骨筋深部にて起始して腓骨の外側面を前方に回り込み，前下腿筋間中隔を貫通して下腿の前区画にいたる．ここで長指伸筋深部に達して前脛骨筋枝・長指伸筋枝を出し，下行しながら長母指伸筋枝を分枝する．そして，この神経の本幹は前脛骨動脈とともに下腿骨間膜の前面を下行し，前区画の下3/4の高さでは，長母指伸筋と前脛骨筋の間に位置する．
　足関節の前面では，上・下伸筋支帯の深層にて，前脛骨動脈と長指伸筋腱の間を下行し，足背にいたる．ここで短母指伸筋枝・短指伸筋枝を出すほか，残りが皮枝となって母指と第2指の間の皮膚に分布する．
（図示されないその他の枝として，足関節への関節枝などもある）

脊髄神経

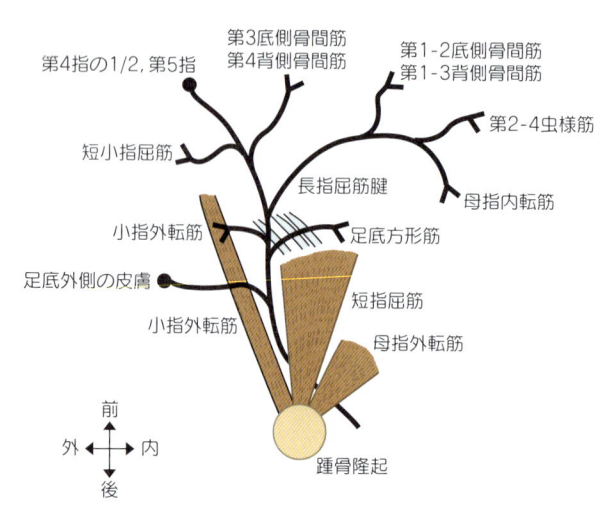

第4指の1/2, 第5指
第3底側骨間筋
第4背側骨間筋
第1-2底側骨間筋
第1-3背側骨間筋
短小指屈筋
第2-4虫様筋
長指屈筋腱
母指内転筋
小指外転筋
足底方形筋
足底外側の皮膚
短指屈筋
小指外転筋
母指外転筋
外←→内
前／後
踵骨隆起

6 外側足底神経
Lateral plantar nerve (S1, 2)

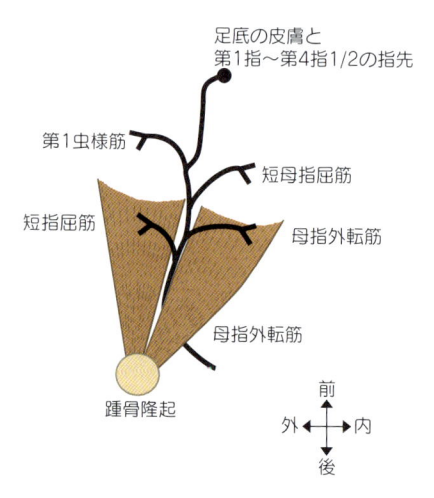

・・

足底の皮膚と
第1指～第4指1/2の指先
第1虫様筋
短母指屈筋
短指屈筋
母指外転筋
母指外転筋
踵骨隆起
外←→内
前／後

内側足底神経
Medial plantar nerve (L4, 5)

外側足底神経
起始：脛骨神経
分布域：以下に示す

　脛骨神経の二分岐の 1 枝として屈筋支帯の深層で起こり，母指外転筋深部（踵骨の載距突起の周辺）で外側足底動脈と伴行する．短指屈筋の深層では，小指外転筋・足底方形筋への支配枝を出すほか，神経本幹は外側前方に進んで浅枝と深枝に分かれる．
　浅枝は，短指屈筋と小指外転筋の間から足底腱膜を貫通して足底の皮膚に向かう皮枝や，第 4 ～ 5 指に向かう底側指神経を分枝する．
　深枝は，短小指屈筋・底側・背側骨間筋に次々と枝を出しながら内側に向かって弓状に走行して母指内転筋の深層に入り込み，この筋へ枝を送る．

内側足底神経
起始：脛骨神経
分布域：以下に示す

　脛骨神経の二分岐の 1 枝として屈筋支帯の深層で起こり，母指外転筋深部（踵骨の載距突起の周辺）で内側足底動脈と伴行する．内側足底神経は，母指外転筋深部で同筋・短指屈筋・短母指屈筋への支配枝を送った後，母指外転筋と短指屈筋の間から足底腱膜を貫通して足底の皮膚に向かう皮枝や第 1 ～ 4 指に向かう底側指神経を分枝する．

NOTES

7 デルマトームと末梢神経分布

デルマトーム：頭頸部　146
末梢神経分布：頭頸部　147
デルマトーム：上肢　148
末梢神経分布：上肢　149
デルマトーム：下肢　150
末梢神経分布：下肢　151
デルマトーム：胸腹部　152

デルマトームと末梢神経分布

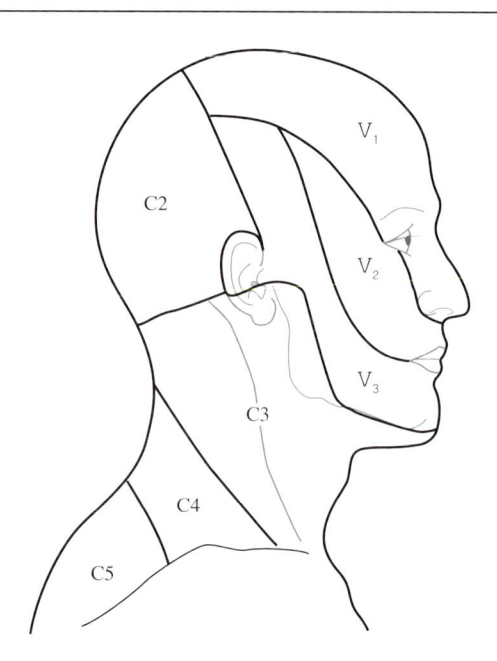

デルマトーム：頭頸部
Dermatomes : head and neck

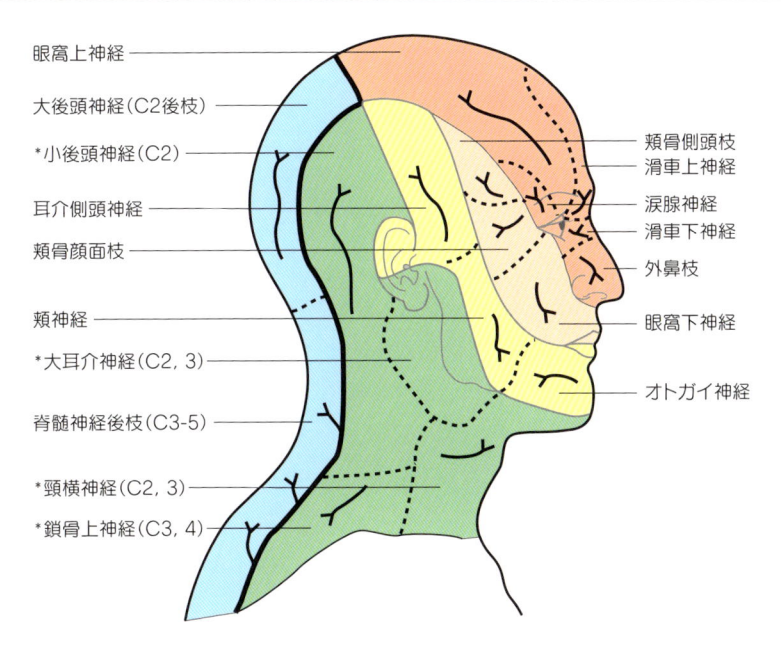

末梢神経分布：頭頸部
Cutaneous nerves : head and neck
＊は頸神経叢の皮枝

デルマトームと末梢神経分布

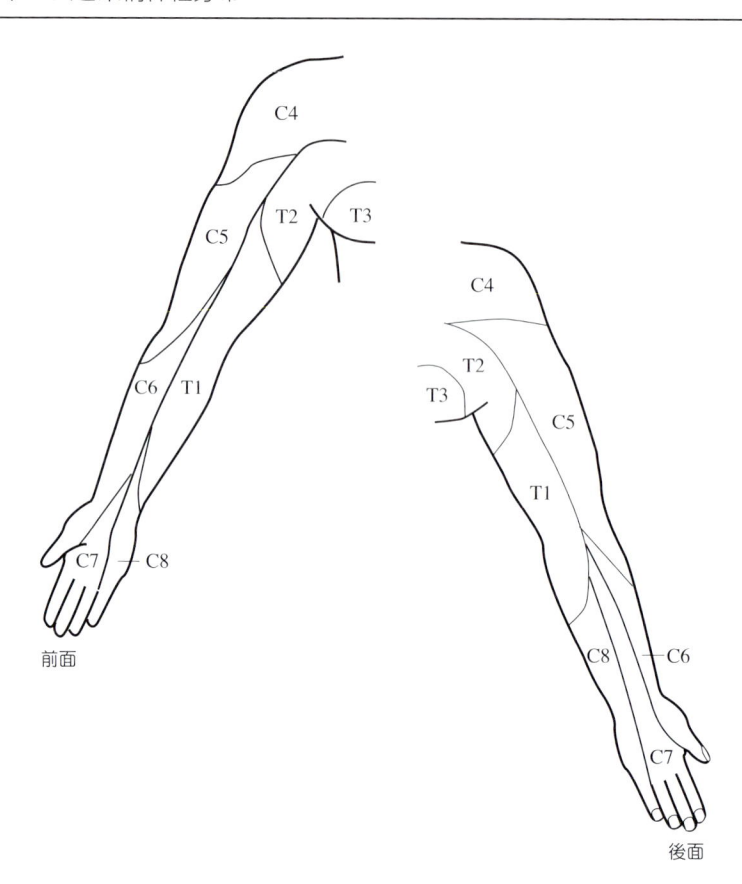

デルマトーム：上肢
Dermatomes：upper limb

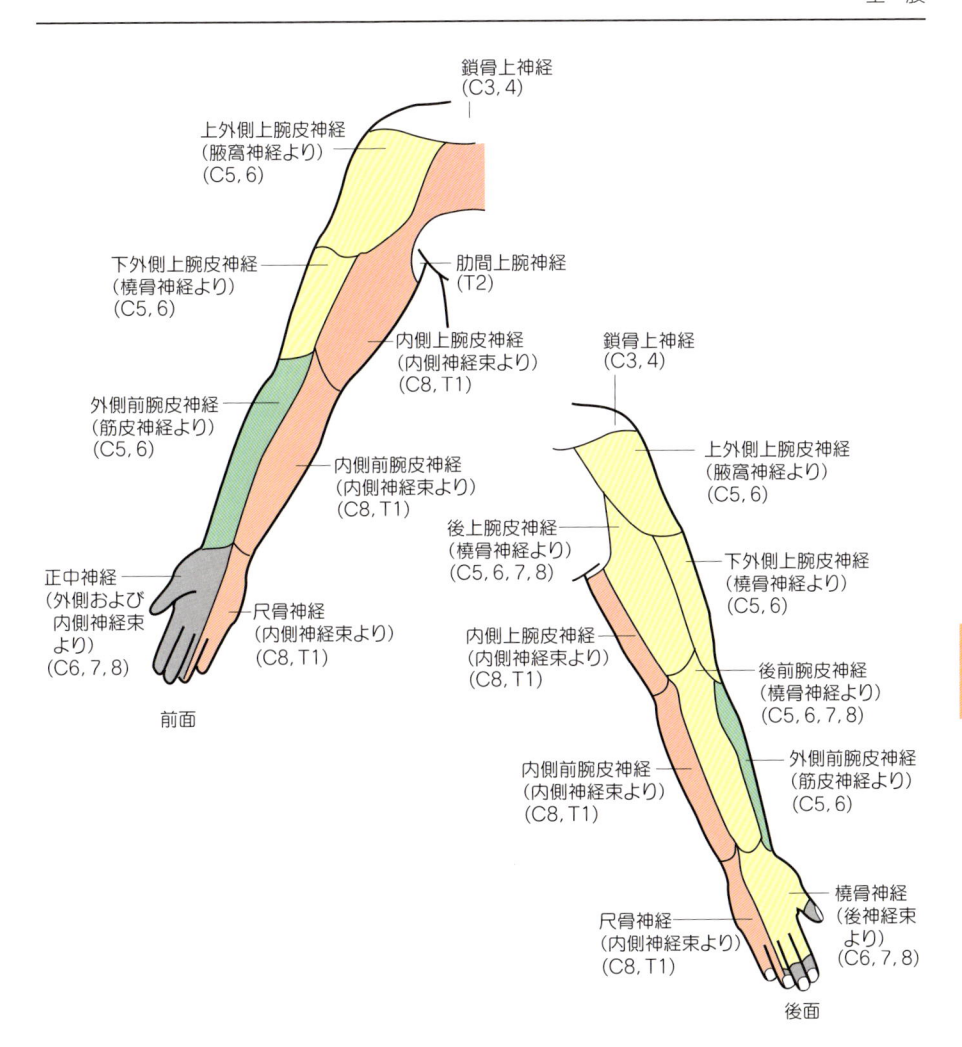

上 肢

鎖骨上神経
(C3, 4)

上外側上腕皮神経
(腋窩神経より)
(C5, 6)

下外側上腕皮神経
(橈骨神経より)
(C5, 6)

肋間上腕神経
(T2)

内側上腕皮神経
(内側神経束より)
(C8, T1)

外側前腕皮神経
(筋皮神経より)
(C5, 6)

内側前腕皮神経
(内側神経束より)
(C8, T1)

正中神経
(外側および
 内側神経束
 より)
(C6, 7, 8)

尺骨神経
(内側神経束より)
(C8, T1)

前面

鎖骨上神経
(C3, 4)

上外側上腕皮神経
(腋窩神経より)
(C5, 6)

下外側上腕皮神経
(橈骨神経より)
(C5, 6)

後上腕皮神経
(橈骨神経より)
(C5, 6, 7, 8)

内側上腕皮神経
(内側神経束より)
(C8, T1)

後前腕皮神経
(橈骨神経より)
(C5, 6, 7, 8)

内側前腕皮神経
(内側神経束より)
(C8, T1)

外側前腕皮神経
(筋皮神経より)
(C5, 6)

尺骨神経
(内側神経束より)
(C8, T1)

橈骨神経
(後神経束
 より)
(C6, 7, 8)

後面

末梢神経分布:上肢
Cutaneous nerves : upper limb

149

デルマトームと末梢神経分布

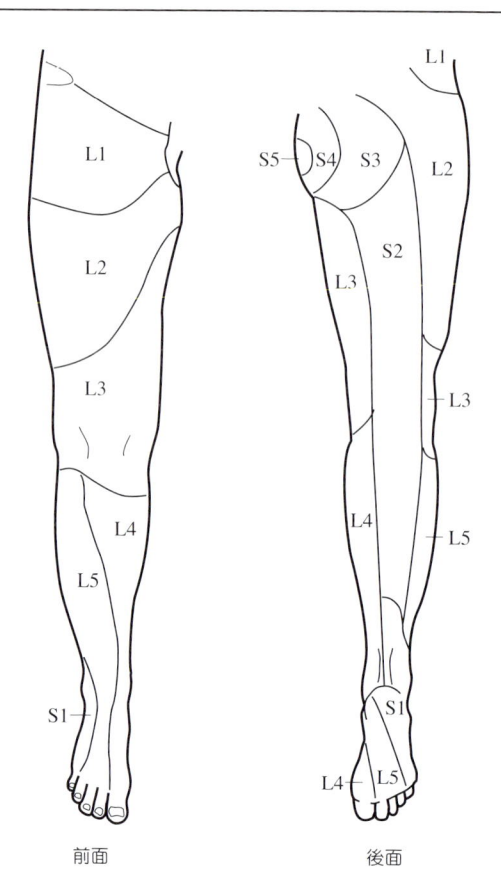

前面　　　　後面

デルマトーム：下肢
Dermatomes : lower limb

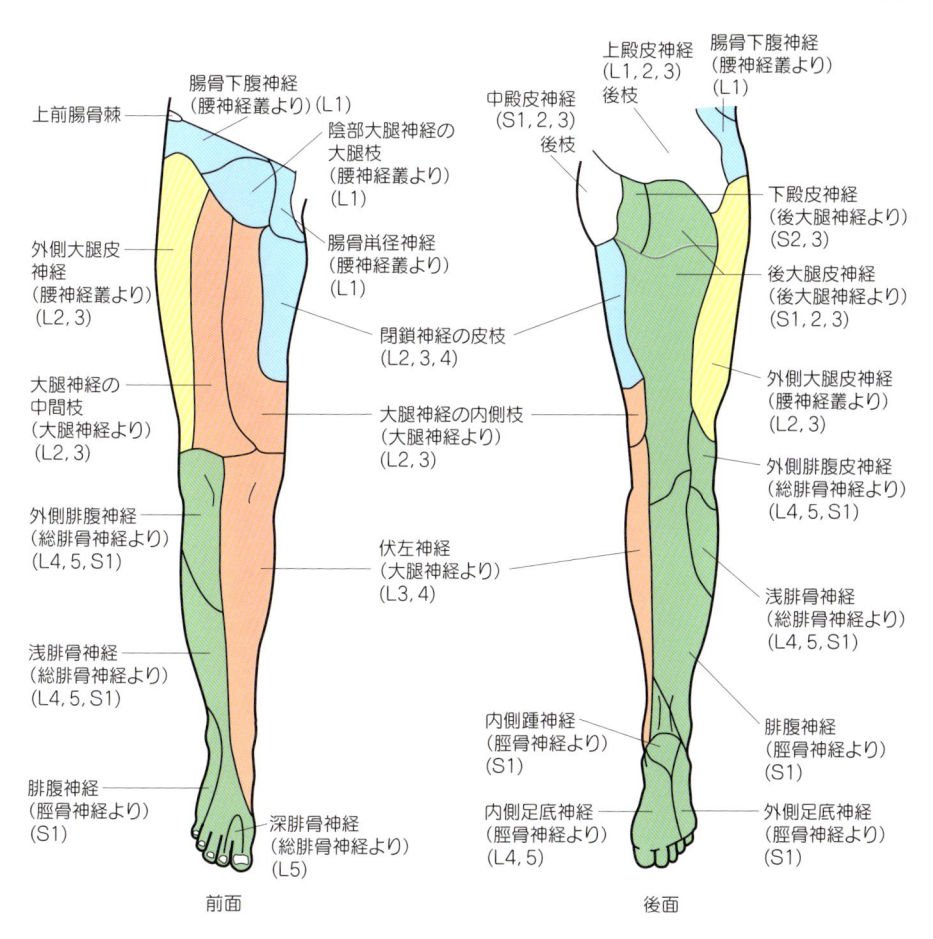

下 肢

末梢神経分布：下肢
Cutaneous nerves：lower limb

デルマトームと末梢神経分布

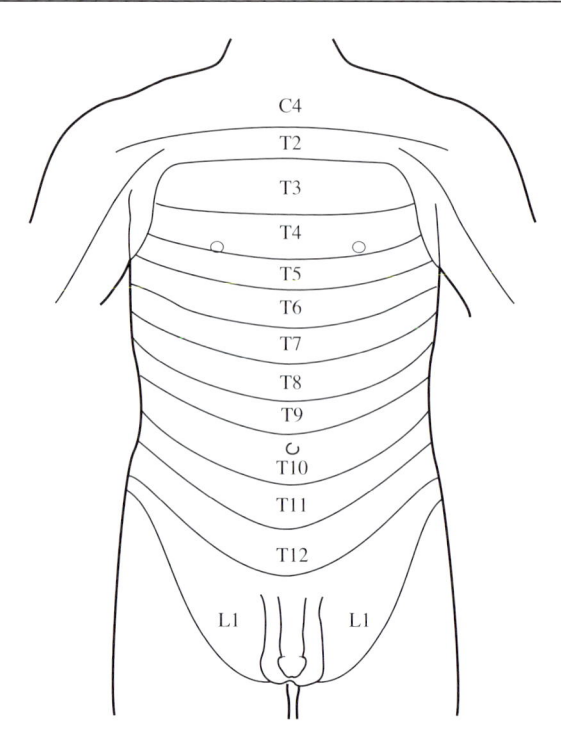

デルマトーム：胸腹部
Dermatomes : thorax and abdomen

8 筋

体幹の筋　154
　胸部の筋　154
　腹部の筋　156
　背部の筋　157
　骨盤底の筋　161
上肢の筋　163
　上肢帯の筋　163
　上腕の筋　164
　前腕の筋　165
　手の筋　169
下肢の筋　170
　内寛骨筋　170
　外寛骨筋　171
　大腿の筋　172
　下腿の筋　174
　足底の筋　176
　足背の筋　177
頭頸部の筋　178
　頭部の筋　178
　頸部の筋　181
　その他の頸部の筋　185
　頭頸部の筋と神経支配のまとめ　189

筋

体幹の筋

胸部3の筋
【浅胸筋】

筋名	起始	停止	作用	支配神経	備考
鎖骨下筋	第1肋骨（肋骨肋軟骨連結付近）の上面	鎖骨下面（中部1/3）の鎖骨下筋溝	鎖骨を内下方に引き、肩関節の動きに合わせて固定する。	鎖骨下筋神経（腕神経叢の上神経幹より）(C5/6)	
大胸筋	鎖骨部：鎖骨内側1/2 胸骨部：胸骨前面・上位6対の肋軟骨 腹部：腹直筋鞘の表面	上腕骨大結節稜（結節間溝の外側唇）と三角筋粗面の前唇	鎖骨部：肩関節の屈曲・内転 胸肋部：肩関節の内転・内旋 吸息の補助	内側・外側胸筋神経（腕神経叢の内側神経束と外側神経束）(C6～8)	筋線維は扇状に重なり、鎖骨部は最も下位に、肋骨部は最も上位で関節包付近に停止する。
小胸筋	第3～5肋骨の前面	肩甲骨烏口突起（内側上面）	肩甲骨を前下方に引く（前鋸筋の補助）。肩甲骨を固定したときに肋骨の挙上		腋窩動脈と腕神経叢の神経束の区分に関して目印となる。
前鋸筋	第1～8肋骨（外面）・中腋窩線より前方の肋間隙の深筋膜	肩甲骨内側縁 第1・2筋束：上角 第3・4筋束：内側縁 第5～8筋束：下角	肩甲骨の外旋と前方に引く。	長胸神経（ベル神経）腕神経叢の根部から (C5～7) 第1・2筋束：C5 第3・4筋束：C6 第5～8筋束：C7	下位の4筋束の起始は外腹斜筋とかみ合う。

体幹の筋

【深胸筋】

	起始	停止	作用	神経	備考
外肋間筋	肋骨下縁（肋軟骨連結付近〜肋肋結節）・外肋間膜	起始より1つ下位の肋骨上縁	肋骨の挙上（吸息）肋間隙の安定	肋間神経（筋枝）	筋束は後方から前方へ斜めに走る。
内肋間筋	肋骨上縁（肋軟骨〜肋骨角まで）・内肋間膜	起始より1つ上位の肋骨下縁	肋骨の下制（呼息）内肋間筋は肋骨を下げ、肋間隙を安定する。		筋束は外肋間筋と直交して斜めに走る。
最内肋間筋	下位の肋骨上縁	起始より1つ上位の肋骨下縁	最内肋間筋は内肋間筋の補助と呼吸時の肋間隙の安定。		これらの3筋は胸壁をなす3つの筋である。最も内面をなす筋で最内肋間筋（前胸壁）、胸横筋（前胸壁）、肋下筋（後壁）
胸横筋	胸骨後面（下部1/3および剣状突起）・下位3対の肋胸結合	第2〜6肋軟骨後面	胸横筋は上位の肋骨を下げる。		
肋下筋	下位6対の肋骨（胸壁後壁の内面）	起始より1〜2つ上の肋骨	肋下筋は下位の肋骨を下げる。		
肋骨挙筋	第7頸椎〜第11胸椎の横突起	起始より1〜2つ下位の肋骨の後面および肋骨角	肋骨の挙上（吸息）	脊髄神経後枝（C8〜T11）	
横隔膜	腰椎部： 右脚は第1・2腰椎体前面 左脚は第1〜3腰椎体前面 内側弓状靱帯 肋骨部： 内側・外側弓状靱帯・下位6対の肋骨（肋軟骨）の内面 胸骨部：2筋束で剣状突起	腱中心（横隔膜のドームの頂部）	吸息 腹圧を高める。	横隔神経（C3〜5）感覚枝は横隔神経および肋間神経（T6〜12）〜第2腰神経根より受ける。	

筋

腹部の筋
【前腹壁の筋】

筋名	起始	停止	作用	支配神経	備考
腹直筋	恥骨結節・恥骨結合	剣状突起・第5〜7肋軟骨（肋骨の内側下縁）	体幹の前屈 腹圧を高める. 呼息の補助	肋間神経（T7〜12）	腱画を有する.
錐体筋	恥骨結節・恥骨結合	白線（下部）	腹直筋鞘下部の強化 白線を下方に引く.	肋下神経（T12）	

【側腹壁の筋】

筋名	起始	停止	作用	支配神経	備考
外腹斜筋	第5〜12肋骨の外面	腸骨稜（前部1/2）・鼠径靱帯・恥骨結節（恥骨稜）・腹直筋鞘をなして白線・剣状突起	腹壁を保持 体幹の回旋・外転・屈曲 腹圧を高める. 呼息の補助	肋間神経（T5〜12）	前鋸筋（4筋束）とかみ合う.
内腹斜筋	腸骨稜（前2/3）・胸腰筋膜・鼠径靱帯（外側2/3）	胸郭の肋骨下縁（第10〜12肋骨の肋骨・肋軟骨）・腹直筋鞘（前葉・後葉）をなして白線・鼠径鎌（恥骨稜につく）		肋間神経（T10〜12）・腸骨下腹神経（L1） 鼠径鎌付近は腸骨鼠径神経（L1）	鼠径鎌は鼠径管の後壁を補強する.
腹横筋	胸郭の肋骨下面（第7〜12肋骨の内面）・胸腰筋膜・腸骨稜（前2/3）・鼠径靱帯（外側1/2）	腹直筋鞘（後葉・前葉）をなして白線・鼠径鎌（恥骨稜につく）	腹壁を保持 腹圧を高める. 呼息の補助	肋間神経（T7〜12）・腸骨下腹神経（L1） 鼠径鎌付近は腸骨鼠径神経（L1）	
精巣挙筋	内腹斜筋（および腹横筋）の下縁の筋束が分かれて鼠径管に入る.	精索・精巣・精巣鞘膜を網状に包む. 若干の筋線維が肋骨結節に反転する.	精巣の挙上	陰部大腿神経（L1/2）の陰部枝と交感神経線維	

156

体幹の筋

【後腹壁の筋】

腰方形筋	前部：第3、4腰椎の肋骨突起 後部：腸骨稜（後1/3）、腸腰靱帯	前部：第12肋骨（下縁） 後部：第1～4腰椎の肋骨突起、第12肋骨	呼吸時に第12肋骨を固定する。 腰椎の側屈（片側が作用）	腰神経叢の枝（T12～L3）

背部の筋
【浅背筋】

僧帽筋	後頭骨の上項線（内側1/3）・頸椎～胸椎（T12まで）の棘突起・項靱帯・棘上靱帯（T12まで）	上部：鎖骨（外側1/3） 中部：肩峰および肩甲棘外側部 下部：肩甲棘内側端（三角筋結節の付近）	上部：肩甲骨の挙上 中部：肩甲骨を後方に引く 下部：肩甲骨の下制 以上が協調して働くと、肩甲骨の回転（上肢の外転時に） 肩甲骨が固定されていると きは頭部の伸展および側屈	副神経（XI）（脊髄根由来でC1～5）と、頸神経叢の枝（C3/4）の二重支配（頸神経は感覚線維として加わる）
広背筋	胸椎～腰椎の棘突起・棘上靱帯（T7以下）・正中仙骨稜・胸腰筋膜・腸骨稜（後1/3）・下位4対の肋骨（外腹斜筋とかみ合う）・肩甲骨下角	上腕骨の小結節稜（結節間溝の床で大円筋の停止の周囲）	肩関節の内転・内旋・伸展 深呼吸の補助	胸背神経（腕神経叢の後神経束より）（C6～8）
肩甲挙筋	第1～4頸椎の横突起（後結節）	肩甲骨上角	肩甲骨の挙上	肩甲背神経（腕神経叢の根部より）（C4/5）
小菱形筋	項靱帯の下部・第7頸椎～第1胸椎の棘突起	肩甲骨の内側縁上部の小部分（肩甲棘のレベル）	肩甲骨の挙上（内側/後方へ） 肩甲骨を安静位へ回旋させて戻す．	
大菱形筋	第2～5胸椎の棘突起・棘上靱帯	肩甲骨内側縁（下部1/2で、肩甲骨下角と肩甲棘基部（内側縁）の間）		

【深背筋】

筋名	起始	停止	作用	支配神経	備考
上後鋸筋	第7頸椎～第2胸椎の棘突起・棘上靱帯	第2～5肋骨の後面	肋骨の挙上（吸息の補助）	肋間神経（T2～5）	
下後鋸筋	第11胸椎～第2腰椎の棘突起・棘上靱帯	第9～12肋骨の後面	肋骨の下制（呼息の補助）	肋間神経（T9～12）	

脊柱起立筋（固有背筋）

筋名	起始	停止	作用	支配神経	備考
腸肋筋	腰腸肋筋：腸骨稜・仙骨・腰椎の棘突起・棘上靱帯・胸腰筋膜	第7～12肋骨(肋骨角)	脊柱の後屈（両側が作用）脊柱の側屈（片側が作用）	脊髄神経後枝の外側枝（C8～L1）	腰腸肋筋・胸腸肋筋・頸腸肋筋に分類される．
	胸腸肋筋：第7～12肋骨(肋骨角)	第1～6肋骨（肋骨角）			
	頸腸肋筋：第3～7肋骨(肋骨角)	第4～6頸椎の横突起			
最長筋	胸最長筋：仙骨・腰椎の棘突起	第2～12肋骨（肋骨角）・胸椎の横突起	脊柱の後屈	脊髄神経後枝の外側枝（頸椎～腰椎の）	胸最長筋・頸最長筋・頭最長筋に分類される．
	頸最長筋：第1～6胸椎の横突起	第2～6頸椎の横突起			
	頭最長筋：第1～3胸椎の横突起と第4～7頸椎の関節突起	側頭骨の乳様突起			
棘筋	胸棘筋：第10胸椎～第3腰椎の棘突起	第1～9胸椎の棘突起	脊柱の後屈（両側が作用）脊柱の側屈（片側が作用）	脊髄神経後枝の内側枝（頸椎～胸椎の神経）	胸棘筋・頸棘筋・頭棘筋に分類される．
	頸棘筋：第5頸椎～第2胸椎の棘突起	第2～4頸椎の棘突起			
	頭棘筋：第5頸椎～第2胸椎の棘突起（頭半棘筋の一部）	後頭骨（頭半棘筋と癒合）			

体幹の筋

板状筋（固有背筋）

板状筋	頭板状筋：第3〜6胸椎の棘突起・棘上靭帯	第1〜3頸椎の横突起（後結節）	頭部の伸展（両側が作用） 頭部の回旋（片側が作用）	脊髄神経後枝の外側枝 頸板状筋：(C5/6) 頭板状筋：(C3/4)	
	頸板状筋：第7頸椎〜第3胸椎の棘突起・棘上靭帯・項靭帯（下部）	後頭骨の外側部（上項線と下項線の間）・側頭骨の乳様突起			

横突棘筋（固有背筋）

半棘筋	胸棘筋：第6〜12胸椎の横突起	第6頸椎〜第4胸椎の棘突起	脊椎の伸展（両側が作用） 脊椎の回旋（片側が作用）	脊髄神経後枝の内側枝	頭半棘筋・頸半棘筋・胸半棘筋に分類される。
	頸半棘筋：第1〜6胸椎の横突起	第2〜7頸椎の棘突起			
	頭半棘筋：第3頸椎〜第6胸椎の横突起	後頭骨（頭棘筋と癒合）			
多裂筋	第5頸椎〜仙骨の横突起（相同部分：腰椎の乳頭突起・頸椎の横突起・関節突起）	起始より3〜5つ上位の棘突起（C2が上限）	脊椎の伸展（両側が作用） 脊椎の回旋（片側が作用）		
回旋筋	短回旋筋：頸椎〜腰椎の相同部分（頸椎では関節突起・腰椎では乳頭突起）	起始より1つ上位の棘突起	胸部の伸展（両側が作用） 胸部の回旋（片側が作用）		おもに胸部にみられる。長・短回旋筋に分類される。
	長回旋筋：頸椎〜腰椎の相同部分（頸椎では関節突起・腰椎では乳頭突起）	起始より2つ上位の棘突起			

筋

その他の固有筋群

筋名	起始	停止	作用	支配神経	備考
横突間筋	横突起	1つ上の横突起	脊柱の側屈	脊髄神経後枝の内側枝	おもに頸部と腰部にある.
棘間筋	棘突起	1つ上の棘突起	脊柱の後屈	脊髄神経後枝の内側枝	おもに頸部と腰部にある.

【項部の固有背筋】
後頭下筋群

筋名	起始	停止	作用	支配神経	備考
小後頭直筋	第1頸椎の後結節	後頭骨の下項線（内側半）	環椎後頭関節の伸展（両側が作用）頭部の回旋（片側が作用）	後頭下神経（C1後枝）	
大後頭直筋	第2頸椎の棘突起	後頭骨の下項線（外側半）	環椎後頭関節と環軸関節の伸展（両側が作用）頭部の回旋（片側が作用）		後頭下三角をなす.
上頭斜筋	第1頸椎の横突起（外側塊）	後頭骨の下項線（外側半）	環椎後頭関節の伸展（両側が作用）頭部の側屈（片側が作用）		
下頭斜筋	第2頸椎の棘突起	第1頸椎の横突起（外側塊）	環軸関節の回旋（片側が作用）	後頭下神経（C1後枝）大後頭神経（C2後枝）	

骨盤底の筋
【肛門周囲の筋】

肛門挙筋	腸骨尾骨筋・恥骨尾骨筋・恥骨直腸筋の3筋に分類される。		骨盤内臓を支持する。直腸会陰曲を形成し、肛門の挙上	陰部神経（S3/4）
腸骨尾骨筋	肛門挙筋腱弓（内閉鎖筋膜上の）・坐骨棘	尾骨・肛門尾骨靱帯	恥骨直腸筋：直腸会陰曲の角度を維持し、直腸に便をためる。		肛門挙筋の外側部に相当する。
恥骨尾骨筋	恥骨内面・肛門挙筋腱弓（前方部）	会陰腱中心・肛門尾骨靱帯			肛門挙筋の中間部に相当する。
恥骨直腸筋	恥骨内面	直腸会陰曲の後方で左右の筋線維が合してＵをなす。			肛門挙筋の下内側部に相当する。
恥骨腟筋（前立腺挙筋）	恥骨内面	腟・前立腺の後面ある正中縫線	骨盤内臓を支持する。腟の括約・前立腺の挙上		恥骨尾骨筋の内側部とみなされることがある。
尾骨筋	仙棘靱帯・坐骨棘	肛門尾骨靱帯仙骨・尾骨の側面	仙棘靱帯と感着して、骨盤内臓を支持し、骨盤底の安定	仙骨神経叢の枝（S4/5）	恥骨尾骨筋とともに骨盤隔膜を形成する
外肛門括約筋	肛門周囲にある同心円状の解剖学的括約筋。尾骨・会陰腱中心・皮下組織や深筋膜に付着する。		肛門の括約（便をためる）	陰部神経の下直腸神経（S2〜4）	

筋

【会陰部の筋】

筋名	起始	停止	作用	支配神経	備考
浅会陰横筋	坐骨結節・坐骨枝	会陰腱中心	会陰腱中心を固定し、骨盤底の安定をさせる	陰部神経の会陰神経 (S2～4)	
深会陰横筋	深会陰隙にて左右の坐骨肋骨枝の内面	会陰腱中心と正中縫線	会陰腱中心を固定し、骨盤内臓の支持　尿生殖三角にて、尿道・腟の括約		尿生殖隔膜をなす。尿道を囲む部分を尿道括約筋という
尿道括約筋	尿道周囲にある同心円状の解剖学的括約筋（尿生殖隔膜）の一部で尿道を囲む筋線維	深会陰横筋	尿道の括約		
坐骨海綿体筋	坐骨肋骨枝の内面	陰茎脚・陰茎の白膜の外面（女性では陰核脚の外面）	勃起の安定		
球海綿体筋	会陰腱中心・正中縫線（尿道海綿体表面）	浅会陰筋膜および、尿道海綿体を包みながら、陰茎（陰核）背部の白膜に停止	下部尿道から尿や精液を排出する。女性では、腟口の括約		

【陰嚢の皮筋（平滑筋）】

肉様膜	陰嚢の皮下組織で浅会陰筋膜（Colles 筋膜）の表面	陰嚢の真皮・陰嚢縫線	陰嚢の皮膚にしわをつくる	交感神経線維（陰部大腿神経の陰嚢枝を経由する）	陰嚢皮下の平滑筋であり、通常は、骨盤底筋には含めない

上肢の筋

上肢帯の筋

筋	起始	停止	作用	神経支配	備考
棘上筋	肩甲骨棘上窩（羽状筋にて）棘上筋腱上面	上腕骨大結節 棘上筋：上面 棘下筋：中央部 小円筋：後下面で棘下筋の直下 肩関節包に付着する。（回旋筋腱板）	肩関節の外転 肩関節の安定	肩甲上神経（腕神経叢の神経幹より）(C5/6)	腱峰下包が腱の上面を覆う。腱は肩峰の深部に位置する。回旋筋腱板の上部をなす。
棘下筋	肩甲骨棘下窩 深筋膜		肩関節の外旋 肩関節の安定		腱の深部に滑液包がある。回旋筋腱板の後部をなす（小円筋腱は棘下筋腱と機能的に協力する）。
小円筋	肩甲骨外側縁（中央部で大円筋の上方）		肩関節の外旋 肩関節の安定	腋窩神経（腕神経叢の後神経束より）(C5/6)	
三角筋	前部：鎖骨（外側1/3）中部：肩峰 後部：肩甲棘（三角筋結節）	上腕骨三角筋粗面	前部：肩関節の屈曲・内旋 中部：肩関節の外転 後部：肩関節の伸展・外旋		
肩甲下筋	肩甲骨肩甲下窩	上腕骨小結節（結節間溝の内側唇上部）肩関節包に付着する。（回旋筋腱板）	肩関節の内旋 肩関節の安定	肩甲下神経（腕神経叢の後神経束より）肩甲下筋：上枝・下枝 (C5/6) 大円筋：下枝 (C5〜7)	肩甲下筋包は腱の深部にあり、関節腔と連絡している。回旋筋腱板の前部をなす。
大円筋	肩甲骨下角（外側下方にある楕円形の領域）	上腕骨小結節後（結節間溝の内側唇）	肩関節の内旋・内転 肩関節の安定		肩甲下筋と協力する。

筋

上腕の筋
【上腕の屈筋】

筋名	起始	停止	作用	支配神経	備考
烏口腕筋	肩甲骨烏口突起（上腕二頭筋短頭とともに）	上腕骨体（中央部内側縁にある粗面）	肩関節の屈曲、肩関節の内転（補助的）	筋皮神経（腕神経叢の外側神経束より）烏口腕筋：(C5～7)	筋腹は筋皮神経に貫通される。発生学上の副頭として Struthers 管常がある。
上腕二頭筋	短頭：肩甲骨烏口突起（烏口腕筋とともに）長頭：肩甲関節上結節	橈骨粗面（腱の深層に滑液包がある）・前腕筋膜にいたる腱膜	肩関節の屈曲（補助的）、肘関節の屈曲、前腕の回外	上腕二頭筋：(C5/6)、上腕筋：(C5/6) および、橈骨神経 (C7) からの小枝（筋の外側部）	肘関節屈曲により回外作用が強まる。長頭は肩関節腔内で上腕骨頭の上方を横断し、結節間溝を通る。
上腕筋	上腕骨体前面（遠位 1/2）・外側・内側上腕筋間中隔	尺骨粗面・鉤状突起	肘関節の屈曲		橈骨神経が外側頭と内側頭を分けけて入る。

【上腕の伸筋】

筋名	起始	停止	作用	支配神経	備考
上腕三頭筋	長頭：肩甲関節下結節外側頭：上腕骨体後面の上部・外側上腕筋間中隔内側頭：上腕骨体後面の下内側（橈骨神経溝の下内方）・外側・内側上腕筋間中隔	尺骨肘頭の後部上面・肘関節包の後面	肘関節の伸展、長頭は肩関節の伸展、内側頭は肘関節の伸展中の関節包をひく。	橈骨神経（腕神経叢の後神経束より）(C6～8)	
肘関節筋	上腕三頭筋内側頭の遠位深層	肘関節包の後面	関節包をひいて関節から離す。		
肘筋	上腕骨外側上顆（後下面）	尺骨肘頭（外側面）	肘関節の伸展補助、回内位で尺骨をひく（外転）。		

上肢の筋

前腕の筋
【前腕の屈筋(浅層)】

円回内筋	上腕頭:上腕骨内側上顆・内側上顆上稜・内側上腕筋間中隔 尺骨頭:尺骨鈎状突起	橈骨円回内筋粗面(橈骨体中央外側面)	肘関節の屈曲 前腕の回内	正中神経(腕神経叢の外側・内側神経束より) 円回内筋および橈側手根屈筋:(C6/7)	両頭の間に正中神経が通る。肘窩の内側縁をなす。
橈側手根屈筋	上腕骨内側上顆	第2・3中手骨底(大菱形骨の溝を通過して)	手関節の屈曲(掌屈)・外転(橈屈)	長掌筋:(C7/8) 浅指屈筋:(C7〜T1)	腱は屈筋支帯を貫通する。
長掌筋	上腕骨内側上顆	手掌腱膜 (屈筋支帯)	手関節の屈曲(掌屈) 手掌腱膜の牽引		欠如することがある(13%)。
浅指屈筋	上腕尺骨頭:上腕骨内側上顆・尺骨粗面(鈎状突起)・内側側副靱帯・浅指屈筋腱弓 橈骨頭:橈骨体前面(前斜線)	第2〜5指の中節骨底(各指の停止腱の先端は2つに割れてその間に深指屈筋腱を通す)	手関節・第2〜5指のMP関節およびPIP関節の屈曲		正中神経は、起始腱弓をくぐってこの筋の深層に入る。腱は手根管を通る。
尺側手根屈筋	上腕頭:上腕骨内側上顆 尺骨頭:尺骨肘頭(腱膜にて)・尺骨後縁(近位3/4)	豆状骨(種子骨)・有鈎骨・豆鈎靱帯・豆中手靱帯を経て第5中手骨底	手関節の屈曲(掌屈)・内転(尺屈) 豆状骨の固定(小指球筋の作用に合わせて)	尺骨神経(C7〜T1)	尺骨神経は2頭の間を通る。この筋と内側上顆後面(尺骨神経溝)との間を肘部管という。

筋

【前腕の屈筋（深層）】

筋名	起始	停止	作用	支配神経	備考
長母指屈筋	橈骨体前面（前斜線の下方）・前腕骨間膜前面	第1指の末節骨底	母指の屈曲	正中神経（前骨間神経）(C7/8)	腱は手根管を通る。
深指屈筋	尺骨体前内側面（近位3/4）・前腕骨間膜前面（R側1/2）	第2〜5指の末節骨底（示指への腱はほかの指の腱より早めに分離する）	第2〜5指の屈曲 (DIP関節を屈曲・PIP と MP 関節および手関節を二次的に屈曲)	正中神経（前骨間神経）（第2・3指）尺骨神経（第4・5指）両神経とも (C8〜T1)	このような神経支配は60％である。40％では、4本の指のうち3：1の割合で正中神経と尺骨神経の分布が変化する。腱は手根管を通る。
方形回内筋	尺骨体前内側面（遠位部の粗面）	橈骨体前外側面（遠位部）・前腕骨間膜の前面	前腕の回内 橈骨尺骨の対立	正中神経（前骨間神経）(C8〜T1)	

166

上肢の筋

【前腕の伸筋（浅層）】

	起始	停止	作用	神経支配	備考
腕橈骨筋	上腕骨外側上顆上稜（近位 2/3）・外側上腕筋間中隔	橈骨茎状突起（基部）	肘関節の屈曲（前腕を中間位まで）	橈骨神経 腕橈骨筋：(C5/6) 長橈側手根伸筋：(C6/7) 短橈側手根伸筋 総指伸筋 小指伸筋 尺側手根伸筋 ┗：後骨間神経 (C7/8)	本筋の深層で、橈骨神経（浅枝）と橈骨動脈は回外筋の表面を下行する。
長橈側手根伸筋	上腕骨外側上顆上稜（遠位 1/3）・外側上腕筋間中隔	第 2 中手骨底背面	手関節の伸展（背屈）・外転（橈屈）		支配神経は浅枝・深枝に分離する前の橈骨神経から出る。
短橈側手根伸筋	上腕骨外側上顆	第 2・3 中手骨底背面			支配神経は回外筋を貫通する前の橈骨神経深枝から出る。
総指伸筋		第 2〜4 指の指背腱膜	第 2〜5 指の伸展		通常、各指の腱は手背で腱間結合をもつ。
小指伸筋		第 5 指の指背腱膜	第 5 指の伸展		通常、MP 関節にて総指伸筋の腱と合流する 2 腱からなる。
尺側手根伸筋		第 5 中手骨底	手関節の伸展（背屈）・内転（尺屈）		腱は尺骨茎状突起の溝を通過する。

8

筋

【前腕の伸筋(深層)】

筋名	起始	停止	作用	支配神経	備考
回外筋	上腕頭(浅部):上腕骨外側上顆・外側側副靱帯・橈骨輪状靱帯 尺骨頭(深部):尺骨回外筋稜	橈骨近位部(橈骨頭部体部)の外側面・橈骨前斜線の上方	前腕の回外(肘関節伸展時に単独で作用する)	橈骨神経(後骨間神経) 回外筋:(C6/7) その他:(C7/8)	橈骨神経深枝(後骨間神経)が貫通して、上腕頭と尺骨頭を分ける。
長母指外転筋	橈骨後面(中央部)・尺骨後面(近位部)・前腕骨間膜後面	第1中手骨底・大菱形骨	母指の外転・伸展(CM関節の)		解剖学的嗅ぎタバコ入れの橈側縁をなす。 腱は、長・短橈側手根伸筋と腕橈骨筋腱の浅層を乗り越える。
短母指伸筋	橈骨後面(遠位1/3)・前腕骨間膜後面	第1指基節骨底後面	母指の伸展(MP関節の)		
長母指伸筋	尺骨後面(中央部で長母指外転筋の遠位)・前腕骨間膜後面	第1指末節骨底後面			解剖学的嗅ぎタバコ入れの尺側縁をなす。 腱は、リスター結節の尺側を通る。
示指伸筋	尺骨後面(長母指伸筋の遠位)・前腕骨間膜後面	第2指の指背腱膜(総指伸筋腱の尺側に合して)	示指の伸展		

168

上肢の筋

手の筋
【母指球筋】

短母指外転筋	舟状骨(舟状骨結節)・屈筋支帯	母指の基節骨底に種子骨を介す。指背腱膜(長母指伸筋腱)	母指の外転(MP関節・CM関節の)	正中神経(反回枝)(C8～T1)	この筋は正中神経にのみ支配されるので、手における正中神経の検査に用いられることがある。
母指対立筋	大菱形骨・屈筋支帯	第1中手骨体の外側面	母指の対立(CM関節の屈曲・内旋によって母指を小指に向ける)		稀に、尺骨神経深枝の支配を受けることもある。
短母指屈筋	浅頭：大菱形骨結節・屈筋支帯 深頭：有頭骨・小菱形骨	母指の基節骨底に種子骨を介する。	母指MP関節の屈曲(MP関節の)		
母指内転筋	斜頭：第2/3中手骨底・有頭骨・小菱形骨 横頭：第3中手骨掌側面	母指の基節骨(内側面)に種子骨を介す。指背腱膜(長母指伸筋腱)	母指の内転(CM関節の)	尺骨神経(深枝)(C8～T1)	

【小指球筋】

小指外転筋	豆状骨・豆鈎靱帯	小指の基節骨底(内側面)・指背腱膜(種子骨が生じることもある)	小指の外転(MP関節)	尺骨神経 短掌筋：浅枝 その他：深枝(C8/T1)	
短小指屈筋	有鈎骨の鈎・屈筋支帯	小指の基節骨底(内側面)	小指MP関節の屈曲		
小指対立筋		第5中手骨(内側面)	小指の対立(CM関節の屈曲・外旋によって小指を母指に向ける)		
短掌筋	屈筋支帯・手掌腱膜	手掌の真皮(小指球の尺側縁)	把握の補助のために手掌の皮膚を安定させ、しわをつくる(小指球尺側縁の皮膚の緊張)。		尺骨神経浅枝による支配はこの筋のみ

筋

【中手筋】

筋名	起始	停止	作用	支配神経	備考
虫様筋 (第1〜4虫様筋)	深指屈筋の各腱 横側の2筋は、半羽状筋として、腱の橈側面から、尺側の2筋は、羽状筋として、腱の対合する各側面から起始	第2〜5指の基節骨の橈側から指背腱膜に移行する。	第2〜5指のMP関節の屈曲 IP関節の伸展	第1・2虫様筋：正中神経 第3・4虫様筋：尺骨神経（深枝） （いずれもC8/T1）	支配神経に関して、60%では記載の通りであるが、40%で、第1虫様筋は正中神経で、それ以外は尺骨神経の支配（あるいはその逆で第4虫様筋のみ尺骨神経）ということもある。
掌側骨間筋 (第1〜3掌側骨間筋)	半羽状筋として、第2〜5中手骨の側面に起始（第1骨間筋：第1中手骨尺側面、第2中手骨尺側面、第2・3骨間筋：第4・5中手骨橈側面）	基節骨・指背腱膜 第1骨間筋：第2基節骨底の尺側 第2・3骨間筋：第4・5基節骨底の橈側	第3指を軸に、第2〜5指を近づけ内転させる。 MP関節の屈曲 IP関節の伸展	尺骨神経（深枝）(C8/T1)	
背側骨間筋 (第1〜4背側骨間筋)	羽状筋として、第1〜5中手骨の対合する側面から起始	基節骨・指背腱膜 第1・2骨間筋：第2・3基節骨底の橈側面 第3・4骨間筋：第4・5基節骨底の尺側面	第3指を軸に、第2〜4指を開き外転させる。 MP関節の屈曲 IP関節の伸展		

下肢の筋

内寛骨筋
【腸腰筋】

筋名	起始	停止	作用	支配神経	備考
小腰筋	第12胸椎と第1腰椎（椎体・椎間板）	腸腰筋の筋膜および腸骨上縁（腸恥隆起）	体幹の屈曲を補助	腰神経叢の枝 (L1)	
大腰筋	第12胸椎（椎体・椎間板）・第1〜5腰椎（椎体・椎間板・肋骨突起）	大腿骨小転子	股関節の屈曲	腰神経叢の枝 (L1/2)	大腰筋と腸骨筋の筋束は合流し、腸腰筋として筋裂孔を通る。
腸骨筋	腸骨窩			大腿神経 (L2/3)	

下肢の筋

外寛骨筋
【殿筋群】

	起始	停止	作用	神経	特徴
大殿筋	腸骨稜(後1/3)・腸骨外面の後殿筋線・仙骨と尾骨の外側縁・腰部筋膜・仙結節靱帯	大腿骨殿筋粗面(深層1/4の筋線維)・腸脛靱帯(浅層3/4の筋線維)	股関節の伸展・外旋腸脛靱帯を介して膝関節の伸展	下殿神経(L5〜S2)	人体で最大の筋腸脛靱帯は脛骨外側顆の前面に達する。
中殿筋	腸骨外面(前殿筋線と後殿筋線の間で大殿筋の深層)	大腿骨大転子中殿筋(後外側面)小殿筋(前外側面)	股関節の外転・内旋歩行時に骨盤を引き上げる。	上殿神経(L4〜S1)	
小殿筋	腸骨外面(前殿筋線と下殿筋線の間で中殿筋の深層)				
大腿筋膜張筋	上前腸骨棘・腸骨稜の外縁(腸骨稜結節と上前腸骨棘の間)	腸脛靱帯を経て脛骨外側顆の前面	大腿筋膜の緊張により膝関節の伸展と安定(大腿筋の伸展と補助)、股関節の外転		

【外旋筋群】

	起始	停止	作用	神経	特徴
梨状筋	仙骨前面(第2〜4前仙骨孔の間)	大腿骨大転子(内側面)	股関節の外旋股関節の安定	仙骨神経叢の枝(梨状筋神経)(L5〜S2)	大坐骨孔を通り、梨状筋上孔・下孔を形成する。
上双子筋	坐骨棘	大腿骨大転子(内側面)		仙骨神経叢の枝(内閉鎖筋神経)(L5〜S2)	腱は小坐骨孔を通る。
内閉鎖筋	閉鎖膜の内面および閉鎖孔周囲の恥骨枝と坐骨枝				
下双子筋	坐骨結節下双子筋:上縁大腿方形筋:外側縁			仙骨神経叢の枝(大腿方形筋神経)(L4〜S1)	
大腿方形筋		大腿骨転子間稜(方形筋結節)			

筋

大腿の筋
【大腿前面の筋（伸筋群）】

筋名	起始	停止	作用	支配神経	備考
縫工筋	上前腸骨棘（の直下）	脛骨粗面の上内側面（鵞足）	股関節の屈曲・外転・外旋 膝関節の屈曲・内旋	大腿神経の前枝（L2/3）	大腿三角の輪郭をなす. 停止腱は鵞足を構成する.
大腿四頭筋	大腿直筋・内側広筋・中間広筋・外側広筋の4筋に分類される.	大腿四頭筋腱として脛骨粗面（膝蓋骨・膝蓋靱帯を介して）	股関節の屈曲（大腿直筋）・膝関節の伸展	大腿神経の後枝（L2〜4）	
大腿直筋	直頭は下前腸骨棘 反転頭は寛骨臼上方の腸骨				
内側広筋	大腿骨転子間線の下部・恥骨筋線・大腿骨粗線内側唇・内側大腿筋間中隔				
中間広筋	大腿骨体の前外側面（大腿骨顆よりも5横指上方）				
外側広筋	大腿骨転子間線の上部・大転子の基部（下部）・大腿骨粗線外側唇・外側顆上線・外側大腿筋間中隔				
膝関節筋	大腿骨前面（中間広筋の下方深層）より2筋束として起こる.	膝蓋上包（膝関節包）の上端	膝関節の伸展時に関節包を引いて関節から離す.		この筋は中間広筋の一部とみなされることがある.

下肢の筋

【大腿内側の筋（内転筋群）】

筋	起始	停止	作用	神経	備考
恥骨筋	恥骨櫛・恥骨上枝	大腿骨恥骨筋線（小転子の下方の粗線）	股関節の屈曲・内転	大腿神経（閉鎖神経前枝からの枝を受けることがある）(L2/3)	
外閉鎖筋	閉鎖膜の外面（閉鎖孔の輪郭をなす恥骨枝・坐骨枝）	大腿骨転子窩（大転子内面）	股関節の内転・外旋	閉鎖神経 外閉鎖筋：後枝 (L3/4)	
薄筋	坐骨恥骨枝（外面）	脛骨粗面の上内側面で縫工筋の後方（鵞足）	股関節の内転 膝関節の屈曲・内旋	閉鎖神経 薄筋：前枝 (L2/3) 長内転筋：前枝 (L2〜4) 短内転筋：前枝 (L2/3) 大内転筋：後枝 (L2〜4)	停止腱は鵞足を構成する.
長内転筋	恥骨体（外面）	大腿骨粗線内側唇 長内転筋：遠位部 短内転筋：近位部 大内転筋：遠位部〜内側顆上線	股関節の内転		大腿三角の輪郭をなす.
短内転筋	恥骨体・恥骨下枝（外面）				
大内転筋	内転筋部：坐骨恥骨枝（外面） ハムストリング部：坐骨結節後面（下外側部）	大腿骨内転筋結節	股関節の内転・伸展	坐骨神経（脛骨神経）(L2〜4)	停止部に内転筋腱裂孔がある.

173

筋

【大腿後面の筋（屈筋群）】

筋名	起始	停止	作用	支配神経	備考
半腱様筋	坐骨結節後面（上内側部）	脛骨上内側面で薄筋腱の後方（鵞足）	股関節の伸展 膝関節の屈曲・内旋	坐骨神経（脛骨神経） （L5～S2）	停止腱は鵞足靭帯を構成する。
半膜様筋	坐骨結節後面（上外側部）	脛骨内側上顆後面（関節包の輪郭よりもも下方）			斜膝窩靭帯や膝窩筋表面の筋膜にも付着する。
大腿二頭筋	長頭：坐骨結節後面（上内側部） 短頭：大腿骨粗線外側唇（遠位1/2～外側顆上線）	腓骨頭 外側側副靭帯	股関節の伸展（長頭）・外旋 膝関節の屈曲・外旋	坐骨神経（総腓骨神経） （L5～S2）	膝窩の上外側縁をなす。

下腿の筋
【下腿前面の筋（伸筋群）】

筋名	起始	停止	作用	支配神経	備考
前脛骨筋	脛骨外側面（近位部） 下腿骨間膜前面	内側楔状骨（下内側面） 第1中足骨底（下面）	足関節の背屈・内がえし 内側縦足弓の保持	深腓骨神経 前脛骨筋：（L4～5） その他：（L5～S1）	内がえしは距骨下関節・横足根関節による。
長趾伸筋	脛骨内側面（中央部） 下腿骨間膜前面	弓指の末節骨底（上面）	母指の伸展 足関節の背屈・内がえし 距骨下関節の強化		
長母指伸筋	腓骨内側面（近位部） 脛骨外側側（脛腓関節の前面） 下腿骨間膜前面	第2～5指の指背腱膜（中節・末節骨）	第2～5指の伸展 足関節の背屈・外がえし		
第三腓骨筋	腓骨内側面（遠位部）	第5中足骨底（上面）	足関節の背屈・外がえし		

【下腿外側の筋（腓骨筋群）】

筋名	起始	停止	作用	支配神経	備考
長腓骨筋	腓骨頭・腓骨上部の外側面	内側楔状骨・第1中足骨底（下面） 長足底靭帯の深層を通る。	足関節の底屈・外がえし 外側縦足弓の保持 長腓骨筋は横足弓も保持	浅腓骨神経（L5/S1）	
短腓骨筋	腓骨下部の外側面	第5中足骨粗面			

174

下肢の筋

【下腿後面の筋（屈筋群・浅層）】

下腿三頭筋とヒラメ筋の2筋に分類される。

下腿三頭筋	腓腹筋	外側頭：大腿骨外側顆の後面 内側頭：大腿骨内側顆の後面	アキレス腱（踵骨腱）をなして踵骨隆起	足関節の底屈（静脈の還流を補助） 腓腹筋：膝関節の屈曲	脛骨神経（S1/2）	ジャンプするときにこれによる推進力を発揮する。 膝窩の下縁をなす。
	ヒラメ筋	腓骨頭・腓骨内側縁 脛骨ヒラメ筋線・脛骨内側縁（近位部）				歩行や走るときに主たる推進力を発揮する。
	足底筋	大腿骨外側顆の後面（腓腹筋外側頭よりも上方）	アキレス腱の内側縁で、腓腹筋の深層にて合流する。	下腿三頭筋の補助		

【下腿後面の筋（屈筋群・深層）】

膝窩筋	大腿骨外側上顆	脛骨上部後面（ヒラメ筋線の上方）	膝関節の伸展ロックを解除する。大腿固定された脛骨上で、大腿骨を外旋させる。外側半月を後方に引く。下腿の内旋	脛骨神経 膝窩筋：（L4～S1） 後脛骨筋：（L4/5） それ以外：（S2/3）	膝窩筋包は腱の深層に位置する。腱は、膝関節包の線維膜内外を通り、少数の筋線維は外側半月に付着する。
後脛骨筋	下腿骨間膜後面・脛骨後面（近位1/2）・腓骨後面（近位1/2）	舟状骨粗面・すべての楔状骨・立方骨・第2～4中足骨底	足関節の底屈・内がえし 内側縦足弓の保持		
長指屈筋	脛骨下部後面（遠位1/2、内側後と後縁の間） 後下腿筋間中隔 下腿骨間膜後面	母指末節骨底（下面） 母指屈筋腱を長指屈筋の内側線維に合流させる2腱	母指の屈曲 足関節の底屈 内側縦足弓の保持		
長指屈筋	脛骨後面（ヒラメ筋線の下方）	第2～5指末節骨底（下面）	第2～5指の屈曲 足関節の底屈 縦足弓の保持		内側の2腱は長母指屈筋から腱が合流する。 4本すべての腱は足底方形筋の停止し、虫様筋が起始する。

足底の筋
【母指球筋】

筋名	起始	停止	作用	支配神経	備考
母指外転筋	踵骨隆起（内側突起）・屈筋支帯	母指基節骨底（内側面）（内側種子骨を介して）	母指の外転と屈曲　内側縦足弓の保持	内側足底神経（L5〜S2）	
短母指屈筋	外側楔状骨・立方骨・後脛骨筋腱	母指基節骨底（内・外側面）	母指のMP関節の屈曲　内側縦足弓の保持		内側腱と外側腱は長母指屈筋腱を両側からはさむ。それぞれ種子骨を介して停止する。
母指内転筋	斜頭：第2〜4中足骨底の底面　横頭：第3〜5中足骨頭の底面にある底側靱帯・深横中足靱帯	母指基節骨底（外側面）（外側種子骨を介して）	母指のMP関節の内転・屈曲　横足弓の保持	外側足底神経の深枝（S2/3）	筋線維が第1中足骨にも付着している場合には、母指対立筋に相当するものとみなすことができる。

【小指球筋】

筋名	起始	停止	作用	支配神経	備考
小指外転筋	踵骨隆起（内側・外側突起）	小指の基節骨底（外側面）	小指の外転と屈曲・外側縦足弓の保持	外側足底神経（S2/3）（とくに短小指屈筋は浅枝）	
短小指屈筋	第5中足骨底、長腓骨筋の腱鞘		小指MP関節の屈曲		小指対立筋に相当する少量の筋線維が第5中足骨の足底遠位半表面に向かうことがある。

下肢の筋

【中足筋】

筋	起始	停止	作用	神経	備考
短指屈筋	踵骨隆起（内側突起）	第2～5指の中節骨底。長指屈筋の腱は本筋の腱を分けて入る。	第2～5指の屈曲、外側縦足弓の保持	内側足底神経（S1/2）	
虫様筋（第1～4虫様筋）	長指屈筋の各腱。第1虫様筋は半羽状筋として第2指の長指屈筋腱から、第2～4指の長指屈筋腱は羽状筋として腱の対合する各側面から起始	第2～5指の基節骨の内側で指背腱膜に移行する。	第2～5指のIP関節の伸展とMP関節の屈曲	第1虫様筋は内側足底神経（S2/3）　第2～4虫様筋は外側足底神経（S2/3）	
足底方形筋	踵骨の内側面・外側面	長指屈筋の腱	長指屈筋腱の作用を補助し、第2～5指の屈曲を補助する。	外側足底神経（S2/3）	斜めに走る長指屈筋腱の方向を矯正する。
底側骨間筋（第1～3底側骨間筋）	第3～5中足骨の下内側縁から起始	第3～5指の基節骨底（内側）と指背腱膜	第2指を軸にして第3～5指の内転　虫様筋を補助し、第2～5指のIP関節の伸展・MP関節の屈曲		
背側骨間筋（第1～4背側骨間筋）	羽状筋として第1～5中足骨の対合する側面から起始	第1骨間：第2指の基節骨底（内側）および指背腱膜　第2～4骨間：第2～4指の基節骨底（外側）および指背腱膜	第2指を軸に第2～4指の外転　虫様筋を補助し、第2～4指のIP関節の伸展・MP関節の屈曲	ただし、第1～3背側骨間筋は深枝、第4背側骨間筋は浅枝	

足背の筋

筋	起始	停止	作用	神経	備考
短指伸筋	踵骨体上面	4腱ある。母指基節骨底（上面）および、第2～4指の長指伸腱に合する。	母指～第4指の伸展（足指～関節の最大屈曲時）	深腓骨神経（L4～S1）	内側にあって母指に向かう筋を独立的に短母指伸筋としてみなすことがある。

177

頭頸部の筋

頭部の筋
[表情筋]
頭皮・耳介の筋

筋名	起始	停止	作用	支配神経	備考
後頭前頭筋	前頭筋：帽状腱膜	額・眉の皮膚	額にしわをつくる．眉を上げる．	顔面神経（Ⅶ）後頭筋・後耳介筋：後耳介神経それ以外：側頭枝	
	後頭筋：後頭骨の上項線・側頭骨の乳様突起	帽状腱膜	頭皮を後方にひく．		
前耳介筋	側頭筋膜（前部）	耳輪	耳介を上前方にひく．		
上耳介筋	帽状腱膜	耳介（根部）の上部	耳介の挙上		
後耳介筋	側頭骨の乳様突起	耳介（根部）の後面	耳介を上後方にひく．		
側頭頭頂筋	耳介上方の腱膜	帽状腱膜	帽状腱膜の固定		

眼窩周囲の筋

筋名	起始	停止	作用	支配神経	備考
眼輪筋	眼瞼部：眼窩内側縁（内側眼瞼靱帯）	外側眼瞼靱帯	弱く閉瞼する．	顔面神経（Ⅶ）眼輪筋・皺眉筋：側頭枝と頰骨枝眼輪筋下部：頰骨枝	
	眼窩部：眼窩内側部（内側眼瞼靱帯）からの筋線維が眼窩を輪状に取り囲む．	眼瞼部の線維に移行する．	強く閉瞼する．		
	涙嚢部：涙嚢（涙嚢後方にある後涙嚢稜から起始し，涙嚢や涙小管を取り囲む）		涙の流出を調節する．		
皺眉筋	眉弓内側端（前頭骨の鼻部）	眉部中央の皮膚	眉にしわを寄せる（眉を内側方にひく）．		

頭頸部の筋

鼻周囲の筋

筋	起始	停止	作用	神経
鼻根筋	鼻背（鼻骨および軟骨）	眉間の皮膚	眉間を引き下げ鼻根にしわをつくる（顔をしかめる）	顔面神経（VII） 鼻根筋：側頭枝と頬骨枝 鼻筋：頬骨枝
鼻筋（鼻孔圧迫・拡大筋） 横部（鼻孔圧迫筋）	上顎骨（前面で外鼻のすぐ外側）	鼻背の腱膜	鼻孔を圧迫	
鼻翼部（鼻孔拡大筋）	上顎骨（外側切歯上方）	鼻翼軟骨	鼻孔の拡大（鼻翼軟骨を外にひく、とくに強制的な呼吸時に）	鼻孔拡大筋の一部は鼻中隔下制筋として、内側切歯上方の上顎骨から鼻中隔の皮膚につく。
鼻中隔下制筋	上顎骨（内側切歯上方）	鼻中隔の皮膚	鼻尖の下制	

筋

□口周囲の筋

筋名	起始	停止	作用	支配神経	備考
口輪筋	上顎骨と下顎骨の前面（正中部）・口角（隣接する表情筋に筋束が連続）	口唇郭部の粘膜・口角で頬筋と合流する．（輪状に口裂を取り囲む）	口裂を閉める．口唇を突き出す．口角にしわを寄せる．	顔面神経（Ⅶ）口輪筋・下唇下制筋：頬筋枝と下顎縁枝オトガイ筋：下顎縁枝それ以外：頬筋枝	副次的な部分として，上唇切歯筋・下唇切歯筋がある．
大頬骨筋	頬骨の外側面	口角の皮膚	口角を外側上方に引き上げる		
小頬骨筋	頬骨の前面（眼窩の外側下縁）	上口唇の皮膚	上口唇の挙上		
上唇挙筋（眼窩下筋）	上顎骨（眼窩の内側下縁）	上口唇の皮膚（口輪筋に合流）	上口唇の挙上		鼻唇溝をつくる．
上唇鼻翼挙筋（眼角筋）	上顎骨の前頭突起（眼窩の内側）	外鼻孔の前面の皮膚（鼻翼軟骨）上唇の皮膚	外鼻孔の拡大上口唇の挙上		
口角挙筋	上顎骨の前面（眼窩下孔の下方，犬歯窩の周囲）	口角の皮膚（上口唇の外側端）	口角の挙上		鼻唇溝をつくる．
笑筋	頬部の皮膚・耳下腺筋膜	口角	口角を外側に引く．		えくぼをつくる．
口角下制筋	下顎骨の前外側面（オトガイ孔の下方）	口角	口角の下制		口角下制筋の深層に入る
下唇下制筋	下顎骨の前面（オトガイ孔の内側下方）（広頚筋からの筋束も入る）	下口唇の皮膚	下口唇の下制		
オトガイ筋	下顎骨の前面（切歯窩）	オトガイ部の皮膚	オトガイ部にしわを寄せる．オトガイ部の皮膚を挙上する．下唇を突き出す．		
頬筋	上顎骨および下顎骨の歯槽縁（大臼歯部）の外側面下顎骨の頬筋稜蝶形骨の翼突鈎翼突下顎縫線	口唇軸で交差し，対側とかみ合う．口輪筋・口角	頬を歯列に押し付ける咀嚼の補助笛を吹くときなど頬を緊張させる．口の閉鎖を助ける．		

180

頭頸部の筋

【咀嚼筋群】

	起始	停止	作用	神経
側頭筋	側頭窩（下側頭筋線と側頭下稜の間で、前頭骨・側頭骨・蝶形骨外面）	下顎骨の筋突起（内側前面）	下顎骨の挙上（側頭筋の後部線維は下顎骨の後退）	下顎神経（V_3）の深側頭神経
咬筋	浅部：頬骨弓の前方部 2/3（頬骨の上顎突起） 深部：頬骨弓の後方部 2/3	下顎角・下顎枝の外側面	下顎骨の挙上	下顎神経（V_3）の咬筋神経
内側翼突筋	深部：蝶形骨の翼状突起外側板の内面と翼突窩 浅部：上顎結節 口蓋骨の錐体突起	下顎骨の下顎角内面の翼突筋粗面	下顎骨の挙上 下顎骨の側方移動（片側の作用） 咀嚼のために交互に側方移動する。	下顎神経（V_3）の内側翼突筋神経
外側翼突筋	上頭：側頭下窩（蝶形骨大翼の下面） 下頭：蝶形骨の翼状突起外側板の外面	下顎骨関節突起の翼突窩 顎関節の関節包および関節円板	下顎骨を前方に引く（開口に先立って） 関節頭と関節円板を前方に引く。 下顎骨の側方移動（片側の作用）	下顎神経（V_3）の外側翼突筋神経	上頭と下頭の間に頬神経が通る

頸部の筋
【浅頸筋】

	起始	停止	作用	神経	
広頸筋	頭部下部・胸部（鎖骨周囲）の皮膚	下顎下縁部・口角	口角を下方に引く。 頸部にしわをつくる。 下顎を下制する際の補助	顔面神経（Ⅶ）頸枝	起始と停止を逆に定義することもある。

8

181

筋

【側頸部の筋】

筋名	起始	停止	作用	支配神経	備考
胸鎖乳突筋	胸骨柄上縁 鎖骨上面（内側の1/3）	側頭骨の乳様突起（外側面） 上項線（前1/2）	片側の作用：頸部の側屈・回旋（一側の耳を同側の肩に近づける） 両側の作用：頭部を突き出す．（または、オトガイを上に挙上する） 頭部が固定されている場合は呼吸を補助	副神経（XI）と頸神経叢の枝（C2～3）の二重支配	この筋の前縁は前頸三角に関与する． この筋の後縁は後頸三角に関与する．

【前頸部の筋】
舌骨上筋群

筋名	起始	停止	作用	支配神経	備考
顎舌骨筋	下顎骨の顎舌骨筋線	前3/4部分：左右の筋が正中縫線で合する． 後1/4部分：舌骨体（上縁）	舌骨の挙上・口腔底の同側挙上（下顎骨の固定時） 咀嚼や嚥下の補助	下顎神経（V₃）の顎舌骨筋神経	
顎二腹筋	前腹：下顎骨内面の二腹筋窩 後腹：側頭骨の乳様突起（基部の内側面）	中間腱（舌骨小角で滑車をなす）	舌骨を挙上し、嚥下の補助（下顎骨の固定時） 下顎骨の下制（舌骨の固定時）	下顎神経（V₃）の顎舌骨筋神経 顔面神経（VII）	顔面神経が耳下腺を貫通して出てくる前
茎突舌骨筋	側頭骨の茎状突起（基部）	舌骨（大角の基部）	舌骨の挙上と後退 嚥下の補助 喉頭の挙上		
オトガイ舌骨筋	下顎骨の下顎結合（オトガイ結合）内面のオトガイ棘	舌骨体（上縁）	舌骨を上前方にひく（下顎骨の固定時）． 下顎骨の下制（舌骨の固定時）	第1頸神経前枝（舌下神経を経由するC1神経）	顎舌骨筋の深層にある．

頭頸部の筋

舌骨下筋群

胸骨舌骨筋	胸骨柄の上外側後面 胸鎖関節の後面	舌骨体の下縁	舌骨および喉頭の下制	頸神経ワナの枝（C1〜3）とくに甲状舌骨筋枝は舌下神経に乗り入れるC1
肩甲舌骨筋	肩甲骨上縁（上肩甲横靱帯および肩甲切痕の内方）			
胸骨甲状筋	胸骨柄の内側後面 第1肋骨の後面	甲状軟骨の斜線	甲状軟骨（喉頭）の下制	胸鎖乳突筋の深層において、この筋を二腹に分ける中間腱がある。 甲状腺の表面を覆う。
甲状舌骨筋	甲状軟骨の斜線	舌骨体の後縁および大角	舌骨の下制 舌骨と甲状軟骨の間を近づける（喉頭の挙上）	

【後頸部の筋】
椎前筋群

頭長筋	第3〜6頸椎の棘突起（前結節）	後頭骨の底部	頸椎および環椎後頭関節の前屈（両側が作用） 頸椎の側屈（片側が作用）	頸神経叢の枝（C1〜3）
頸長筋	上斜部：第3〜5頸椎の横突起（前結節）	第1頸椎前弓の前結節	頸椎の前屈（両側が作用） 頸椎の側屈（片側が作用）	頸神経前枝（C2〜6）
	垂直部：第5頸椎〜第3胸椎の椎体前面	第2〜4頸椎の椎体		
	下斜部：第1〜3胸椎の椎体前面	第5〜6頸椎の横突起（前結節）		
前頭直筋	第1頸椎の外側塊と横突起	後頭骨の底部	環椎後頭関節の前屈	頸神経叢の枝（C1）
外側頭直筋		後頭骨の頸静脈突起	環椎後頭関節の側屈	

183

筋

斜角筋群

筋名	起始	停止	作用	支配神経	備考
前斜角筋	第3～6頸椎の横突起(前結節)	第1肋骨上面の前斜角筋結節	第1肋骨の挙上(吸気補助)第1肋骨が固定時に、頸椎の側屈(片側が作用)	頸神経前枝(C4～6)	斜角筋隙の前縁に関与する.
中斜角筋	第2～7頸椎の横突起(後結節)	第1肋骨の上面(鎖骨下動脈溝の後方)	第1肋骨が固定時に、頸椎の側屈(片側が作用)	頸神経前枝(C3～8)	斜角筋隙の後縁に関与する.
後斜角筋	第4～6頸椎の横突起(後結節)	第2肋骨の後外側面	第2肋骨の挙上(吸気補助)第2肋骨固定時に頸椎の側屈(片側が作用)	頸神経前枝(C6～8)	
最小斜角筋	第7頸椎の横突起	胸膜頂の筋膜(Sibsonの筋膜)	胸膜頂を挙上する.	頸神経前枝(C7)	破格筋として、時折見られる.

頭頸部の筋

その他の頭頸部の筋
[口蓋の筋]

口蓋垂筋	硬口蓋の後縁（後鼻棘）	口蓋腱膜	口蓋垂の挙上	迷走神経（X） 迷走神経の咽頭枝は副神経の運動神経から由来する。
口蓋帆挙筋	側頭骨の錐体下面（頸動脈管外口の前部）	口蓋腱膜	軟口蓋（口蓋帆）を上後方にひく。 耳管咽頭口を開く。	
口蓋帆張筋	蝶形骨の舟状窩・蝶形骨棘 耳管軟骨	翼突鈎を滑車にして、口蓋腱膜	軟口蓋（口蓋帆）の挙上に先立って、緊張させる。 嚥下時に耳管咽頭口を開く。	下顎神経（V₃）の内側翼突筋神経
口蓋咽頭筋	硬口蓋の後縁（上面） 口蓋腱膜	咽頭側壁 甲状軟骨の上縁 咽頭収縮筋の線維と合流 この筋の上部線維は反対側の線維と組み合って、Passavantの隆起を形成する。	咽頭・喉頭の挙上 Passavantの隆起は嚥下時の鼻咽腔の狭さを閉ざす。 口蓋の下制によって口峡を狭める。	咽頭神経叢：舌咽神経（IX）・迷走神経（X） 迷走神経の咽頭枝は副神経の運動神経から由来する。 □蓋咽頭弓を形成する。
口蓋舌筋	口蓋腱膜	舌（後外側部）	舌根部の挙上 口峡を引き下げて（口峡を狭めて）、嚥下の補助	□蓋舌弓を形成する。

[舌筋]
内舌筋群

内舌筋群	舌の内部に起始と停止がある。 上・下縦舌筋、横舌筋、垂直舌筋がある。 これらは舌粘膜、舌中隔、他の舌筋に付着する。		舌の形状を変える。 咀嚼・発語・嚥下の補助	舌下神経（XII）

筋

外舌筋群

筋名	起始	停止	作用	支配神経	備考
オトガイ舌筋	下顎骨の下顎結合(オトガイ結合)内面のオトガイ棘	舌の中心部(舌尖～舌根)舌粘膜	舌を前方へ引き出す	舌下神経(Ⅻ)	
舌骨舌筋(と小角舌筋)	舌骨体・大角(上縁)	舌(外側部)	舌を下後方に引く		
茎突舌筋	側頭骨の茎状突起(前面)茎突舌骨靱帯の上部1/4	舌(上外側部)	舌を挙上し、後方に引く。嚥下の補助		

【咽頭の筋】

筋名	起始	停止	作用	支配神経	備考
上咽頭収縮筋	蝶形骨の翼突起(翼状突起下部2/3)・翼突下顎縫線・下顎骨の後部(顎舌骨筋線の後端付近)	咽頭後面の咽頭縫線上咽頭収縮筋:後頭骨の咽頭結節(咽頭縫線の上端)	咽頭上部の収縮嚥下の補助	咽頭神経叢:舌咽神経(Ⅸ)・迷走神経(Ⅹ)・交感神経迷走神経の咽頭枝は副神経の運動神経から由来する。	
中咽頭収縮筋	舌骨の上面(大角・小角)・茎突舌骨靱帯(下部1/3)	下咽頭収縮筋の輪状咽頭部:咽頭後面で対側の筋束と連続	咽頭中部の収縮嚥下の補助		
下咽頭収縮筋	甲状咽頭部:甲状軟骨(外側面の斜線)甲状軟骨と輪状軟骨間の靱帯弓輪状咽頭部:輪状軟骨の外側面		咽頭下部の収縮嚥下の補助輪状咽頭部は咽頭食道移行部を括約する。		
耳管咽頭筋	耳管軟骨の下面耳管咽頭口の粘膜	咽頭側壁(下咽頭収縮筋)の深層	咽頭・喉頭の挙上嚥下の補助嚥下時に耳管を開口する。		
茎突咽頭筋	側頭骨の茎状突起(内側面)	咽頭壁の深層(甲状軟骨の後外側縁)	咽頭・喉頭の挙上嚥下の補助	舌咽神経(Ⅸ)	上・中咽頭収縮筋の間を下方に向かい、咽頭壁の深層にいたる。

186

頭頸部の筋

【喉頭の筋】

輪状甲状筋（前筋）	輪状軟骨の前外側下縁	甲状軟骨の下縁・下角	甲状軟骨を前下方に引き、声帯ヒダを引き伸ばして緊張させる。	迷走神経（X）の上喉頭神経（外枝）	
後輪状披裂筋（後筋）	輪状軟骨の後面	披裂軟骨（筋突起）	披裂軟骨を外転・外旋（後外側にまわり）し、左右の声帯ヒダの付着部を外側に広げて、声門裂を開ける。	迷走神経（X）の反回喉頭神経	
横披裂筋	披裂軟骨（筋突起）の後面	反対側の披裂軟骨の後面	左右の披裂軟骨を内転し、内側に近づけて声門裂を狭める。		左右の披裂軟骨後面を水平に結ぶ。
斜披裂筋	披裂軟骨（筋突起）の後面	反対側の披裂軟骨の尖（披裂軟骨の上端）			この筋は披裂喉頭蓋筋として延長する。披裂喉頭蓋ヒダの中に延長する。左右の筋が交差してX字型になる。
外側輪状披裂筋（外側筋）	輪状軟骨外側縁の上部	披裂軟骨（筋突起）	披裂軟骨を内転・内旋して、声門裂を狭める（声帯ヒダを弛緩）		
披裂喉頭蓋筋	披裂軟骨の尖	喉頭蓋の外側縁	喉頭蓋の下制により、喉頭口の閉鎖を補助		この筋は斜披裂筋に延長する。披裂喉頭蓋ヒダとなす。
甲状披裂筋	甲状軟骨の後面	喉頭蓋の外側縁			
甲状披裂筋中部	甲状軟骨後面正中部	披裂軟骨（声帯突起）	声門裂を狭め、声帯ヒダを短くして弛緩させる（披裂軟骨の内旋による）。		一部の筋束は声帯筋となる。甲状披裂筋は披裂喉頭蓋筋に移行して、披裂喉頭蓋ヒダのなかに入る筋束もある。
声帯筋（内筋）	甲状軟骨の後面（正中部）	披裂軟骨（声帯突起）	声帯ヒダの弛緩（ヒダの振動に変化させる）		声帯ヒダのなかに入った甲状披裂筋の一部とみなすことがある。

筋

[眼 筋]

筋名	起始	停止	作用	支配神経	備考
上眼瞼挙筋	蝶形骨の小翼の下面(視神経管および総腱輪の上方)	上眼瞼の瞼板上眼瞼の皮膚(一部の筋束は上結膜円蓋)	上眼瞼を斜引し挙上上眼瞼にしわをつくる.	動眼神経(Ⅲ) 上枝	上眼瞼の瞼板には瞼板筋(ミュラー筋)も付着する(交感神経支配).
上直筋	総腱輪の上部	眼球の強膜(赤道の前方上面)	眼球の挙上眼球の内旋(内転に際して)	動眼神経(Ⅲ) 上枝	
下直筋	総腱輪の下部	眼球の強膜(赤道の前方下面)	眼球の下制眼球の外旋(内転に際して)	動眼神経(Ⅲ) 下枝	
内側直筋	総腱輪の内側部	眼球の強膜(赤道の前方内側面)	眼球の内転	動眼神経(Ⅲ) 下枝	
下斜筋	上顎骨(眼窩内側縁の後方で骨性鼻涙管の外側)	眼球の強膜(赤道の外側後下方 1/4)	眼球の挙上(内転に際して)眼球の外旋(外転に際して)	動眼神経(Ⅲ) 下枝	
上斜筋	蝶形骨体で総腱輪の上内側部(視神経管の内側上方)	眼球の強膜(赤道の後方外側上面 1/4)	眼球の下制(内転に際して)眼球の内旋(外転に際して)	滑車神経(Ⅳ)	
外側直筋	総腱輪の外側部	眼球の強膜(赤道の前方外側面)	眼球の外転	外転神経(Ⅵ)	

[中耳の筋]

筋名	起始	停止	作用	支配神経	備考
鼓膜張筋	耳管軟骨・蝶形骨の大翼・側頭骨の鼓膜張筋半管	ツチ骨柄上部(サジ状突起で滑車をなして)	鼓膜を緊張させる.大きな音に対してツチ骨柄を内側に引き,振動を制限・減衰する.	下顎神経(V_3)の鼓膜張筋神経	
アブミ骨筋	側頭骨内部の錐体隆起(中耳の後壁)	アブミ骨の頭部	大きな音に対してアブミ骨を後方に引き,振動を制限・減衰する.	顔面神経(Ⅶ)が中耳内へ分枝する.	

頭頸部の筋と神経支配のまとめ

筋群	支配神経	例外	例外を支配する神経
咽頭の筋	咽頭神経叢（IX・X・交感神経）	茎突咽頭筋	舌咽神経（IX）
口蓋の筋		口蓋帆張筋	三叉神経の下顎神経（V$_3$）からの内側翼突筋神経
舌筋	舌下神経（XII）	口蓋舌筋	咽頭神経叢（IX・X・交感神経）
咀嚼筋	三叉神経の下顎神経（V$_3$）		
喉頭の筋	迷走神経（X）の反回神経	輪状甲状筋	迷走神経（X）の上喉頭神経外枝
顔面の表情筋・頬筋	顔面神経（VII）		

9 関節

骨格の連結様式

線維性連結：骨の間に線維性結合組織が介する．

軟骨性連結（一次性）：骨の間に硝子軟骨が介する．

軟骨性連結（二次性）：骨の間に軟骨（硝子軟骨層に挟まれた線維軟骨）が介する．

滑膜性連結（狭義の関節）：滑膜による関節腔を持つ．骨の関節表面には関節軟骨（硝子軟骨）が覆う．関節円板を伴うことがある．

特異的な滑膜性連結：関節腔に線維軟骨からなる関節円板が介在する．

線維性連結 線維性結合組織（緑）が介在	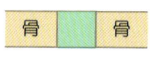 骨　骨	例）縫合（頭蓋骨の），骨間膜（前腕や下腿），脛腓靱帯結合
軟骨性連結（一次性）2つの骨の間に硝子軟骨（黄）が介在	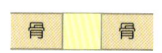 骨　骨	例）肋肋軟骨結合，第1胸肋結合，蝶後頭結合
軟骨性連結（二次性）2つの骨の末端は硝子軟骨でおおわれ，その間に線維軟骨（茶）が介在	骨　骨	例）恥骨結合，椎間円板
滑膜性連結 骨の間に滑膜が介在し，関節表面は硝子軟骨でおおわれる狭義の関節． 例外的に線維軟骨性の関節円板が関節腔を隔てることがある． 例）顎関節，胸鎖関節	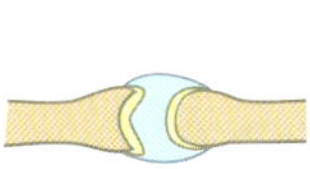	狭義の関節で可動性である．関節面は硝子軟骨におおわれる． 例）滑膜を有するすべての関節．

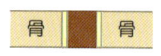

関節の種類

平面関節：平面を滑るように動く．
蝶番関節：1軸性に動く．
蝶番関節の一種（顆状関節）：1軸性に加えて回旋が可能．
顆状関節：2軸性（円運動）
鞍関節：2軸性＋制限された回転
車軸関節：1軸性
球関節：他軸性で3次元的な運動

平面関節
例）椎間関節

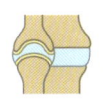

蝶番関節
例）指節間関節

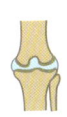

蝶番関節の一種（顆状関節）
例）膝関節
訳注：蝶番関節の一種とみなすことがあるが，顆状関節の一種とみなすこともある．

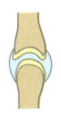

顆状関節
例）中手指節関節

鞍関節
例）第1中手指節関節

球関節
例）肩関節，腕橈関節，股関節（深いので臼状関節に分類することもある）

車軸関節
例）正中環軸関節，上橈尺関節

関節円板（半月）を持つもの

顎関節
胸鎖関節
肩鎖関節（不完全な関節円板の場合もある）
橈骨手根関節（手関節）と尺骨頭の間
膝関節（内・外側半月）

関節内の靱帯によって2つの腔に隔てられているもの

肋骨頭関節（第2〜10肋骨の肋椎関節）：関節内肋骨頭靱帯による
胸肋関節（第2肋骨の）：関節内胸肋靱帯による

頭部の関節

縫合
分類：線維性連結
頭蓋を構成する各骨間の結合

蝶後頭軟骨結合
分類：軟骨性連結（一次性）
頭蓋底の蝶形骨体と後頭骨底部との結合

顎関節（側頭下顎関節）
分類：滑膜性連結
タイプ：顆状関節
側頭骨（下顎窩）と下顎骨（下顎頭）との関節
コメント：線維軟骨による関節円板が関節腔を2つに仕切る．

釘植
分類：線維性連結
上・下顎骨（歯槽骨）と歯の歯根との結合で，歯根膜を介す．

喉頭の関節

披裂小角軟骨結合
分類：線維性もしくは軟骨性連結
コメント：小角軟骨と披裂軟骨との結合

輪状披裂関節
分類：滑膜性連結
タイプ：球関節の一種
披裂軟骨と輪状軟骨との関節

輪状甲状関節
分類：滑膜性連結
タイプ：平面関節もしくは蝶番関節的にも運動する．
甲状軟骨（下角）と輪状軟骨の側面との関節

脊柱の関節

環椎後頭関節
分類：滑膜性連結
タイプ：楕円関節
コメント：環椎（上関節窩）と後頭骨（後頭顆）との関節

正中環軸関節
分類：滑膜性連結
タイプ：車軸関節
軸椎（歯突起）と環椎（歯突起窩）との関節
コメント：歯突起の後面にも環椎横靱帯との関節面（関節腔）が形成される．

外側環軸関節
分類：滑膜性連結
タイプ：平面関節
コメント：軸椎（上関節面）と環椎（下関節窩）との関節

椎間関節
分類：滑膜性連結
タイプ：平面関節
各椎骨の上・下関節突起間の関節

椎体間結合
分類：軟骨性連結（二次性）
コメント：椎間板よる椎体間の結合

鉤椎関節（Luschka の関節）
分類：非典型的な関節
C3〜7・T1 椎骨の椎体上面の外側唇にある鉤状突起と1つ上位の椎体下面の外側部にできたくぼみとの関節様構造．
コメント：椎間板の外側部に生じた退行性の間隙をともなうこともある（滑膜はない）．

胸郭

胸骨柄結合
分類：軟骨性連結（二次性）
胸骨体と胸骨柄との結合
コメント：結合部には滑膜関節様の小腔がみられることがある．この関節の外側には第2肋軟骨が付着する．

胸骨剣結合
分類：軟骨性連結（二次性）
剣状突起と胸骨体との結合

肋骨肋軟骨連結
分類：軟骨性連結（一次）
肋軟骨と肋骨体との結合．肋軟骨は肋骨の一部であり，ここを連結とみないことも多い．

胸肋関節（肋胸軟骨結合）
分類：第1胸肋結合は軟骨性連結（一次性）
　　　　第2～7胸肋関節は滑膜性連結
タイプ：平面関節（第2～7胸肋関節）
胸骨（肋骨切痕）と肋軟骨との関節
第1胸肋骨結合は胸骨柄にある．第2胸肋関節は胸骨柄と胸骨体にまたがる（胸骨柄結合の外側部）．第3胸肋関節以下は胸骨体の外側縁に位置する．
コメント：第2胸肋関節は，関節内靱帯によって2つの関節腔に仕切られる．

軟骨間関節（肋軟骨間の）
分類：滑膜性連結
タイプ：平面関節
第6/7肋軟骨間，第7/8肋軟骨間，第8/9肋軟骨間，第9/10肋軟骨間の関節

肋骨頭関節（肋椎関節）
分類：滑膜性連結
タイプ：平面関節
肋骨頭と椎体側面にある肋骨窩（多くは椎間板を挟む上・下肋骨窩）との関節
コメント：第1肋骨頭関節は第1胸椎との単一の関節腔である．
第2～10肋骨頭関節は椎間板をまたぐ上下の椎体との関節で，関節内肋骨頭靱帯によって関節腔は2つに仕切られる．
第11・12肋骨頭関節はそれぞれ第11・12胸椎との単一の関節腔をなす．

肋横突関節（第1～10肋骨）
分類：滑膜性連結
タイプ：平面関節（上位の肋横突関節は球関節的でもある）
胸椎の横突起（横突肋骨窩）と肋骨結節との関節

第11・12肋骨と胸椎横突起との結合
分類：線維性連結（靱帯による）
第11・12胸椎の横突起（外側結節）と肋骨結節との結合

骨盤の関節

仙腸関節
分類：滑膜性連結
タイプ：平面関節（ほとんど可動性がないので半関節ともいわれる）
仙骨の耳状面と腸骨の耳状面との関節（両骨の耳状面には相対する凹凸があり，周辺の靱帯も強固）

仙尾連結
分類：軟骨性連結（二次性）
仙骨尖と尾骨との結合

恥骨結合
分類：軟骨性連結（二次性）
左右の恥骨間の結合
コメント：軟骨内に腔が形成されることがある．

上肢の関節

胸鎖関節
分類：滑膜性連結
タイプ：関節円板によって機能的には球関節
胸骨柄の鎖骨切痕と鎖骨との関節
コメント：線維軟骨性の関節円板が介在し，関節腔を2つに分ける．

肩鎖関節
分類：滑膜性連結
タイプ：平面関節
肩峰と鎖骨（外側端）との関節
コメント：関節上部にはしばしば関節円板がみられるが不完全なことも多い．

肩甲上腕関節（肩関節）
分類：滑膜性連結
タイプ：球関節（浅い）
上腕骨頭と肩甲骨の関節窩との関節
コメント：関節窩の周囲には，関節唇（線維軟骨性）が取り巻く．関節腔内に上腕二頭筋長頭

関　節

腱が横断する．

肘関節
コメント：腕橈関節・腕尺関節・上橈尺関節の複関節である．これら3つの関節を参照．

腕橈関節（肘関節の）
分類：滑膜性連結
タイプ：球関節
上腕骨小頭と橈骨頭（上面の小窩）との関節
コメント：関節腔は腕尺関節・上橈尺関節と連続し，肘関節をなす．

腕尺関節（肘関節の）
分類：滑膜性連結
タイプ：蝶番関節
上腕骨滑車と尺骨（滑車切痕）との関節
コメント：関節腔は腕橈関節・上橈尺関節と連続し，肘関節をなす．

上橈尺関節（肘関節の）
分類：滑膜性連結
タイプ：車軸関節
橈骨頭（関節環状面）と尺骨（橈骨切痕）との関節
コメント：関節腔は腕尺関節・腕橈関節と連続し，肘関節をなす．

前腕骨間膜および斜索による橈尺結合
分類：線維性連結
橈骨体と尺骨体との結合

下橈尺関節
分類：滑膜性連結
タイプ：車軸関節
尺骨頭と橈骨（尺骨切痕）との関節
コメント：関節円板（三角靱帯）によって橈骨手根関節（手関節）の関節腔から分離される．

橈骨手根関節（手関節）
分類：滑膜性連結
タイプ：楕円関節
橈骨および関節円板と舟状骨・月状骨・三角骨との関節
コメント：関節円板は三角靱帯とも呼ばれる．

豆状三角関節
分類：滑膜性連結
タイプ：平面関節
豆状骨と三角骨との関節

手根間関節（手根中央関節）
分類：滑膜性連結
タイプ：原則として，個々の手根骨間の関節は平面関節であるが，複数の関節が合同で顆状関節・鞍関節・球関節的な関節面を形成する．
舟状骨，月状骨，三角骨，有鈎骨，有頭骨，大・小菱形骨間の関節．
とくに，近位列（舟状骨，月状骨，三角骨）と遠位列（大・小菱形骨，有頭骨，有鈎骨）の間の関節を手根中央関節という．
コメント：7つの手根骨の間の関節腔はつながりあって単一の関節腔になっている．また，通常，第2～5指のCM関節・手根間関節とも交通している．

手根中手関節/CM関節（母指の）
分類：滑膜性連結
タイプ：鞍関節
母指の中手骨底と大菱形骨との関節
コメント：ほかの指のCM関節とは離れている．

手根中手関節/CM関節（第2～5指の）
分類：滑膜性連結
タイプ：平面関節
手根骨（小菱形骨・有頭骨・有鈎骨）と第2～5中手骨底との関節
コメント：通常，中手間関節・手根間関節の間に関節腔の連続性が認められる．

中手指節関節（MP関節）
分類：滑膜性連結
タイプ：顆状関節
中手骨と基節骨底との関節

指節間関節（手のPIP/DIP関節）
分類：滑膜性連結
タイプ：蝶番関節
各指の指骨の間の関節

下肢の関節

股関節
分類：滑膜性連結
タイプ：球関節（深いので臼状関節ともいわれる）
コメント：寛骨臼と大腿骨頭との関節

脛骨大腿関節（膝関節）
分類：滑膜性連結
タイプ：顆状関節，もしくは蝶番関節の一種とみなすこともある．
脛骨（内・外側顆上面）と大腿骨（内・外側顆）との関節
コメント：関節腔内に内・外側半月という2つの半月板（線維軟骨性）がある．関節内靱帯として，膝十字靱帯（前・後十字靱帯）が脛骨の前後の動揺を防ぐ．

脛腓関節
分類：滑膜性連結
タイプ：平面関節
脛骨と腓骨（腓骨頭）との関節

下腿骨間膜
分類：線維性連結
脛骨（骨間縁）と腓骨（骨間縁）との結合

脛腓靱帯結合
分類：線維性連結
脛骨（腓骨切痕）と腓骨との結合

距腿関節（足関節）
分類：滑膜性連結
タイプ：蝶番関節
距骨（距骨滑車）と脛骨（内果関節面・下関節面）および腓骨（外果関節面）との関節

距骨下関節
コメント：距踵舟関節の距踵関節と距舟関節からなる．

距踵舟関節（距骨下関節）
分類：滑膜性連結
タイプ：球関節（顆状関節ともいわれる）
距骨（距骨頭）と踵骨・舟状骨の複関節
コメント：2パートの関節からなる．①距踵関節部（2関節面）は距骨下関節の一部でもあり距踵関節も構成する．②距舟関節部（1関節面）は，横足根関節の一部（踵立方関節とともに）である．

距踵関節（距骨下関節）
分類：滑膜性連結
タイプ：平面関節（機能的に球関節的）
距骨と踵骨（後距骨関節面）との関節
コメント：これは距骨下関節の後半分をなし，他の関節面から分離される関節である．

横足根関節（ショパール関節）
コメント：この関節の内側部は距踵舟関節の距舟関節部であり，外側部は踵立方関節である．外科的に足部の切断部位として利用される．

踵立方関節（横足根関節の外側部）
分類：滑膜性連結
タイプ：鞍関節
立方骨と踵骨との関節
コメント：距踵舟関節（距骨－舟状骨の間）とともに，横足根関節（ショパール関節）の一部をなす．

足根間関節　立方舟関節
分類：線維性連結（滑膜性連結の部分もある）
立方骨と舟状骨との関節

足根間関節　楔立方関節
分類：滑膜性連結
タイプ：平面関節
立方骨と外側楔状骨との関節
コメント：この関節は，楔舟関節・楔間関節と関節腔を共有する．

足根間関節　楔舟関節
分類：滑膜性連結
タイプ：平面関節
舟状骨と楔状骨（内側・中間・外側）との関節
コメント：この関節は，楔立方関節・楔間関節と関節腔を共有する．

足根間関節　楔間関節
分類：滑膜性連結
タイプ：平面関節
3つの楔状骨間の関節
コメント：この関節は，楔舟関節・楔立方関節と関節腔を共有する．

足根中足関節（リスフラン関節）
分類：滑膜性連結
タイプ：平面関節
中足骨底と足根骨（3つの楔状骨と立方骨）との関節
コメント：外科的に足部の切断部位として利用される．

中足間関節
分類：滑膜性連結
タイプ：平面関節
第2～5中足骨底の対側面どうしの関節

中足指節関節（MP関節）
分類：滑膜性連結
タイプ：顆状関節
中足骨頭と基節骨底との関節

指節間関節（足のPIP/DIP関節）
分類：滑膜性連結
タイプ：蝶番関節
各指の指骨の間の関節

10　骨化の時期

骨	膜内骨化または軟骨内骨化	一次骨化または二次骨化	骨化の位置	骨化開始 胎生	骨化開始 生後	癒合完了
【頭部の骨格】						
下顎骨 (1)*	膜内	一次	オトガイ孔の近く（左右両側）	6週		オトガイ癒合 1-3年
舌骨 (1)*	軟骨内	一次	大角（左右両側）	8-9カ月		
	軟骨内	二次	体（2個の骨化点）	9カ月		
	軟骨内	二次	小角（左右両側）		思春期	
後頭骨 (1)*	膜内	一次	鱗部（左右両側）	8週		
	軟骨内	一次	外側部（左右両側）	8週		
	軟骨内	一次	底部	8週		
蝶形骨 (1)*	膜内＋軟骨内	一次	約14個の骨化点	8週-4カ月		
側頭骨	膜内	一次	鱗部	8週		
	膜内	一次	鼓室部	3カ月		
	軟骨内	一次	岩様部（複数個の骨化点）	5カ月		
頭頂骨	膜内	一次	頭頂結節（2個の骨化点）	7週		
前頭骨 (2→1)*	膜内	一次	左右の前頭結節（各側1個で2個の骨化点）	8週		前頭縫合2年
篩骨 (1)*	軟骨内	一次	篩骨迷路（各側で1個）	5カ月		
	軟骨内	一次	篩骨垂直板／篩骨鶏冠		1年	
下鼻甲介	膜内	一次		5カ月		
涙骨	膜内	一次		4カ月		
鼻骨	膜内	一次		3カ月		
鋤骨 (1)*	膜内	一次	2個の骨化点	8週		
上顎骨	膜内	一次	3個の骨化点	6-8週		
口蓋骨	膜内	一次	垂直板	8週		
頬骨	膜内	一次		8週		
耳小骨	軟骨内	一次	アブミ骨	4カ月		
	軟骨内	一次	ツチ骨	4カ月		
	軟骨内	一次	キヌタ骨	4カ月		

＊：カッコ内の数字は有対でない場合の数である．

骨化の時期

骨	膜内骨化または軟骨内骨化	一次骨化または二次骨化	骨化の位置	骨化開始 胎生	骨化開始 生後	癒合完了
【上肢の骨格】						
肩甲骨	軟骨内	一次	体	8週		
	軟骨内	二次	烏口突起		1年	15年
	軟骨内	二次	下烏口骨化点（関節窩上部）		思春期	20年
	軟骨内	二次	内側縁		思春期	20年
	軟骨内	二次	関節窩（下縁）		思春期	20年
	軟骨内	二次	肩峰（2個の骨化点）		思春期	20年
	軟骨内	二次	下角		思春期	20年
鎖骨	膜内	一次	内側と外側（2個の骨化点）	5週		
	膜内	二次	胸骨端		10代後半	20年
上腕骨（上端が成長端）	軟骨内	一次	上腕骨体	8週		
	軟骨内	二次	上腕骨頭		6カ月	上部骨端18-20年
	軟骨内	二次	大結節		2年	
	軟骨内	二次	小結節		5年	
	軟骨内	二次	上腕骨小頭＆上腕骨滑車の外側縁		1年	
	軟骨内	二次	上腕骨滑車内側部		10年	
	軟骨内	二次	内側上顆		5年	下部骨端14-16年
	軟骨内	二次	外側上顆		12年	
橈骨（下端が成長端）	軟骨内	一次	橈骨体	8週		
	軟骨内	二次	橈骨頭		4年	14-17年
	軟骨内	二次	遠位端		1年	17-19年
尺骨（下端が成長端）	軟骨内	一次	尺骨体	8週		
	軟骨内	二次	肘頭（2個の骨化）		9年	14-16年
	軟骨内	二次	遠位端		5年	17-18年
手根骨	軟骨内	一次	有頭骨		2カ月	
	軟骨内	一次	有鈎骨		3カ月	
	軟骨内	一次	三角骨		3年	
	軟骨内	一次	月状骨		4年	
	軟骨内	一次	舟状骨		4-5年	
	軟骨内	一次	大菱形骨		4-5年	
	軟骨内	一次	小菱形骨		4-5年	
	軟骨内	一次	豆状骨		9-12年	
中手骨(母指)	軟骨内	一次	中手骨体	9週		
	軟骨内	二次	中手骨底		3年	15-17年

上肢の骨格

骨	膜内骨化または軟骨内骨化	一次骨化または二次骨化	骨化の位置	骨化開始 胎生	骨化開始 生後	癒合完了
中手骨（第2～5指）	軟骨内	一次	中手骨体	9週		
	軟骨内	二次	中手骨頭		2年	15-19年
指節骨（手）	軟骨内	一次	骨体部	8-12週		
	軟骨内	二次	骨底部		2-4年	15-18年
【下肢の骨格】						
寛骨	軟骨内	一次	恥骨（上枝）	4カ月		7-8年
	軟骨内	一次	坐骨（体）	4カ月		7-8年
	軟骨内	一次	腸骨（大坐骨切痕の上方）	2カ月		7-8年
	軟骨内	二次	腸骨稜（2個の骨化点）		思春期	15-25年
	軟骨内	二次	寛骨臼（2個の骨化点）		思春期	15-25年
	軟骨内	二次	上前腸骨棘		思春期	15-25年
	軟骨内	二次	坐骨結節		思春期	15-25年
	軟骨内	二次	恥骨結合		思春期	15-25年
大腿骨（下端が成長端）	軟骨内	一次	大腿骨体	7週		
	軟骨内	二次	大転子		4年	
	軟骨内	二次	小転子		12年	
	軟骨内	二次	大腿骨頭		6カ月	14-17年
	軟骨内	二次	遠位端	9カ月		16-18年
膝蓋骨	軟骨内	一次	（複数個の骨化点）		3-6年	思春期
	軟骨内	二次	上外側部		6年	思春期
脛骨（上端が成長端）	軟骨内	一次	脛骨体	7週		
	軟骨内	二次	近位部（プラトー）	9カ月		16-18年
	軟骨内	二次	遠位端		1年	15-17年
	軟骨内	二次	脛骨粗面		12年	13-14年
腓骨（上端が成長端）	軟骨内	一次	腓骨体	8週		
	軟骨内	二次	遠位端		1年	15-17年
	軟骨内	二次	腓骨頭		3-4年	17-19年
距骨	軟骨内	一次		6カ月		
踵骨	軟骨内	一次		3カ月		
	軟骨内	二次			6-8年	14-16年
舟状骨	軟骨内	一次			3年	
外側楔状骨	軟骨内	一次			1年	
内側楔状骨	軟骨内	一次	（2個の骨化点の可能性）		2年	
中間楔状骨	軟骨内	一次			3年	
立方骨	軟骨内	一次		9カ月		
中足骨（母指）	軟骨内	一次	中足骨体	9週		17-20年
	軟骨内	二次	中足基底		3年	17-20年

骨化の時期

骨	膜内骨化または軟骨内骨化	一次骨化または二次骨化	骨化の位置	骨化開始 胎生	骨化開始 生後	癒合完了
中足骨（第2〜5指）	軟骨内	一次	中足骨体	9週		17-20年
	軟骨内	二次	中足骨頭		3-4年	17-20年
指節骨（足）	軟骨内	一次	骨体部	9-15週		18年
	軟骨内	二次	骨底部		2-8年	18年

頭蓋骨縫合の閉鎖
大泉門：18カ月
小泉門：6カ月-1年
注：
1) 記載のない限り，骨はいずれも有対性である．
2) 特別の記載のない限り，骨化点は1つである．
3) 性差による骨化の違いでは，通常，女性では，より早く出現し，結合する．
4) 臨床的意義のある骨端の癒合時間を示した．

歯の萌出

	切歯 (上顎)	切歯 (下顎)	犬歯	小臼歯	臼歯
乳歯列（月）	7, 8	6, 9	18		12, 24
永久歯列[*]（年）	7, 8	7, 8	11	9, 10	6, 12, 18

＊下顎の歯列の方が若干早く萌出する．

NOTES

11　頭蓋と脊柱にある孔

内頭蓋底

【前頭蓋窩】

盲孔（無対性）
位置：前頭蓋窩において，前頭骨の前頭稜と篩骨鶏冠の間にある．
通過するもの：導出静脈（鼻腔と上矢状静脈洞と接続）

篩板（篩孔）
位置：前頭蓋窩において，篩骨篩板にある．
通過するもの：嗅神経の嗅糸（Ⅰ），前篩骨神経，前篩骨動静脈

【中頭蓋窩】

視神経管
位置：中頭蓋窩において，蝶形骨体部と小翼の間にあり，小翼の根元を2つに分ける．
通過するもの：視神経（Ⅱ）とその硬膜鞘，眼動脈

上眼窩裂
位置：中頭蓋窩において，蝶形骨体部，蝶形骨小翼，蝶形骨大翼の間にある．
通過するもの：眼神経（V₁）（涙腺神経・前頭神経・鼻毛様体神経），眼静脈，動眼神経（Ⅲ）の上枝と下枝，滑車神経（Ⅳ），外転神経（Ⅵ），交感神経の枝，中硬膜動脈の枝，涙腺動脈

破裂孔
位置：中頭蓋窩において，蝶形骨と側頭骨錐体尖と後頭骨底部との間にある．
通過するもの：内頸動脈（破裂孔の後縁から上方へ抜ける），大錐体神経（破裂孔の後上方から前方へ抜けて翼突管神経として翼突管に入る）

頸動脈管
位置：中頭蓋窩において，側頭骨錐体部の下面にある．頸動脈管内口は破裂孔の輪郭に開く．頸動脈管外口は外頭蓋底で錐体下面に開く．
通過するもの：内頸動脈（交感神経叢が伴行），頸動脈管静脈叢（内頸動脈静脈叢：海綿静脈洞と内頸静脈を接続）

正円孔
位置：中頭蓋窩において，蝶形骨大翼にある．
通過するもの：上顎神経（V₂）

卵円孔
位置：中頭蓋窩において，蝶形骨大翼にある．
通過するもの：下顎神経（V₃），小錐体神経，副硬膜動脈（中硬膜動脈の副硬膜枝）

棘孔
位置：中頭蓋窩において，蝶形骨大翼にある．
通過するもの：中硬膜動静脈，下顎神経（V₃）の硬膜枝

蝶形骨の静脈孔（または**導出静脈孔，ヴェサリウス孔**）
位置：中頭蓋窩の蝶形骨大翼において，卵円孔の内側に位置する（約40%にある）．
通過するもの：導出静脈（海綿静脈洞と翼突筋静脈叢を接続）

錐体鱗裂
位置：側頭骨鱗部と側頭骨錐体部（鼓室蓋）の間にある．
通過するもの：なし

【後頭蓋窩】

内耳道（内耳孔）
位置：後頭蓋窩において，側頭骨錐体部の後面にある．

通過するもの：顔面神経（Ⅶ），中間神経，内耳神経（Ⅷ），迷路動脈

前庭水管
位置：後頭蓋窩において，側頭骨錐体部の後面で内耳孔の約1cm後方にある．
通過するもの：内リンパ管およびリンパ嚢，小動静脈

乳突孔
位置：後頭蓋窩において，S状洞溝の後方にて側頭骨錐体部にある．外頭蓋底において，乳様突起の後方に貫通する．
通過するもの：乳突導出静脈（S状静脈洞と後頭静脈を接続），後頭動脈の髄膜枝

頸静脈孔
位置：後頭蓋窩において，側頭骨錐体部の後縁（頸静脈窩）と後頭骨との間にある．
通過するもの：舌咽神経（Ⅸ），迷走神経（Ⅹ），副神経（Ⅺ），内頸静脈（下錐体静脈洞とS状静脈洞が合流してできる）

顆管
位置：後頭蓋窩において，後頭骨のS状洞溝下部にある．
外頭蓋底において，後頭顆の後方に貫通する（必ずしも出現しない）．
通過するもの：導出静脈（S状洞溝静脈と後頭静脈を接続），後頭動脈の髄膜枝

舌下神経管
位置：後頭蓋窩において，後頭顆の上方にある．
通過するもの：舌下神経（Ⅻ），上咽頭動脈の髄膜枝

大後頭孔（無対性）
位置：後頭蓋窩において後頭骨にある．
通過するもの：延髄，髄膜，椎骨動脈，前脊髄動脈，後脊髄動脈，副神経（Ⅺ）の脊髄根，椎骨動脈に沿う交感神経叢，歯尖靱帯，環軸関節の蓋膜

外頭蓋底

【側頭下窩および翼口蓋窩に通じるもの】
翼突管
位置：蝶形骨翼状突起において，破裂孔前壁から翼口蓋窩へ前後に連絡する．
通過するもの：翼突管神経，翼突管動脈

翼上顎裂
位置：蝶形骨翼状突起（外側板）と上顎骨後面の間にある．側頭下窩と翼口蓋窩に続く．
上方では，下眼窩裂の後端に続く．
通過するもの：顎動脈の終枝，後上歯槽神経

蝶口蓋孔
位置：蝶形骨体部（下面）と口蓋骨（蝶口蓋切痕；口蓋骨垂直板の上縁で眼窩突起と蝶形骨突起の間）の間にある．
翼口蓋窩の内側に位置し，翼口蓋窩と鼻腔を接続する．
通過するもの：蝶口蓋動脈，翼口蓋窩からの鼻口蓋神経，上顎神経の外側・内側上後鼻枝

口蓋骨鞘突管
位置：外頭蓋底において，口蓋骨（蝶骨突起上面）と蝶形骨翼状突起（内側板の根部にある鞘状突起の下面）の間にある．翼口蓋窩と咽頭鼻部を連絡する．
通過するもの：上顎神経（V_2）および翼口蓋神経節の咽頭枝（咽頭神経），顎動脈の咽頭枝

鋤骨鞘突管
位置：外頭蓋底において，鋤骨翼と蝶形骨翼状突起（内側板の根部にある鞘状突起）の間にある（必ずしも出現しない）．
通過するもの：蝶口蓋動脈の咽頭枝

【側頭骨の下面および内部】
錐体鼓室裂
位置：外頭蓋底において，側頭骨鼓室部（鼓室板）と側頭骨錐体部（鼓室蓋）との間にある．
通過するもの：鼓索神経，前ツチ骨靱帯（鼓索神経はこの靱帯に沿って錐体鼓室裂に進入），顎動脈の前鼓室動脈

頭蓋と脊柱にある孔

鼓室鱗裂
位置：外頭蓋底において，側頭骨の鼓室部（鼓室板）と下顎窩（側頭骨鱗部）との間にある．鼓室鱗裂は，内側で側頭骨錐体部の一部が分け入り，錐体鼓室裂と錐体鱗裂に分けられる．
通過するもの：顎動脈の枝（深耳介動脈；ただし，一般にこの動脈は錐体鼓室裂を通ることが多い）

茎乳突孔
位置：外頭蓋底において，側頭骨下面の茎状突起と乳様突起の間にある．
通過するもの：顔面神経（Ⅶ），後耳介動脈の茎乳突動脈

顔面神経管
位置：側頭骨錐体部の内部にあって，内耳孔－内耳道から茎乳突孔へ向かって下行する管．
通過するもの：顔面神経（Ⅶ）

【口蓋の周辺】
切歯管
位置：上顎骨の前方部において，鼻腔から切歯孔へ続く管．
通過するもの：鼻口蓋神経（V$_2$），大口蓋動静脈

切歯孔
位置：硬口蓋の前方部の正中線上（正中口蓋縫合）にあり，切歯窩へ切歯管が開く部分．
通過するもの：鼻口蓋神経（V$_2$），大口蓋動静脈

切歯窩（無対性）
位置：硬口蓋の前方部にあり，上方には切歯孔が続く．
通過するもの：鼻口蓋神経（V$_2$），大口蓋動静脈

大口蓋孔
位置：硬口蓋の外側縁で，上顎骨と口蓋骨の間にある．
通過するもの：大口蓋神経（V$_2$），大口蓋動静脈

小口蓋孔
位置：口蓋骨（錐体突起）の内下面にある2～3個の孔．
通過するもの：小口蓋神経（V$_2$），小口蓋動静脈

下顎骨

下顎孔（下歯槽孔）
位置：下顎枝の内側面にあり，下顎小舌が前内側面に突出する．
通過するもの：下歯槽神経（V$_3$），下歯槽動静脈

下顎管（下歯槽管）
位置：下顎枝（内側面の下顎孔）～下顎体（前面のオトガイ孔）の間を貫通する．
通過するもの：下歯槽神経（V$_3$），下歯槽動静脈

オトガイ孔
位置：下顎管（下歯槽管）の開口部．下顎枝前方の外側面で第2小臼歯付近にある．
通過するもの：オトガイ神経（V$_3$），オトガイ動静脈

眼窩とその周囲

眼窩上孔
位置：前頭骨前面の眼窩上縁において，正中線から約2cm外側にある．
通過するもの：眼窩上神経（V$_1$），眼窩上動静脈

眼窩下溝
位置：蝶形骨大翼と上顎骨の間にある．
通過するもの：上顎神経（V$_2$）の眼窩下神経および頬骨神経，眼窩下動静脈，眼静脈，翼口蓋神経節の眼窩枝

眼窩下管
位置：上顎骨の眼窩面のなかにある．
通過するもの：眼窩下神経（V$_2$），眼窩下動静脈

眼窩下孔
位置：上顎骨前面で，眼窩下縁の下方にある．眼窩下管の前方への開口部．
通過するもの：眼窩下神経（V_2），眼窩下動静脈

頬骨眼窩孔
位置：頬骨の眼窩面にある．
通過するもの：上顎神経（V_2）の頬骨神経

鼻涙管
位置：眼窩の前縁に近い内側下端で，涙骨と上顎骨の間にある．
通過するもの：鼻涙管（眼窩と下鼻道を接続）

頬骨顔面孔
位置：頬骨の外側面に位置する．
通過するもの：頬骨神経の頬骨顔面枝（V_2），頬骨顔面動静脈

頬骨側頭孔
位置：頬骨の後内側面に位置する．
通過するもの：頬骨神経の頬骨側頭枝（V_2），頬骨側頭動静脈

脊柱

椎孔（無対性）
位置：椎骨に開いており，連なって脊柱管をなす．輪郭は以下の通り．
　　前縁…椎体，後縁…椎弓板，外側縁…左右の椎弓根と上・下関節突起
通過するもの：脊髄〜馬尾，硬膜・クモ膜・軟膜，脳脊髄液，内椎骨静脈叢，前・後脊髄動脈

横突孔
位置：頸椎の椎弓根付近にある（前・後結節の間で内側には椎骨体が位置する）．
通過するもの：C1-6では，椎骨動静脈，C7では，椎骨静脈のみ

椎間孔
位置：椎骨の間にあり，輪郭は以下の通り．
　　上・下縁：上下の椎骨の椎弓根（上・下椎切痕）
　　前縁：椎体と椎間板
　　後縁：椎間関節（上・下関節突起），黄色靱帯
通過するもの：脊髄動静脈（根動脈），脊髄神経節，脊髄神経根
　第1〜7頸神経（C1〜7）は，同じ番号の椎骨の上にできる椎間孔を通る．
　第8頸神経（C8）は，第7頸椎の下にできる椎間孔を通る．
　それ以下のすべての脊髄神経は，同じ番号の椎骨の下のにできる椎間孔を通る．

頭蓋と脊柱にある孔

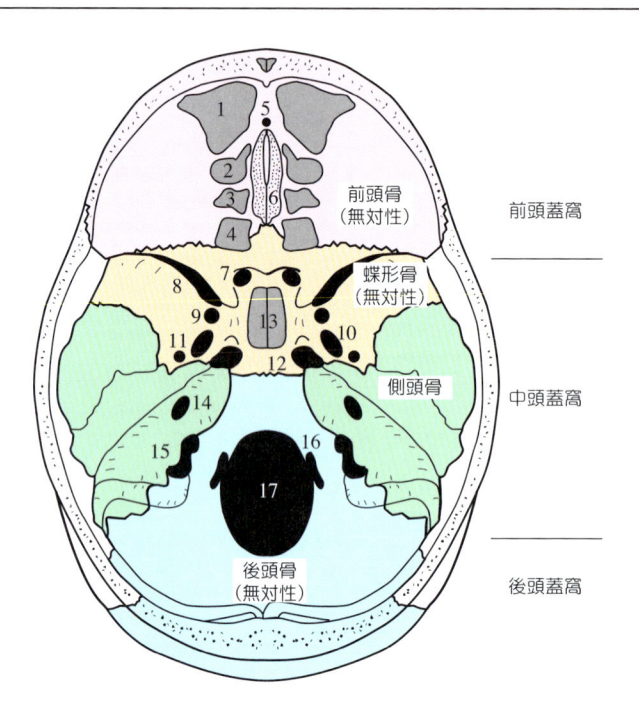

前頭骨（無対性）　前頭蓋窩

蝶形骨（無対性）

側頭骨　中頭蓋窩

後頭骨（無対性）　後頭蓋窩

1. 前頭洞
2. 前篩骨洞
3. 中篩骨洞
4. 後篩骨洞
5. 盲孔
6. 篩板
7. 視神経管
8. 上眼窩裂
9. 正円孔
10. 卵円孔
11. 棘孔
12. 破裂孔
13. 蝶形骨洞
14. 内耳孔
15. 頸静脈孔
16. 舌下神経管
17. 大後頭孔（大孔）

内頭蓋底
Internal base of skull

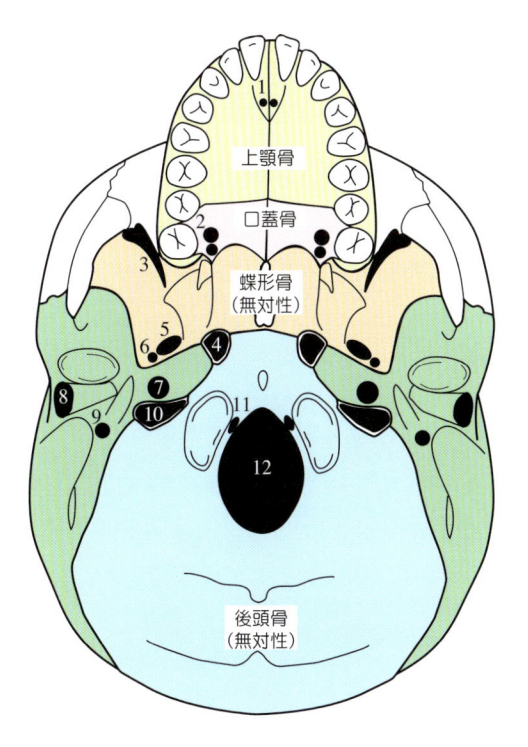

1. 切歯孔
2. 大・小口蓋孔
3. 下眼窩裂
4. 破裂孔
5. 卵円孔
6. 棘孔
7. 頸動脈管(外口)
8. 外耳孔
9. 茎乳突孔
10. 頸静脈孔
11. 舌下神経管
12. 大後頭孔(大孔)

外頭蓋底
External base of skull

12　体幹と四肢にあるスペース

頭頸部

前頸三角（頸動脈三角・顎下三角・オトガイ下三角・筋三角）
輪郭
　上縁：下顎骨の下縁（下顎底）
　前縁：正中線
　後縁：胸鎖乳突筋の前縁
内容物
　筋：顎二腹筋，茎突舌骨，頸舌骨筋，オトガイ舌骨筋，胸骨舌骨筋，肩甲舌骨筋，甲状舌骨筋，胸骨甲状筋，広頸筋
　動脈：総頸動脈，内・外頸動脈，外頸動脈の枝（上甲状腺動脈，上行咽頭動脈，舌動脈，顔面動脈），顎舌骨筋動脈（顎動脈の下歯槽動脈を経由）
　静脈：内頸静脈，前頸静脈
　神経：舌下神経，頸神経ワナ，迷走神経とその枝（上喉頭神経の内枝・外枝，反回神経，咽頭枝），顎舌骨筋神経（下顎神経の下歯槽神経を経由）
　その他：舌骨，喉頭，甲状腺及び上皮小体（副甲状腺），気管，食道，顎下腺，リンパ節

後頸三角（外側頸三角）
輪郭
　前縁：胸鎖乳突筋の後縁
　後縁：僧帽筋の前縁
　下縁：鎖骨中央 1/3 の上縁
　底面（床）：椎前筋膜に覆われた頭半棘筋，頭板状筋，肩甲挙筋，前・中斜角筋
　浅層：深頸筋膜の浅葉
内容物
　後頭動脈，頸横動脈，肩甲上動脈，鎖骨下動脈(第3部)，頸横静脈，肩甲上静脈，外頸静脈，頸神経叢の筋枝と皮枝（小後頭神経，大耳介神経，頸横神経，鎖骨上神経，腕神経叢の上・中・下神経幹，副神経，肩甲舌骨筋の下腹，浅頸リンパ節

胸腹部

鎖骨胸筋三角
輪郭
　上縁：鎖骨
　外側縁：三角筋の前縁
　内側縁：大胸筋
　底面（床）：鎖骨胸筋筋膜
内容物
　橈側皮静脈

鼡径管
下腹部において深・浅鼡径輪の間に形成される．
輪郭
　前壁：外腹斜筋・内腹斜筋の一部
　後壁：横筋筋膜，下腹壁動静脈，鼡径鎌（結合腱）
　上縁：内腹斜筋，腹横筋（弯曲をなす筋束）
　下縁：鼡径靱帯
内容物
　精索（精管，精巣動静脈，鞘状突起の痕跡，精巣挙筋とその筋膜，内精筋膜），子宮円索(女性)，腸骨鼡径神経（前陰嚢神経・前陰唇神経），陰部大腿神経の陰部枝，自律神経，リンパ管

深鼡径輪
鼡径靱帯の中央点の上方で，下腹壁にある横筋筋膜の脆弱部．輪郭には内精筋膜が接続する．
輪郭
　上・外側縁：腹横筋（弯曲をなす筋束）
　下縁：鼡径靱帯
　内側縁：横筋筋膜，下腹壁動静脈
内容物
　精管，精巣動静脈，鞘状突起の痕跡，陰部大腿神経の陰部枝，自律神経，リンパ管

鼡径三角（Hasselbach 三角）
鼡径部において前腹壁後面にある．内鼡径ヘルニア（直接鼡径ヘルニア）の部位．
輪郭
 外側縁：下腹壁動脈（外側臍ヒダ）
 内側縁：腹直筋の外側縁
 下縁：鼡径靱帯
 後壁（床）：鼡径管の後壁，横筋筋膜，鼡径鎌

浅鼡径輪
鼡径管の内側端にて外腹斜筋腱膜に生じたV字型の開口部．この輪郭には外精筋膜が接続する．
内容物
 子宮円索（女性），腸骨鼡径神経（前陰嚢神経，前陰唇神経），陰部大腿神経の陰部枝，精索（精管，精巣挙筋とその筋膜，精巣動静脈，鞘状突起の痕跡，自律神経，リンパ管，内精筋膜）

網嚢（無対性）
上腹部の腹膜による空間で，小網や胃の後方に広がった憩室．一般の腹腔とは網嚢孔（Winslow孔）を経由して連続する．網嚢を囲む腹膜の裏打ちとして以下の構造がある．
 前壁：肝臓の後面，小網，胃体・胃底，大網
 後壁：下大静脈，十二指腸の上部（最初の2.5 cm），腹大動脈，腹腔動脈の分岐部，膵体部，左副腎，左腎臓の上極
 上壁：肝臓の尾状葉
 下壁：横行結腸とその間膜
 右端（内側端）：網嚢孔
 左端（外側端）：脾臓とその周囲の腹膜（脾臓ヒダと胃脾間膜）

網嚢孔（Winslow 孔）（無対性）
上腹部で小網の自由縁（右縁）に位置する．
輪郭
 前縁：小網の自由縁（肝十二指腸間膜）とそれに包まれる門脈，総胆管，固有肝動脈
 後縁：下大静脈
 下縁：十二指腸の上部
 上縁：肝臓の尾状葉

背部

後頭下三角
項部の深層にある．
輪郭
 上内側縁：大後頭直筋
 上外側縁：上頭斜筋
 下縁：下頭斜筋
内容物
 椎骨動静脈，後頭下神経（C1 後枝），大後頭神経（C2 後枝：この三角の浅層を縦断する）

聴診三角
腹臥位にて肩関節を外転させたときに背部（肩甲間部）に現れる筋の隙間．背部から胸腔内の音を聴診するときに利用される．
輪郭
 上外側縁：大菱形筋の下縁（肩甲骨の内側縁）
 上内側縁：僧帽筋の下外側縁
 下縁：広背筋の上縁
 底面（床）：肋骨および肋間筋からなる胸壁

腰三角（Petit 三角）
腰部腹壁の脆弱部で，腰ヘルニアの好発部位．
輪郭
 上前縁：外腹斜筋
 上後縁：広背筋
 下縁：腸骨稜

骨盤部

大坐骨孔
骨盤の後面にて，腸骨と坐骨の後縁にある大坐骨切痕を仙棘靱帯と仙結節靱帯が仕切ってできる．
内容物
 上殿神経・動静脈，梨状筋，下殿神経・動静脈，内陰部動脈，陰部神経，坐骨神経，後大腿皮神経，貫通皮神経，内閉鎖筋神経，大腿方形筋神経

体幹と四肢にあるスペース

小坐骨孔
骨盤後面にて，坐骨の後縁にある小坐骨切痕を仙結節靱帯と仙棘靱帯が仕切ってできる．陰部神経管の入り口．
内容物
　内閉鎖筋腱，内陰部動静脈，陰部神経，内閉鎖筋神経

陰部神経管（Alcock 管）
坐骨直腸窩の外側壁において小坐骨孔から深会陰隙までの管．内閉鎖筋の筋膜鞘内にある．
輪郭
　外側縁：内閉鎖筋，坐骨結節
　内側縁：坐骨直腸窩を埋める脂肪組織
内容物
　陰部神経，内陰部動静脈

坐骨直腸窩（坐骨肛門窩）
肛門の外側で肛門挙筋の下方にあるくさび形の領域
輪郭
　内側縁：肛門挙筋，肛門管（外肛門括約筋）
　外側縁：内閉鎖筋，坐骨結節
　下面（床）：会陰腱中心の後面，尿生殖隔膜，仙結節靱帯，大殿筋
内容物
　脂肪組織が詰まる．坐骨直腸窩の外側壁（内閉鎖筋内面）には内陰部動静脈・陰部神経を含む陰部神経管が走る．また，内陰部動静脈・陰部神経の枝として下直腸動静脈・神経（肛門神経）が位置する．

尿生殖三角
会陰部（恥骨結合の下方）にある．
輪郭
　外側縁：坐骨恥骨枝
　前端：恥骨結合（内面）
　後縁：会陰腱中心と坐骨結節を横に結ぶ直線
内容物
　上・下尿生殖隔膜筋膜にくるまれる深会陰横筋（深会陰隙にある），尿道と尿道括約筋，内陰部動静脈，陰部神経とその枝．男性の尿生殖隔膜は尿道球腺を含み，陰茎を支持する．その下面（表面）には，浅会陰横筋と陰嚢が位置する．女性では膣が貫通する．

上肢

腋窩
輪郭
　前壁：大胸筋，小胸筋
　後壁：肩甲骨，肩甲下筋，大円筋，広背筋
　内側壁：前鋸筋，胸郭（肋骨・肋間筋）
　外側壁：上腕骨，烏口腕筋，上腕二頭筋短頭
内容物
　腕神経叢とその枝，腋窩動静脈とその枝，腋窩リンパ節とリンパ管

外側腋窩隙（四角間隙）
腋窩の後壁にある．
輪郭
　上縁：肩甲下筋（後面から見ると小円筋）
　下縁：大円筋
　内側縁：上腕三頭筋の長頭
　外側縁：上腕骨体の内側縁
内容物
　腋窩神経，後上腕回旋動静脈

内側腋窩隙（内側三角隙）
腋窩の後壁にある．
輪郭
　上内側縁：肩甲下筋（後面から見ると小円筋）
　下外側縁：大円筋
　外側縁：上腕三頭筋の長頭
内容物
　肩甲回旋動脈

上腕三角隙（外側三角隙）
腋窩の後壁にある．
輪郭
　内側上縁：大円筋
　内側下縁：上腕三頭筋の長頭
　外側：上腕骨体の内側縁
内容物
　橈骨神経，上腕深動静脈

肘窩
上肢の前面で，肘部前面にある三角形の隙.
輪郭
　上縁：顆間線,
　内側縁：円回内筋の外側縁
　外側縁：腕橈骨筋の内側縁
　底面（床）：上腕筋，回外筋
　浅層：筋膜
内容物
　正中神経，上腕動脈とその伴行静脈，上腕二頭筋腱，橈骨神経と後骨間神経（腕橈骨筋の深層），上腕二頭筋腱膜（肘窩の浅層），肘正中皮静脈（橈側・尺側正中皮静脈），内側・外側前腕皮神経

解剖学的嗅ぎタバコ入れ（Snuff Box）
手背において母指の伸展時にみられる三角形のくぼみ.
輪郭
　尺側縁：長母指伸筋腱
　橈側縁：短母指伸筋腱と長母指外転筋腱
内容物
　舟状骨，大菱形骨，橈骨動脈，橈骨神経浅枝（手背の皮枝）

手根管
輪郭
　浅層：屈筋支帯，長掌筋腱
　底面（床）：手根溝（手根骨の掌側面）
　外側縁：外側手根隆起（舟状骨・大菱形骨），橈側手根屈筋腱
　内側縁：内側手根隆起（豆状骨・有鈎骨の鈎）
内容物
　正中神経，浅指屈筋腱（4本），深指屈筋腱（4本），長母指屈筋

下　肢

閉鎖管
小骨盤の外側壁で閉鎖孔の前面上縁にある.
輪郭
　前縁：恥骨上枝
　上・下・内側縁：内閉鎖筋とその筋膜
内容物
　閉鎖神経・動静脈

筋裂孔
血管裂孔の外側にあり，体幹と大腿の連絡孔である.
輪郭
　浅層：鼡径靱帯
　内側縁：腸恥筋膜弓により血管裂孔と隔てられる
　外側縁：上前腸骨棘
　底部（床）：腸骨
内容物
　腸腰筋，大腿神経，外側大腿皮神経

血管裂孔
筋裂孔の内側にあり，体幹と大腿の連絡孔である．血管裂孔の最内側部を大腿輪という.
輪郭
　浅層：鼡径靱帯
　内側縁：大腿輪，裂孔靱帯，恥骨結節
　外側縁：腸恥筋膜弓により筋裂孔と隔てられる
　底部（床）：恥骨上枝（恥骨櫛），恥骨筋
内容物
　大腿動静脈，陰部大腿神経の大腿枝，リンパ管（大腿輪を参照）

体幹と四肢にあるスペース

大腿輪・大腿管
大腿前面の上部内側に位置する（血管裂孔の内側部）．
大腿輪は大腿管の上端である．
輪郭
　浅層：鼡径靱帯
　内側縁：裂孔靱帯，恥骨結節
　深層：恥骨櫛靱帯，恥骨筋
　外側縁：大腿静脈
内容物
　大腿部のリンパ管，鼡径リンパ節（Cloquetのリンパ節）

大腿三角（Scarpa 三角）
大腿前面の上部に位置し，鼡径靱帯の深層にある筋裂孔と血管裂孔より連絡する．
輪郭
　内側縁：長内転筋（内側縁）
　外側縁：縫工筋（内側縁）
　上縁：鼡径靱帯
　底面（床）：長内転筋，恥骨筋，腸腰筋
　浅層：大腿筋膜と伏在裂孔
内容物
　大腿静脈・動脈・神経とそれらの枝，深鼡径リンパ節

内転筋管（Hunter 管 / 縫工筋下管）
大腿三角の頂点から内転筋腱裂孔に続く大腿深部の溝．
輪郭
　外側：内側広筋
　内側：長内転筋，大内転筋
　浅層：縫工筋と大腿筋膜
内容物
　大腿動静脈，伏在神経，内側広筋枝（大腿神経）

膝　窩
膝の後面にある菱形のくぼみ．
輪郭
　上外側縁：大腿二頭筋
　上内側縁：半腱様筋，半膜様筋
　下内・外側縁：腓腹筋の内・外側頭
　底面（床）：大腿骨遠位部の後面，膝関節包の後面，膝窩筋
　表層：膝窩の筋膜
内容物
　足底筋，膝窩動静脈とその枝，小伏在静脈，脛骨神経，総腓骨神経，腓腹神経とその交通枝，膝窩リンパ節，脂肪組織，表層の筋膜には，後大腿皮神経が通る．

足根管
内果の後面と屈筋支帯に囲まれた管で，母指外転筋の深層へ続く．下腿後面から足底に入る神経・血管・筋の門である．
内容物
　後脛骨筋，長指屈筋，後脛骨動静脈，脛骨神経（内・外側足底神経），長後指屈筋

13　さまざまな構造の位置（脊椎レベル）

注1）○/△：2つの椎骨間レベルに位置する構造について記載する．
注2）○−□：○から□の椎骨レベルにまたがって位置する構造について記載する．

C1（環椎）
環椎横突起（触知可能），副神経の脊髄根，口裂と咬合面，歯突起

C2（軸椎）
上頸神経節，軸椎の棘突起（触知可能）

C3
舌骨体（触知可能）

C4
甲状軟骨の上縁（触知可能），頸動脈の分岐部と頸動脈洞，頸動脈小体

C6
輪状軟骨（触知可能），頸動脈結節（Chassaignac結節；触知可能），椎骨動脈がC6横突孔に入る，中頸神経節，喉頭と気管の移行部，咽頭と食道の移行部，下甲状腺動脈が甲状腺を横切る

C7（隆椎）
隆椎棘突起（明白に触知可能），星状神経節（下頸神経節）

T1
星状神経節，胸膜頂と肺尖

T2
肩甲骨の上角（触知可能）

T2/3
頸切痕（胸骨柄の上縁；触知可能）

T3
肩甲骨の最も内側縁および肩甲棘基部の内側部，肺の斜裂の後端，上大静脈の形成（左右の腕頭静脈が合流）

T3/4
大動脈弓の上端

T3-4
胸骨柄（触知可能）

T4
大動脈弓の終端（胸大動脈への移行部），奇静脈が上大静脈に注ぐ

T4/5
胸骨角（Louis角；触知可能）で第2肋軟骨の付着，気管分岐部，大動脈弓の始端（上行大動脈からの移行部）

T5
胸管が正中線を横断，心臓の上端

T5-8
胸骨体（触知可能）

T6
肝臓の上縁

T7
肩甲骨の下角（触知可能），副半奇静脈が右へ正中線を横断して奇静脈へ注ぐ

T8
横隔膜（腱中心）の大静脈孔（なかに下大静脈・右横隔神経），左横隔神経が横隔膜腱中心の外側を貫通，半奇静脈が右に向かって正中線を横断して奇静脈に注ぐ

さまざまな構造の位置（脊椎レベル）

T8/9
胸骨剣状結合（触知可能）で第7肋軟骨の付着，心臓の下端

T9
剣状突起（触知可能），上腹壁動静脈が横隔膜を横断

T10
横隔膜の食道裂孔（食道，迷走神経，左胃動静脈の枝の貫通）

T11
胃の噴門

T12
横隔膜の正中弓状靱帯の後方にある大動脈裂孔（なかに大動脈・奇静脈・半奇静脈・胸管），腹腔動脈起始部（T12の下縁レベル），大内臓神経が横隔膜脚部を貫通，横隔膜内側弓状靱帯の後方を交感神経幹が通過，肋下動静脈・神経が外側弓状靱帯の後方を通過，胃の小弯中央

L1
幽門平面（Addisonの）で，頸切痕と恥骨結合の中間点，L1椎体，第9肋軟骨の先端，胆嚢の底部，胃の幽門，十二指腸上部，膵体部，腎門，上腸間膜動脈起始部，門脈，横行結腸間膜の付着部

L1/2
腎動脈の起始，脊髄の下端（成人）

L2
肋骨下平面（肋骨弓の下端；触知可能），奇静脈と半奇静脈の形成，十二指腸下行部，大十二指腸乳頭，膵頭部，十二指腸空腸曲（トライツ靱帯；L2上縁），性腺動脈の起始

L3
下腸間膜動脈の起始

L3/4
臍（触知可能）

L4
腸骨稜の上端（ヤコビー線；触知可能），腹大動脈が分岐（総腸骨動脈の起始）

L5
下大静脈の形成（左右の総腸骨静脈が合流）

S1
上前腸骨棘（触知可能）

S2
上後腸骨棘（ビーナスのえくぼとして触知可能），仙腸関節の中間点，硬膜嚢下端

S3
直腸の起始（S状結腸から移行）

S4
仙骨裂孔（脊柱管の下端；触知可能）

Co1
終糸（脊髄の）の停止

14　咽頭弓の派生物

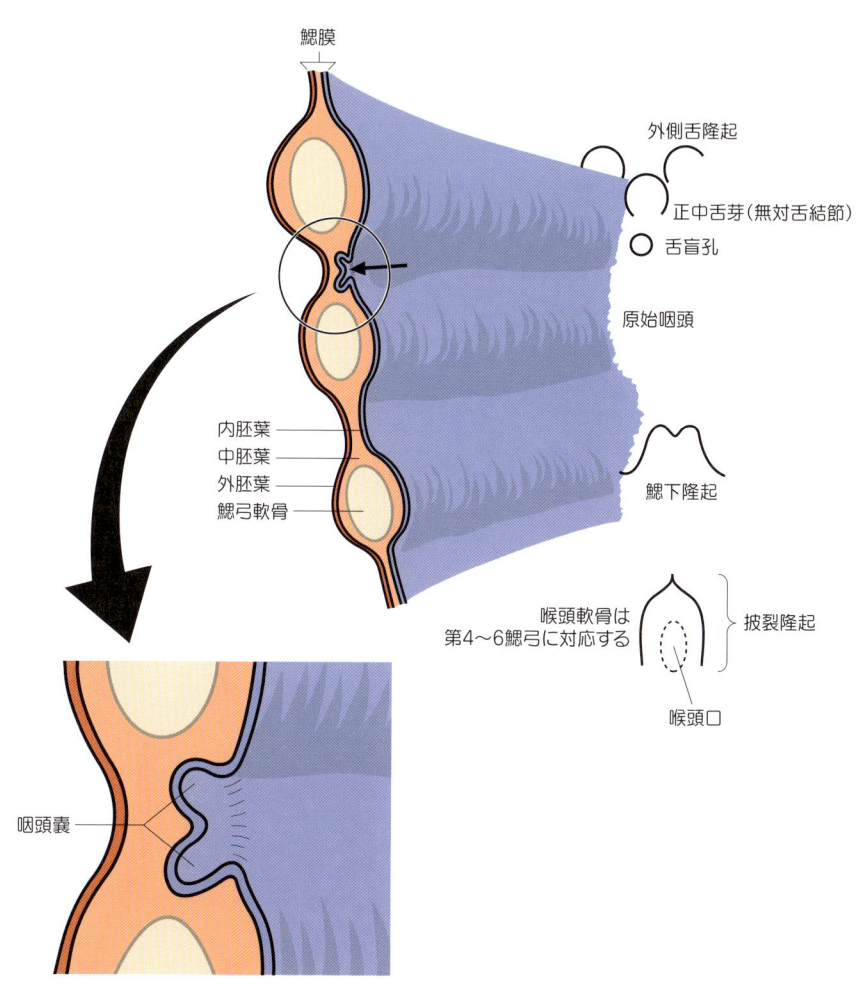

咽頭弓の派生物
Pharyngeal derivatives

咽頭弓の派生物

	咽頭弓の派生物			咽頭嚢の派生物	咽頭溝の派生物		
	中胚葉			内胚葉	外胚葉	動脈	神経
咽弓	軟骨・骨・靱帯	筋	内胚葉				
第1咽頭弓	顎骨弓・キヌタ骨・ツチ骨前靱帯・蝶下顎靱帯・下顎靱帯・下顎骨*と下顎小舌（メッケル軟骨）	咀筋・側頭筋・外側および内側翼突筋・顎舌骨筋・顎二腹筋前腹・口蓋帆張筋・鼓膜張筋	舌前2/3の粘膜と腺	耳管・鼓膜の粘膜、鼓膜（内層）、中耳（鼓室・乳突蜂巣）	外耳道・鼓膜の皮膚層（外層）・耳珠・顔面下部の皮膚	顎動脈の一部	三叉神経の下顎神経（V₃）
第2咽頭弓	舌骨（舌骨体上部と小角）・茎突舌骨靱帯・茎状突起・アブミ骨（ライヘルト軟骨）	アブミ骨筋・茎突舌骨筋・顎二腹筋後腹・表情筋（頬筋と広頸筋を含む）		口蓋扁桃（扁桃上窩・陰窩・上皮）**・中耳の一部	第3・4・6鰓弓の上を覆う外胚葉の増殖	アブミ骨動脈	顔面神経（Ⅶ）
第3咽頭弓	舌骨（舌骨体下部と大角）	茎突咽頭筋	舌後1/3の粘膜と腺	腹側：胸腺の上皮細胞** 背側：下上皮小体	—	内頸動脈（頸動脈洞を含む）	舌咽神経（Ⅸ）
第4咽頭弓	甲状軟骨	口蓋舌筋・口蓋咽頭筋・耳管咽頭筋・輪状甲状筋・口蓋帆挙筋・食道の横紋筋・咽頭収縮筋	喉頭蓋含む喉頭前部	腹側：鰓後体*** 背側：上上皮小体	—	右：右鎖骨下動脈（の一部） 左：大動脈弓	迷走神経（Ⅹ）咽頭枝・上喉頭神経
第6咽頭弓	輪状軟骨・声帯靱帯・披裂軟骨・小角軟骨・楔状軟骨	下咽頭収縮筋（輪状咽頭筋）・すべての喉頭内筋		第4咽頭嚢と合体	—	腹側：肺動脈 背側：動脈管	迷走神経（Ⅹ）反回神経

*：下顎骨は、第1鰓弓軟骨の腹側面周囲の膜のなかに形成される。
**：扁桃と胸腺のリンパ組織は鰓弓の派生物ではなく、周囲の間葉から由来する。
***：鰓後体は第4（おそらく第5も）咽頭嚢の腹側から発生し、発生中の甲状腺に癒合して傍濾胞細胞（カルシトニンを生成）になる。

注1）甲状腺は、第1-2咽頭嚢の間で下方へ成長する憩室（甲状舌管）として発生し、その起始部には舌孔が残る。
注2）喉頭蓋は、鰓下隆起の下部から由来するので、純粋な咽頭弓の派生物ではない。

NOTES

15　体表解剖

肩周囲のランドマーク　219
上肢における皮静脈と動脈の触知点　220
屈筋支帯と手根管　221
手首の前面　222
解剖学的嗅ぎタバコ入れ　223
浅・深掌動脈弓　224
手の固有感覚域　225
下肢における皮静脈と動脈触知点　226
大腿における大腿動脈と知覚異常性大腿神経痛の分布域　227
大腿三角と伏在裂孔　228
右の膝窩　229
足関節付近における腱と神経血管の位置関係　230
胸郭における肺と胸膜の投影　231
心臓，弁と聴診部位　232
縦隔（上部）および頸部（下部）の静脈　233
前腹壁表面の目印　234
腹部の区分　235
鼡径靱帯と鼡径管　236
幽門平面　237
腰部　238
頸神経叢および甲状腺と喉頭　239
副神経（脊髄根由来）と頸動脈　240
唾液腺　241
頸静脈　242
側面からみた頭蓋骨　243

肩周囲のランドマーク

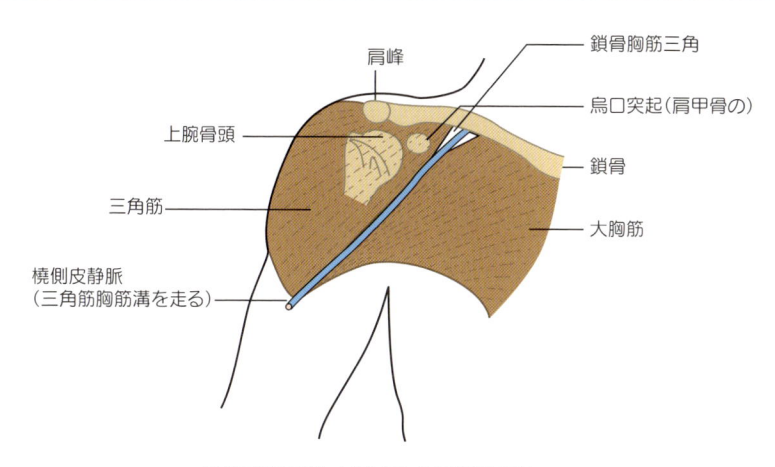

- 肩峰
- 鎖骨胸筋三角
- 烏口突起（肩甲骨の）
- 上腕骨頭
- 鎖骨
- 三角筋
- 大胸筋
- 橈側皮静脈（三角筋胸筋溝を走る）

触知可能：肩峰, 上腕骨頭, 烏口突起, 鎖骨

肩周囲のランドマーク（目印）
Landmarks around shoulder

体表解剖

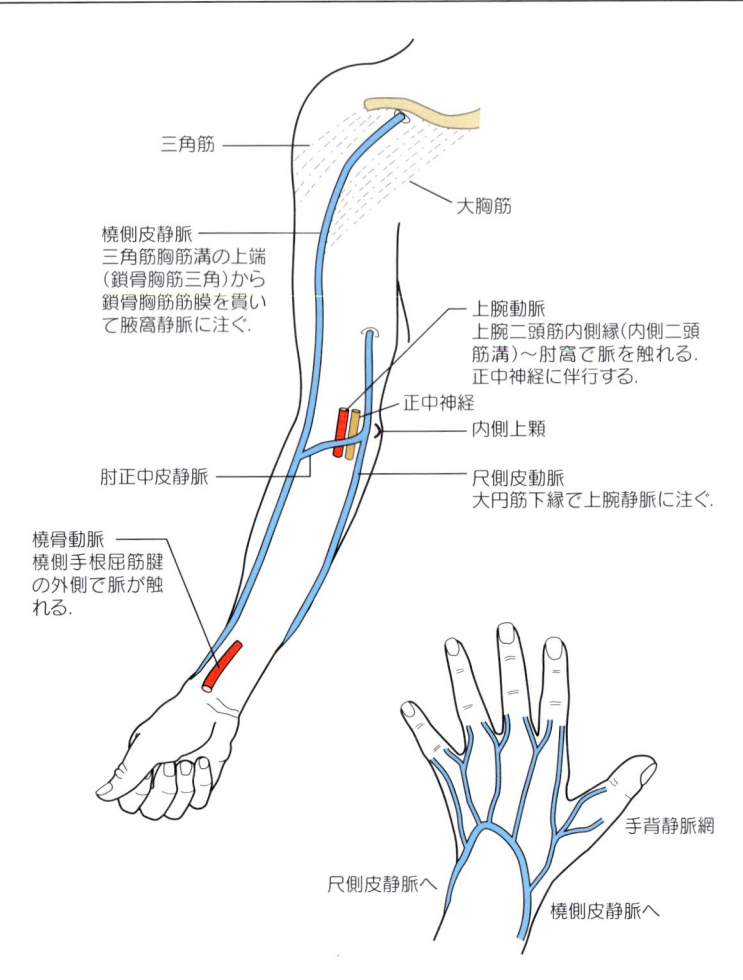

上肢における皮静脈と動脈の触知点
Superficial veins and pulses in upper limb

屈筋支帯と手根管

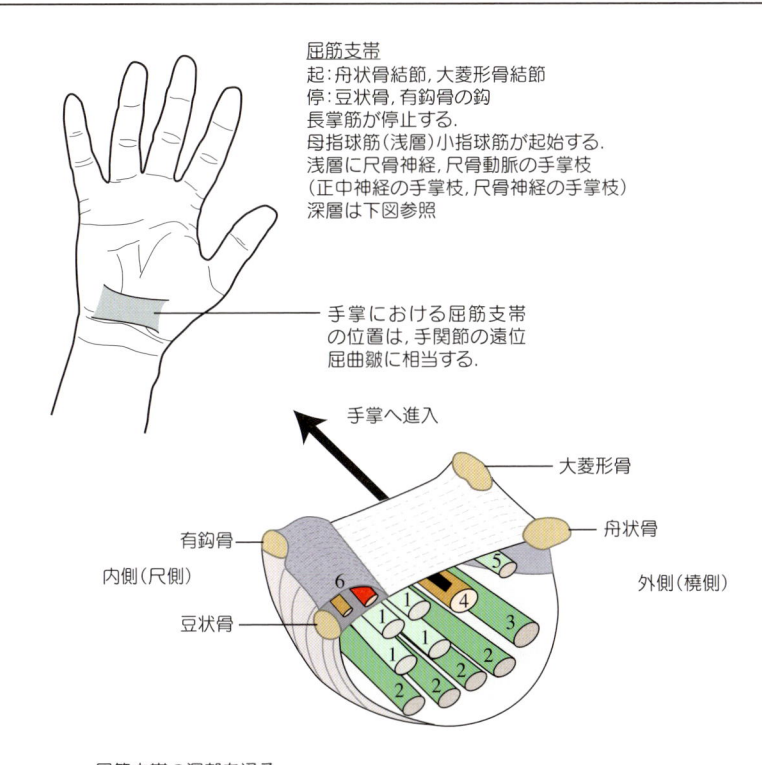

屈筋支帯
起:舟状骨結節,大菱形骨結節
停:豆状骨,有鈎骨の鈎
長掌筋が停止する.
母指球筋(浅層)小指球筋が起始する.
浅層に尺骨神経,尺骨動脈の手掌枝
(正中神経の手掌枝,尺骨神経の手掌枝)
深層は下図参照

手掌における屈筋支帯の位置は,手関節の遠位屈曲皺に相当する.

手掌へ進入
大菱形骨
舟状骨
有鈎骨
内側(尺側)
外側(橈側)
豆状骨

屈筋支帯の深部を通る
1 浅指屈筋の腱
2 深指屈筋の腱
3 長母指屈筋の腱
4 正中神経
5 橈側手根屈筋の腱(屈筋支帯を貫く)

屈筋支帯の浅層部に独自のトンネル(ギヨン管)を通る
6 尺骨神経,尺骨動脈

屈筋支帯と手根管
Flexor retinaculum and carpal tunnel

体表解剖

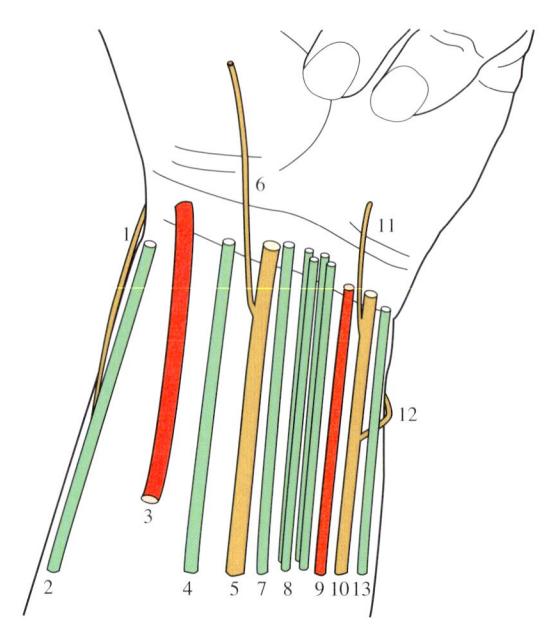

手関節を通過する構造を橈側から尺側の順に挙げる.

1 橈骨神経浅枝
2 腕橈骨筋
3 橈骨動脈
4 橈側手根屈筋
5 正中神経とその手掌枝(6)
7 長掌筋
8 浅指屈筋(4腱)
9 尺骨動脈
10 尺骨神経とその手掌枝(11),手背枝(12)
13 尺側手根屈筋

手首の前面
Ventral aspect of wrist

解剖学的嗅ぎタバコ入れ

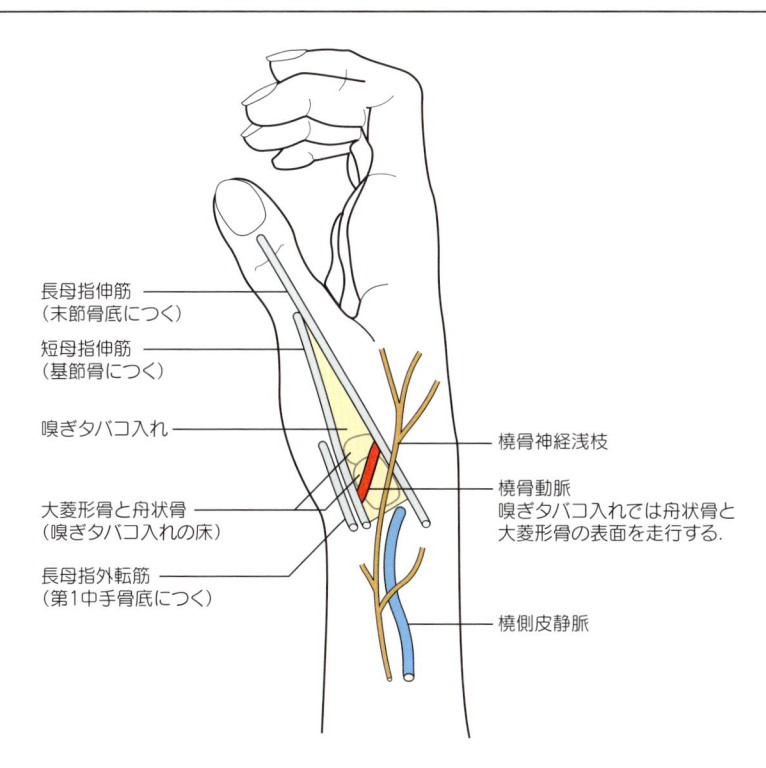

- 長母指伸筋（末節骨底につく）
- 短母指伸筋（基節骨につく）
- 嗅ぎタバコ入れ
- 大菱形骨と舟状骨（嗅ぎタバコ入れの床）
- 長母指外転筋（第1中手骨底につく）
- 橈骨神経浅枝
- 橈骨動脈　嗅ぎタバコ入れでは舟状骨と大菱形骨の表面を走行する．
- 橈側皮静脈

解剖学的嗅ぎタバコ入れ
Anatomical snuff box

体表解剖

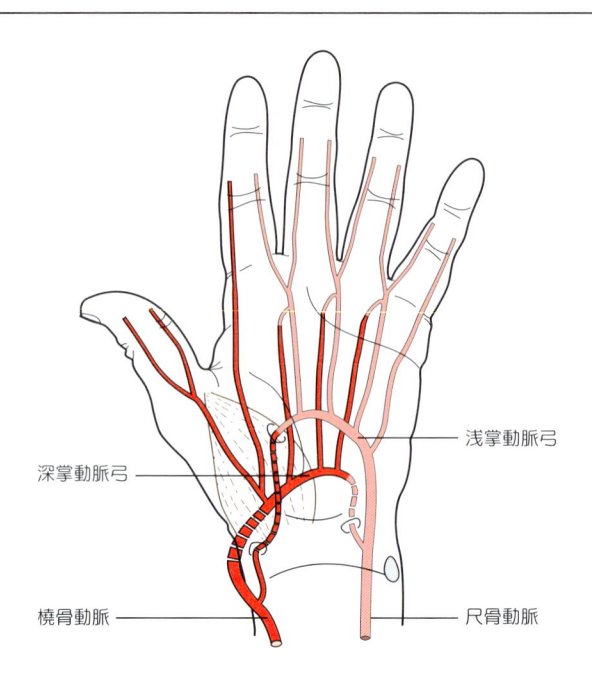

深掌動脈弓
主として橈骨動脈からなり, それに尺骨動脈の枝が吻合して形成される. 浅掌動脈弓より近位深層に位置する.

枝 ｛ 母指主動脈
　　 示指橈側動脈
　　 掌側中手動脈（3本）
　　 貫通枝（3本）

浅掌動脈弓
手掌腱膜の深層にある. 主として尺骨動脈からなり, それに橈骨動脈の枝が吻合して形成される.
伸展した母指の基部の水平線上に位置する.

枝 ｛ 総掌側指動脈
　　 深掌動脈弓の掌側中手動脈との交通枝

浅・深掌動脈弓
Palmar arterial arches

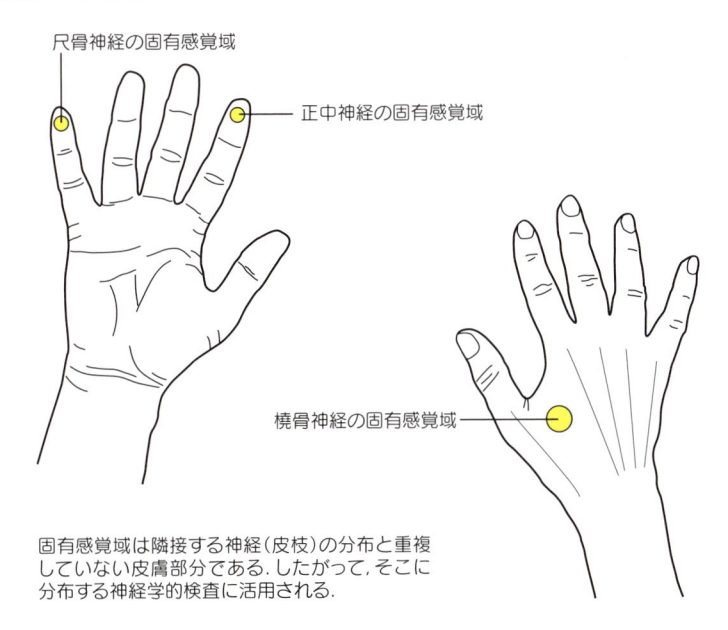

手の固有感覚域

尺骨神経の固有感覚域

正中神経の固有感覚域

橈骨神経の固有感覚域

固有感覚域は隣接する神経（皮枝）の分布と重複していない皮膚部分である．したがって，そこに分布する神経学的検査に活用される．

手の固有感覚域
Autonomous sensory areas in right hand

体表解剖

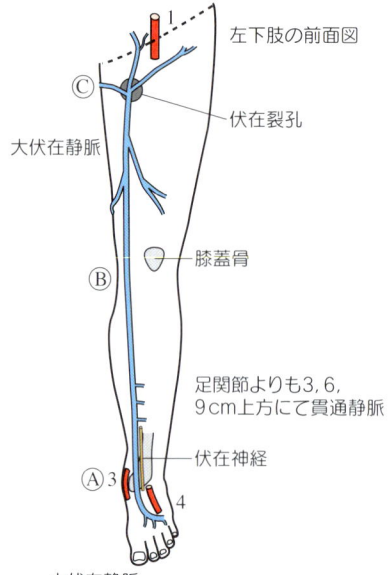

左下肢の前面図　　　　　　右下肢の後面図

- 伏在裂孔
- 大伏在静脈
- 小伏在静脈
- 膝蓋骨
- 足関節よりも3, 6, 9cm上方にて貫通静脈
- 伏在神経
- 腓腹神経
- 外果

大伏在静脈
Ⓐ：足背静脈網の内側端からはじまり，内果の前方を伏在神経に沿って上行する．
Ⓑ：膝蓋骨より4横指分内側後方を通って，大腿へ上行する．
Ⓒ：大腿三角で大腿筋膜に開いた伏在裂孔を通って深静脈に注ぐ．

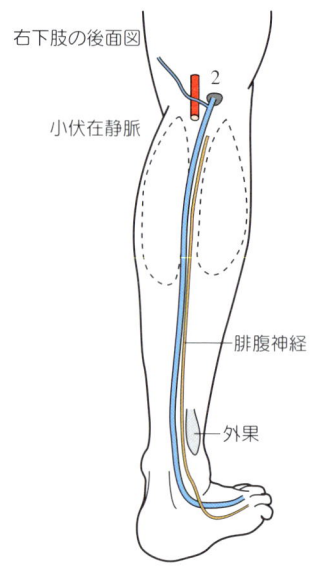

小伏在静脈
足背静脈網の外側端からはじまり，外果の後方を上行する．
腓腹神経に沿ってふくらはぎの後面を上行する．
膝窩の筋膜を貫通し，膝窩静脈に注ぐ．

動脈触知点
1 大腿動脈：鼠径靱帯の中央点で触れる．
2 膝窩動脈：膝窩の深部で触れる．
3 後脛骨動脈：内果の後面で踵骨隆起と内果の間に触れる．
4 足背動脈：足背で長母指伸筋腱と長指伸筋腱の間に触れる．

下肢における皮静脈と動脈触知点
Veins and pulses in the lower limb

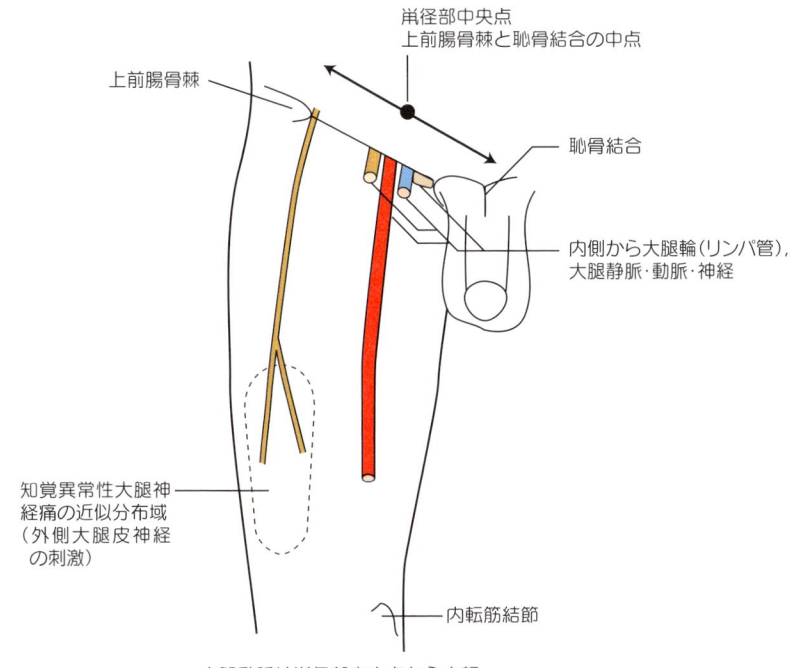

大腿における大腿動脈と知覚異常性大腿神経痛の分布域
Femoral artery in thigh and meralgia paraesthetica

体表解剖

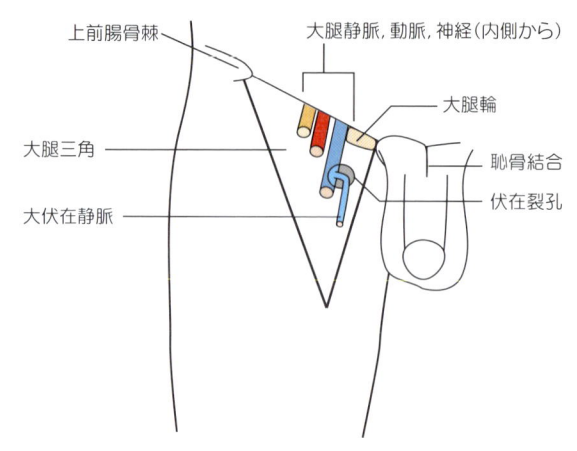

伏在裂孔
恥骨結節の外側および下方に4cmずつとった位置にある大腿筋膜の裂孔.
大伏在静脈はこの裂孔を貫通して大腿静脈に注ぐ.

大腿三角
外側縁：縫工筋の内側縁
内側縁：長内転筋の内側縁
上　縁：鼠径靱帯
　床　：腸腰筋, 恥骨筋, 長内転筋
表　面：大腿筋膜
内容物：大腿静脈, 動脈, 神経, 浅・深鼠径リンパ節とリンパ管

大腿三角と伏在裂孔
Femoral triangle and saphenous opening

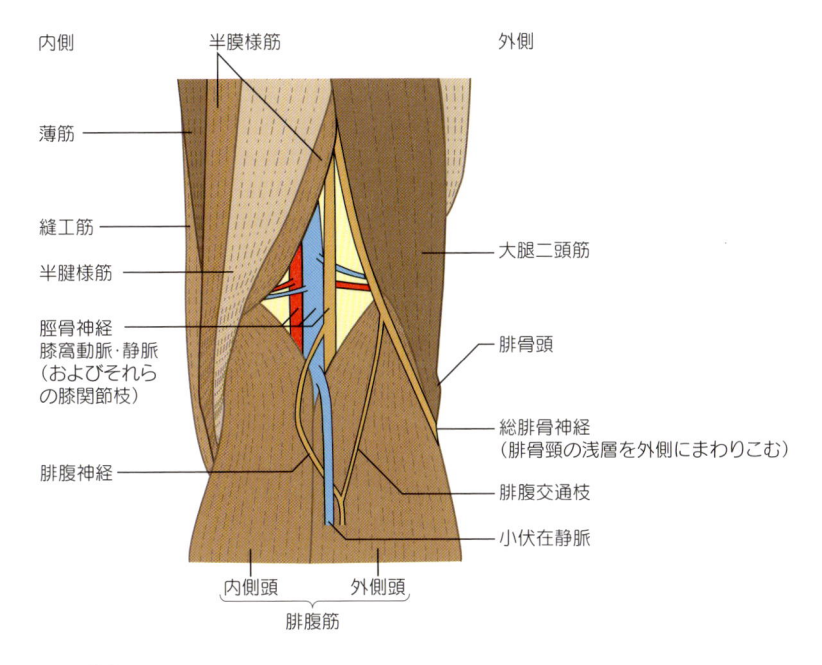

右の膝窩

内側 / 半膜様筋 / 外側
薄筋
縫工筋
半腱様筋
大腿二頭筋
脛骨神経
膝窩動脈・静脈
（およびそれらの膝関節枝）
腓骨頭
総腓骨神経
（腓骨頸の浅層を外側にまわりこむ）
腓腹神経
腓腹交通枝
小伏在静脈
内側頭　外側頭
腓腹筋

膝窩
　下　　　縁：腓腹筋内側頭・外側頭
　外側上縁：大腿二頭筋
　内側上縁：半腱様筋・半膜様筋

膝窩動脈は膝窩内で最も深層にあり，脈診が難しいことがある．

右の膝窩
Right popliteal region
後方からみた図

体表解剖

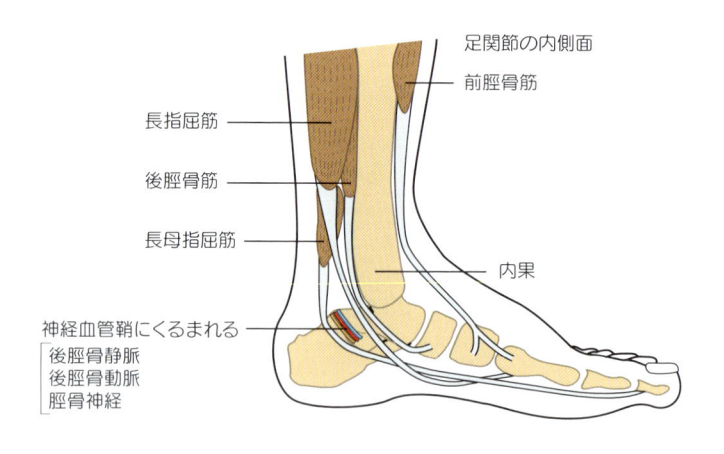

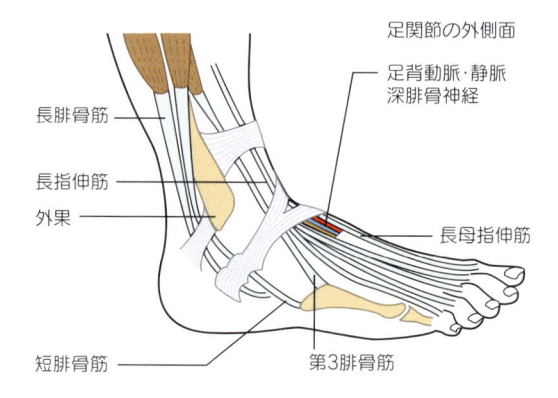

足関節付近における腱と神経血管の位置関係
Tendon and neurovascular relationships on medial and lateral aspects of the ankle

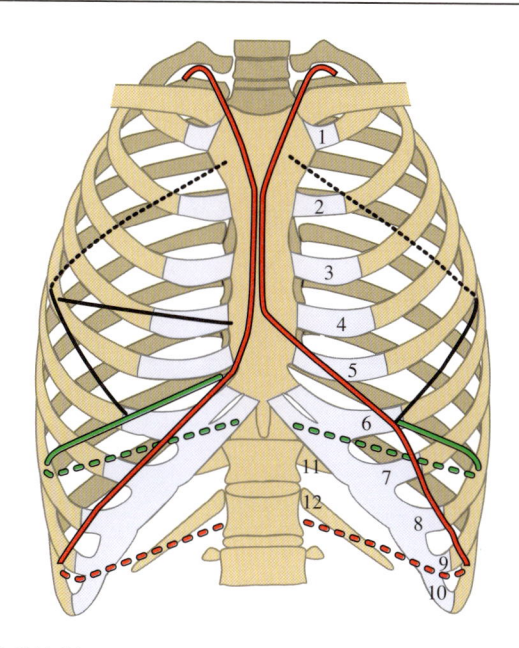

胸郭における肺と胸膜の投影

胸膜（赤線）
胸膜頂：鎖骨内側1/3部分の中点より約2.5cm上方にある.
左右の胸腺は，第2肋骨レベルで正中線上に接する.
右胸膜は，第6肋骨レベルまで胸骨に沿う.
左胸膜は，第4肋骨レベルで心臓のスペースの輪郭をなす（心切痕）
両胸膜とも第8肋骨レベルで鎖骨中線上にある.
両胸膜とも第10肋骨レベルで腋窩中線上にある.
背部に達すると第12肋骨のやや下方に位置する.

肺の下縁（緑線）
第6肋骨以下の腋窩中線上では，肺の下縁は胸膜下縁よりも肋骨2本分上方（第8肋骨）に位置する.

肺裂（黒線）
斜　裂：T3レベル（後）から第6肋骨（前）にかけて胸壁をまわるように位置する．肩関節外転時における肩甲骨の内側縁にほぼ一致する.
水平裂：右側の第4肋軟骨から中腋窩線上にある第5肋骨を水平に結んだラインにある.

胸郭における肺と胸膜の投影
Pleura reflections and lung markings

体表解剖

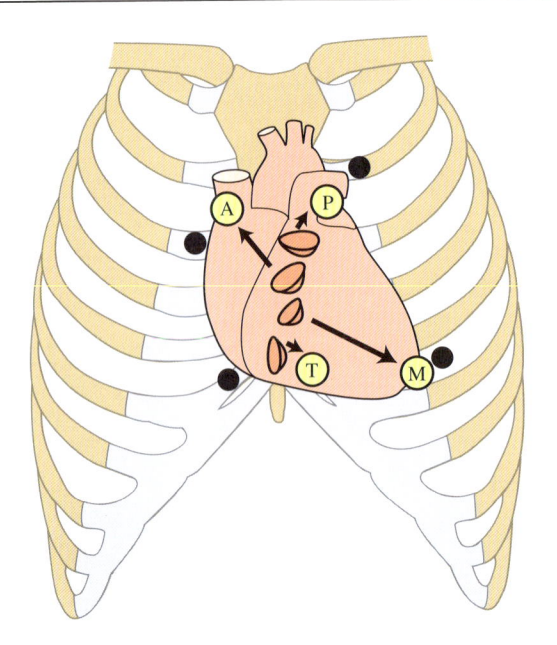

胸部における心臓(正常大)の体表投影図(●)
その輪郭は左上から反時計回りに,左の第2肋軟骨,右の第3肋軟骨,右の第6肋軟骨,左の第5肋間隙(左鎖骨中線上)に位置する.

聴診部位
弁の開閉時に心音が生じ血流の向きに伝わる.胸骨後方に示された位置に4つの弁があり,心音は以下のように伝えられる.
Ⓟ肺動脈弁:左第2肋間隙(胸骨左縁)
Ⓐ大動脈弁:右第2肋間隙(胸骨右縁)
Ⓜ僧 帽 弁:左第5肋間隙(鎖骨中線で心尖部上に相当)
Ⓣ三 尖 弁:胸骨下部

心臓,弁と聴診部位
Heart, heart valves and sites of auscultation

縦隔（上部）および頸部（下部）の静脈

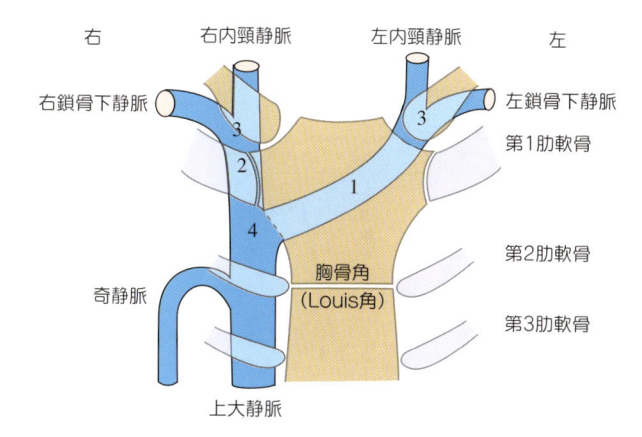

1　左腕頭静脈
2　右腕頭静脈
3　腕頭静脈起始部（胸鎖関節の後方）
4　上大静脈の起始部（第1肋間隙）

縦隔（上部）および頸部（下部）の静脈
Veins in upper mediastinum and lower neck

体表解剖

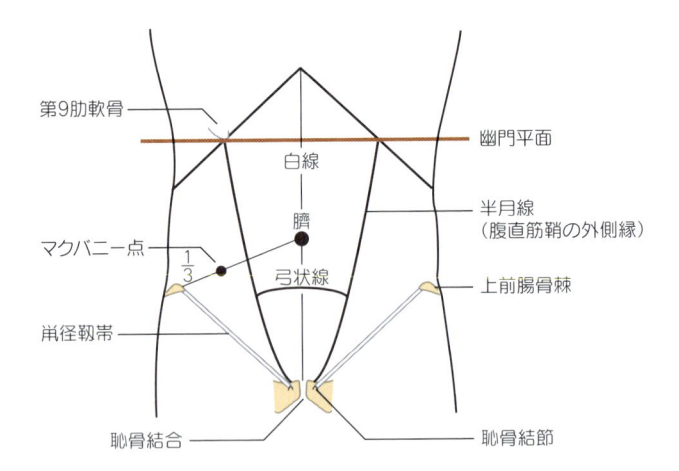

- 白線は正中線上にあって左右の腹直筋鞘が癒合する.
- 半月線は腹直筋鞘の外側縁である.
- 弓状線は臍の5〜6cm下方で腹直筋鞘後葉の下縁に等しい. これ以下では3層の側腹筋(外・内腹斜筋と腹横筋)の停止腱膜のすべては腹直筋の前方で合し, 腹直筋鞘は後葉を欠く.
- 幽門平面は, 頸切痕と恥骨結合の中点を通る水平面である.
- マクバニー点は虫垂の位置を示すもので, 右上前腸骨棘と臍の間で外側1/3の位置をとったものである.
- 臍はL3〜4レベルの高さに位置する.

前腹壁表面の目印
Surface markings on the anterior abdominal wall

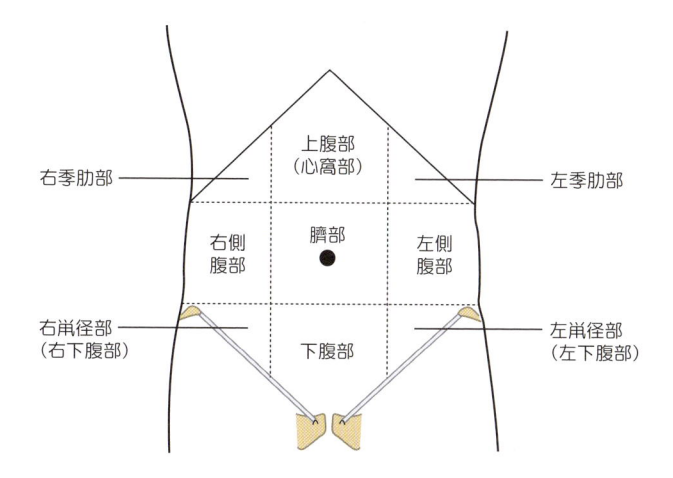

解剖学的・臨床的な見地から，腹部は2つの水平線と矢状線によって9つに区分される．教科書的にはこれらの線を定義する傾向があるが，実際はヒトの腹部の形状や大きさに個体差があるため任意の目安でしかない．
別法として，臨床で用いられるのは単純に腹部を4分割(上・下・左・右)し，その後方を左右の腰部とするものである．

腹部の区分
Regions of the abdomen

体表解剖

上前腸骨棘

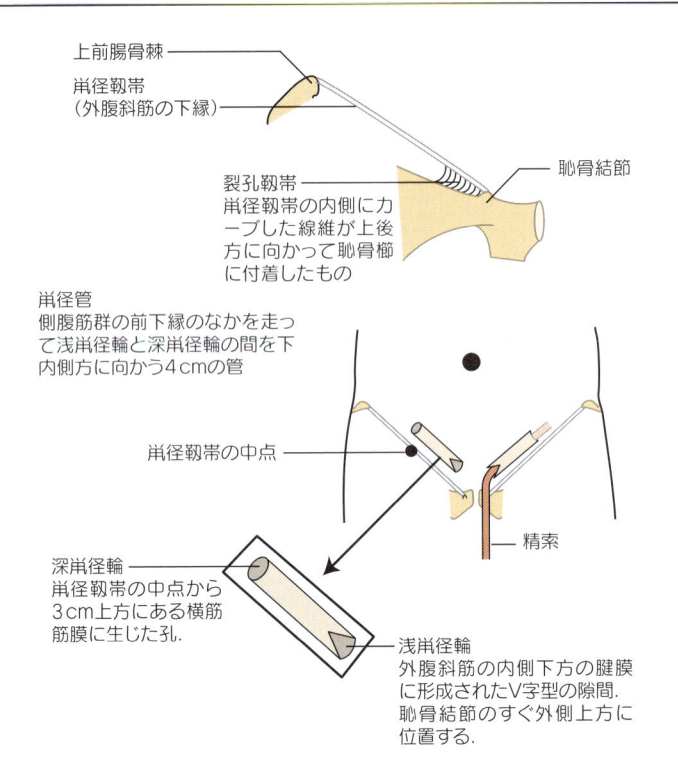

鼠径靭帯
（外腹斜筋の下縁）

裂孔靭帯
鼠径靭帯の内側にカーブした線維が上後方に向かって恥骨櫛に付着したもの

恥骨結節

鼠径管
側腹筋群の前下縁のなかを走って浅鼠径輪と深鼠径輪の間を下内側方に向かう4cmの管

鼠径靭帯の中点

深鼠径輪
鼠径靭帯の中点から3cm上方にある横筋筋膜に生じた孔．

精索

浅鼠径輪
外腹斜筋の内側下方の腱膜に形成されたV字型の隙間．恥骨結節のすぐ外側上方に位置する．

鼠径靭帯と鼠径管
Inguinal ligament and canal

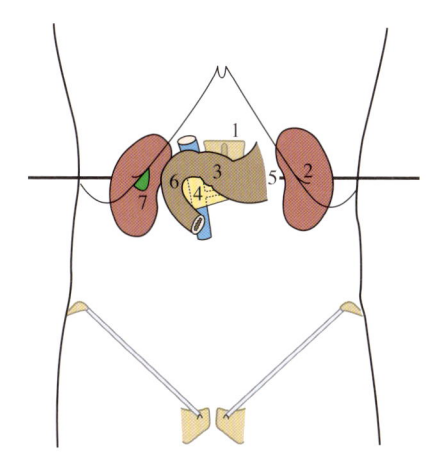

幽門平面
頸切痕と恥骨結合の中点における水平面
1 第1腰椎椎体(L1)
2 第9肋軟骨端
3 幽門(胃)
4 膵臓頸部と門脈起始部
5 左右の腎門
6 十二指腸(下行部)
7 胆嚢

また
　十二指腸空腸曲
　上腸間膜動脈基部
　脊髄下端(脊髄円錐)
も位置する.

幽門平面
Transpyloric plane

体表解剖

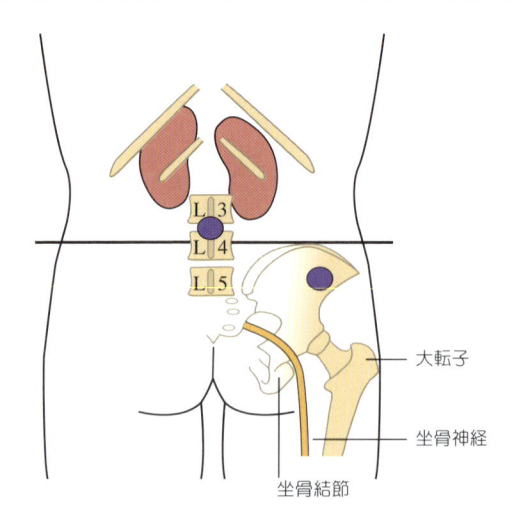

大転子
坐骨神経
坐骨結節

殿筋注射
坐骨神経を避けるように殿部の上外側1/4領域に筋肉注射を行う．
坐骨神経は殿部の下内側1/4領域に位置し，坐骨結節と大転子間の中点を下行する．

ヤコビー線（腸骨稜頂平面）
左右の腸骨稜の最上点を結ぶ平面で，L4の棘突起を通る．腰椎穿刺（L3〜4間あるいはL4〜5間）の際の目安として利用される．

腰部
Posterior abdomen and back
後方からみた図

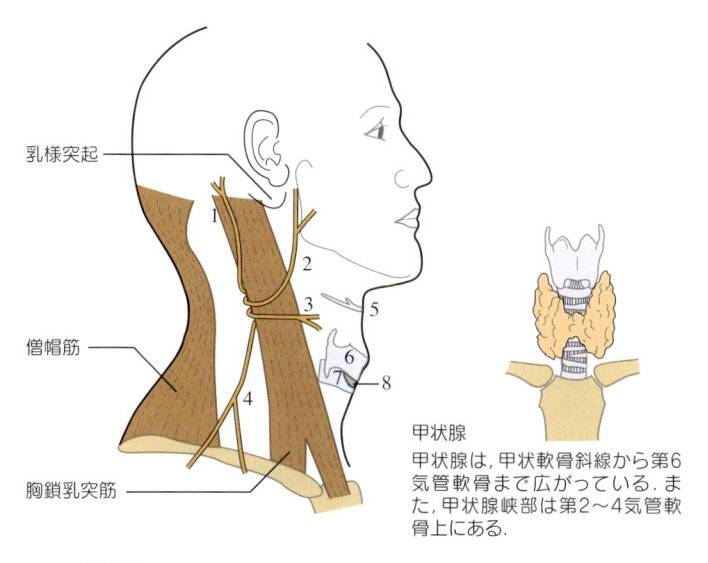

頸神経叢および甲状腺と喉頭

甲状腺
甲状腺は，甲状軟骨斜線から第6気管軟骨まで広がっている．また，甲状腺峡部は第2〜4気管軟骨上にある．

頸神経叢
1 小後頭神経：胸鎖乳突筋の後縁を上行する．
2 大耳介神経：下顎角と耳介下部に向う．下顎角周辺は顔面において三叉神経の枝が分布していない限定的な部分である．
3 頸 横 神 経：胸鎖乳突筋の表面を前方に向う．
4 鎖骨上神経：鎖骨を乗り越えて下行する．胆嚢由来の痛みは右の鎖骨上神経分布域（C4のデルマトーム）に出現することがある．

舌骨と喉頭
5 舌　　　骨：大角は明確である．
6 甲状軟骨：上部前面に隆起（喉頭隆起：アダムのリンゴ）をもつ．
7 輪状軟骨：甲状軟骨との間に張る輪状甲状靱帯(8)は喉頭より下方の気道を確保するために針で穿刺したり切開することがある（輪状甲状靱帯穿刺・切開）．

頸神経叢および甲状腺と喉頭
Cervical plexus, thyroid and larynx

体表解剖

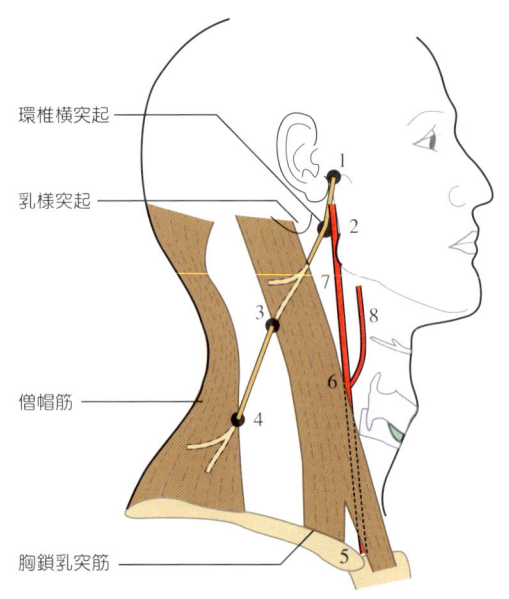

環椎横突起
乳様突起
僧帽筋
胸鎖乳突筋

副神経の脊髄根
1 耳珠の深層
2 環椎（C1）横突起の浅層（外側）
3 胸鎖乳突筋後縁（上部1/3）より後頸三角に進入する．
4 僧帽筋前縁（下部1/3）より後頸三角を出る．

頸動脈
5 総頸動脈が胸鎖関節の後面を上行する．
6 総頸動脈が甲状軟骨上縁のレベル（C4）で皮下に出現する．
7 内頸動脈が下顎頸の深層に位置する．
8 外頸動脈とその枝

副神経（脊髄根由来）と頸動脈
Spinal root of accessory nerve and carotid arteries

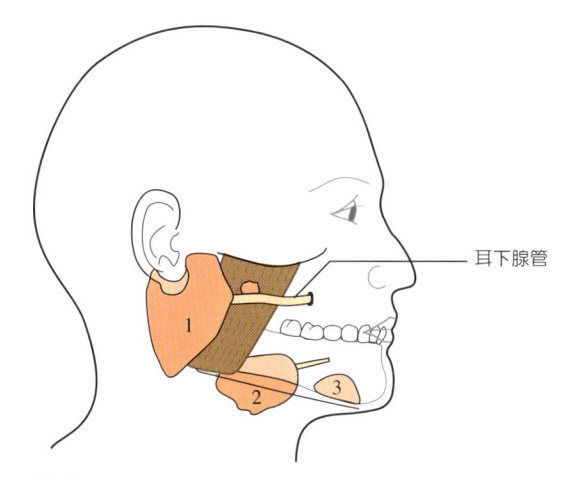

唾液腺

耳下腺管

1. 耳下腺
    耳下腺管は咬筋の外側を通るところで触知できることがある.そして,頬筋を貫通して上顎の第2大臼歯の外側にて頬粘膜に開口する.この腺の深葉は下顎枝と乳様突起の間で内側に拡大する.耳下腺管の上方に副耳下腺がみられることがあり,導管は直接に耳下腺管に合流する.
2. 顎下腺
    下顎骨の深層にあり下方に拡がる.各側の顎下腺管は口腔底で舌の下方にある舌下小丘に開口する.
3. 舌下腺
    舌の下の口腔底の粘膜深層に位置する.数本の管が直接口腔底の舌下ヒダに開くほか,舌下腺管は顎下腺管と合流し舌下小丘に開口する.

唾液腺
Salivary glands

体表解剖

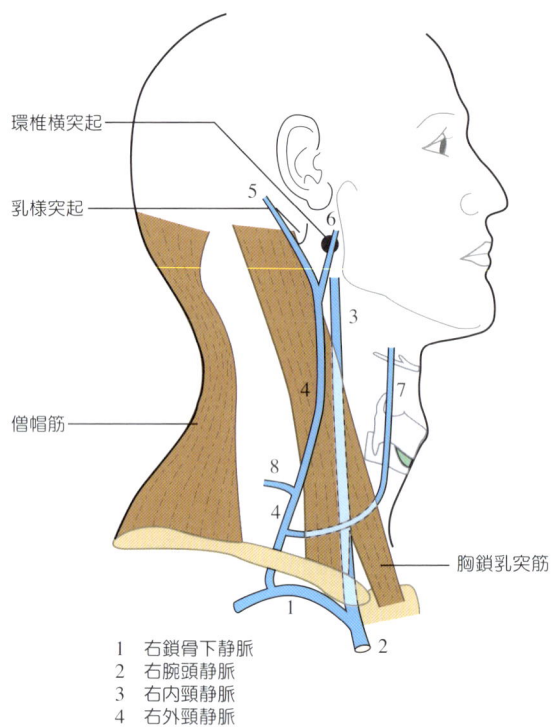

環椎横突起
乳様突起
僧帽筋
胸鎖乳突筋

1　右鎖骨下静脈
2　右腕頭静脈
3　右内頸静脈
4　右外頸静脈
5　右後耳介静脈
6　右下顎後静脈の後枝
7　右前頸静脈
8　右頸横静脈

頸静脈
Jugular veins in neck

側面からみた頭蓋骨

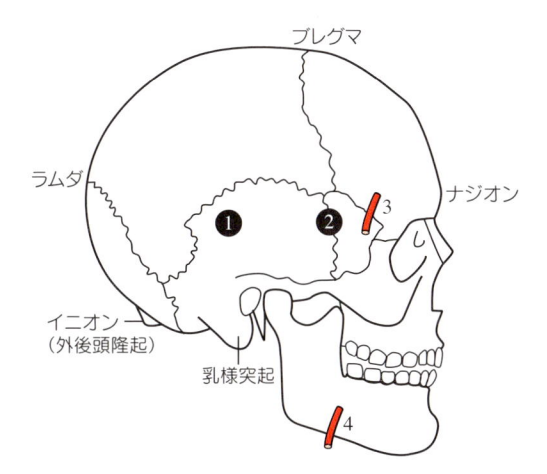

1. 中硬膜動脈後枝の体表投影位置
   乳様突起を通る前頭線と外眼角を通る水平線の交点
2. 中硬膜動脈前枝の体表投影位置
   頬骨弓の中点から3cm上方（プテリオンの深部）
3. 浅側頭動脈の触知
   側頭部（無毛部）
   訳注）浅側頭動脈は耳介の前方上部付近でも触知できる．
4. 顔面動脈の触知
   下顎骨体表面で咬筋停止部の前縁

側面からみた頭蓋骨
Skull-lateral view

インスタント アナトミー 原著第3版	ISBN978-4-263-21429-9
2013年8月20日 第1版第1刷発行	日本語版翻訳出版権所有

原著者　Robert H. Whitaker
　　　　Neil R. Borley
訳　者　樋　口　　　桂
発行者　大　畑　秀　穂
発行所　医歯薬出版株式会社
〒113-8612 東京都文京区本駒込1-7-10
TEL.（03）5395-7628（編集）・7616（販売）
FAX.（03）5395-7609（編集）・8563（販売）
http://www.ishiyaku.co.jp/
郵便振替番号　00190-5-13816

乱丁，落丁の際はお取り替えいたします　　印刷・教文堂／製本・愛千製本所
© Ishiyaku Publishers, Inc., 2013. Printed in Japan

本書の複製権・翻訳権・翻案権・上映権・譲渡権・貸与権・公衆送信権（送信可能化権を含む）・口述権は，医歯薬出版㈱が保有します．
本書を無断で複製する行為（コピー，スキャン，デジタルデータ化など）は，「私的使用のための複製」などの著作権法上の限られた例外を除き禁じられています．また私的使用に該当する場合であっても，請負業者等の第三者に依頼し上記の行為を行うことは違法となります．

JCOPY ＜㈳出版者著作権管理機構　委託出版物＞
本書を複写される場合は，そのつど事前に㈳出版者著作権管理機構（電話 03-3513-6969，FAX 03-3513-6979，e-mail：info@jcopy.or.jp）の許諾を得てください．